MARINA FOGLE • DR. CHIARA HUNT

Wir sind schwanger!

mosaik

Für unsere Kinder Ludo, Otto, Iona, Ivy und Willem –
danke, dass ihr uns mehr über das Leben, die Liebe, Kraft und Versöhnung
beigebracht habt, als wir je für möglich gehalten hätten.

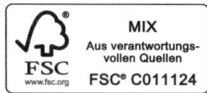

Verlagsgruppe Random House FSC® N001967

1. Auflage
Deutsche Erstausgabe April 2017
© 2017 Wilhelm Goldmann, München,
in der Verlagsgruppe Random House GmbH,
Neumarkter Str. 28, 81673 München
Text: © 2016 Marina Fogle und Chiara Hunt
Originaltitel: The Bump Class
Originalverlag: Vermillion, an imprint of Ebury Publishing,
a part of the Penguin Random House group of companies, London
Illustrationen: © 2016 Leonora Williams-Wynne
Foto auf S. 255 © 2015 Helene Sandberg
Umschlag: *zeichenpool, München
Umschlagmotiv: Leonora Williams-Wynne
Redaktion: Manuela Knetsch
Satz: Uhl + Massopust, Aalen
Druck und Bindung: MohnMedia GmbH, Pößneck
Printed in Germany
JT · Herstellung: IH
ISBN 978-3-442-39314-5
www.mosaik-verlag.de

Dieses Buch ist auch als E-Book erhältlich

MARINA FOGLE • DR. CHIARA HUNT

Wir sind schwanger!

Aus dem Englischen
von Bettina Spangler

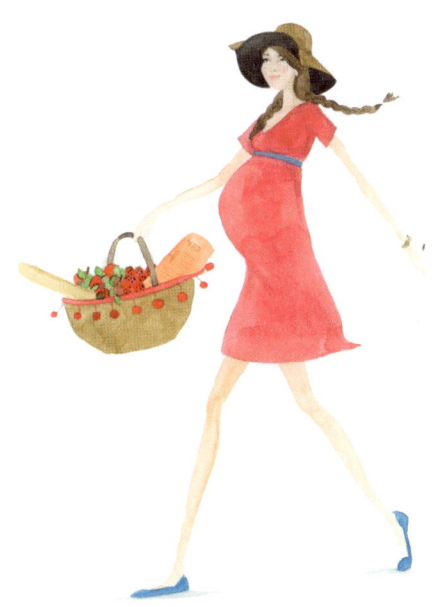

Ihr Begleiter durch
Schwangerschaft,
Geburt und das erste
Jahr danach

mosaik

Inhalt

Einleitung 8

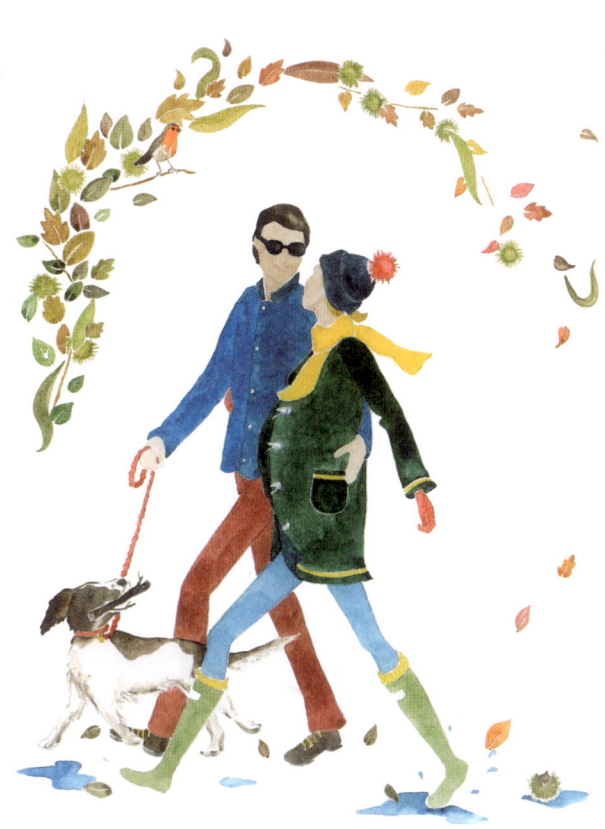

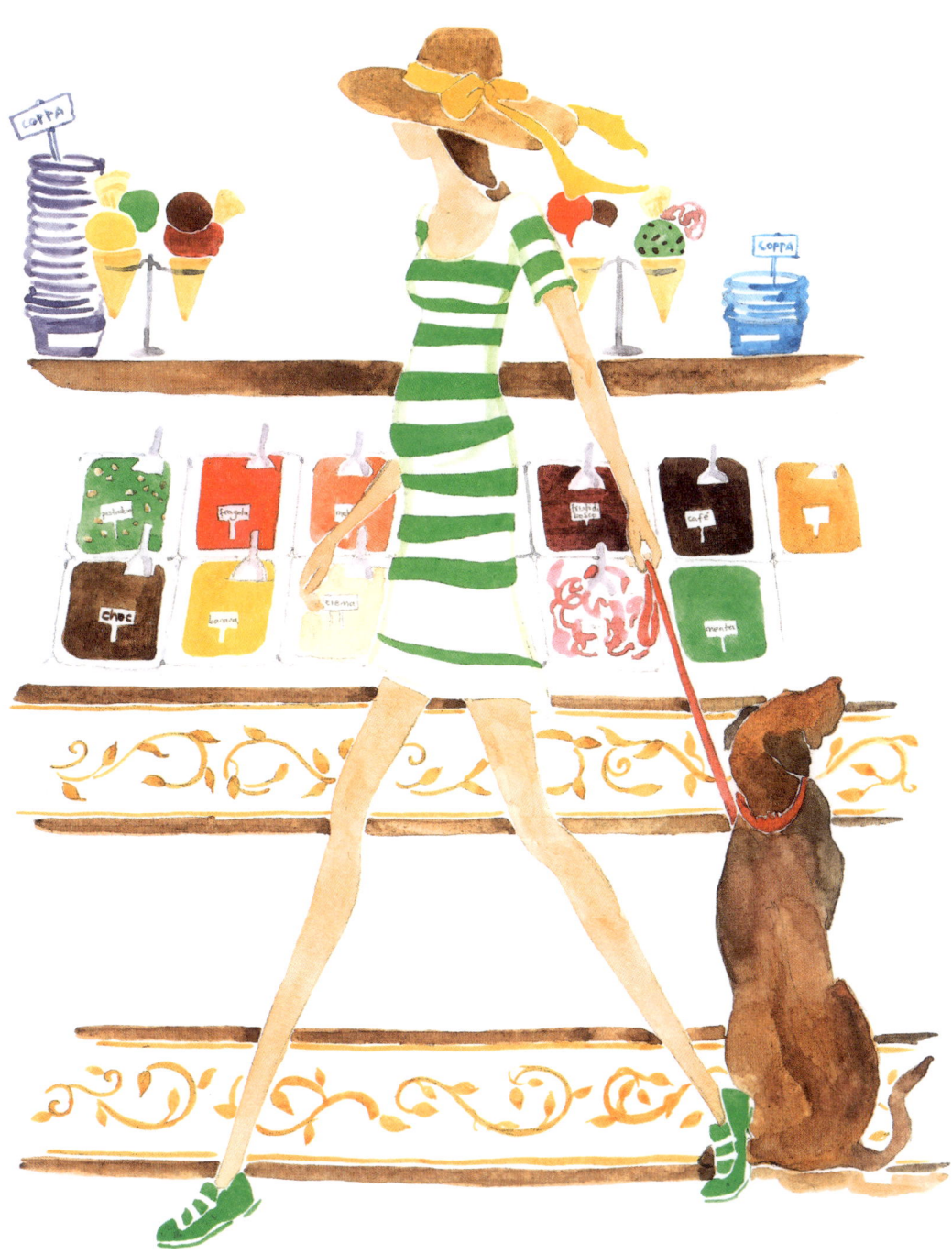

EINLEITUNG

Da wir altersmäßig nur 18 Monate auseinanderliegen, standen wir uns als Schwestern schon immer sehr nahe. Die ständigen Streitereien in unserer Jugend trugen dabei sehr zu einer einzigartigen Offenheit zwischen uns bei – eine Offenheit, die nur dann entstehen kann, wenn man dem anderen ins Gesicht sagen kann, wenn er nervt. Doch erst die gemeinsame Erfahrung des Mutterseins, die gegenseitige Unterstützung in Zeiten, in denen wir schreckliche Verlustängste ausstanden, die geteilte Freude über das neue Leben und die gemeinsam erduldeten Erschöpfungszustände schweißten uns noch enger zusammen. Mittlerweile arbeiten wir nicht nur zusammen, wir verbringen auch so gut wie jedes Wochenende gemeinsam. Unsere vier Kinder fühlen sich mehr wie Geschwister, weniger wie Cousins und Cousinen.

Aufgrund unserer eigenen Erfahrungen als Mamas, durch Gespräche mit guten Freundinnen und den Frauen in unseren Kursen ist uns eines bewusst geworden: Keine Schwangerschaft und keine Geburt ist wie die andere. Es gibt Frauen, die strahlen und genießen jeden einzelnen Moment ihrer Schwangerschaft, während andere sich abscheulich fühlen, von Ängsten geplagt sind, das Gefühl haben, die Kontrolle zu verlieren, oder aufgrund von ständiger Übelkeit schlicht ans Ende ihrer Kräfte kommen. Daran lässt sich nichts ändern, es ist, wie es ist; und genau das Gleiche gilt auch für die Geburt. Bei einem Großteil der Frauen verläuft sie ganz unkompliziert und natürlich, und in der Regel übernimmt unser Körper von ganz allein die Regie und erfüllt seine Aufgaben einwandfrei. Bisweilen aber kann es zu Komplikationen kommen, aus den verschiedensten Gründen, und dann benötigt man Hilfe. Doch ganz gleich, wie eine Geburt verläuft, sie verlangt der Gebärenden einiges ab – daher wäre es unangebracht, sich von Schuld- oder Schamgefühlen plagen zu lassen. Letzten Endes zählt einzig und allein, dass Mutter und Kind wohlauf sind.

Immer häufiger hört man, dass Ärzte der größte Feind der natürlichen Geburt seien. Doch nichts könnte der Wahrheit fernerliegen. Wenn ein Arzt einschreitet, tut er das nicht, um schneller Feierabend zu haben oder weil er mit der Geburtszange üben will, sondern allein für das Wohl von Mutter und Kind. Denn auch heute noch birgt eine Geburt gewisse Gefahren – selbst in Ländern wie unserem, wo Kliniken, Hebammen und Ärzte dafür sorgen, dass der Großteil der Babys gesund und wohlbehalten das Licht der Welt erblickt.

Greifen Ärzte bei uns bisweilen verfrüht ein? Ja – im Nachhinein stellt sich dieses Ein-

Wir sind schwanger!

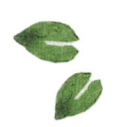

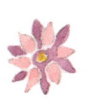
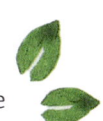

schreiten nicht selten als unnötig heraus. Doch Ärzte sind keine Hellseher, und sie müssen ihre Entscheidungen meist in Sekundenschnelle fällen. Da scheint es ratsam, Vorsicht walten zu lassen und kein Risiko einzugehen.

Trotzdem kann so eine Geburt Angst machen – selbst wenn alles glatt verläuft und keine Komplikationen auftreten –, daher sollte man gut vorbereitet sein. Das alte Sprichwort »Wissen ist Macht« trifft auf Frauen, die ihr erstes Kind erwarten, besonders zu. Wir sind der Überzeugung, dass man sich schon während der Schwangerschaft über die verschiedenen Stadien der Geburt und darüber informieren sollte, welche Tests, Screenings und Untersuchungen durchgeführt werden. Man sollte sich mit den verschiedenen Formen von Wehen vertraut machen, ebenso wie mit möglichen Risiken und den unter Umständen erforderlichen medizinischen Hilfsmaßnahmen. Wenn Sie all dies beherzigen, wird der Augenblick der Geburt, ob sie nun im Geburtshaus oder im Kreißsaal eines Krankenhauses stattfindet, zu einem unvergleichlich magischen Moment werden.

Mit unserem Kurs verfolgen wir das Ziel, ehrliche, praktische und vor allem professionelle Ratschläge weiterzugeben. Die Spanne an Informationen, die uns heute zur Verfügung stehen, ist derart breit gefächert, dass wir uns nicht nur auf die Meinung eines Einzelnen verlassen wollen. Stattdessen berufen wir uns auf eine Vielzahl von Experten und haben für dieses Buch ihr gesammeltes Know-how zusammengetragen – darunter sind Physiotherapeuten, Hebammen, Geburtshelfer, Anästhesisten, Stillberaterinnen und Kinderärzte, die allesamt unser vollstes Vertrauen haben. Dieses breite Spektrum an Spezialisten ist es, was das Buch in unseren Augen so einzigartig macht.

Aufgrund unserer umfangreichen Erfahrungen lernten wir schnell, dass die Worte »immer« und »nie« im Zusammenhang mit Schwangerschaft und Geburt nicht angebracht sind. Zwar gibt es gewisse Regelmäßigkeiten, doch wir Menschen sind viel komplexere Wesen, als es selbst die Wissenschaft gegenwärtig zu erfassen vermag. Deshalb gibt es auch in diesem Zusammenhang die berühmten Ausnahmen von der Regel. Dies sollte man stets im Hinterkopf behalten, auch wenn wir im Verlauf des Buches immer wieder versuchen, den »Normalfall« zu beschreiben.

So aufregend es ist, wenn eine Frau erfährt, dass da ein kleines Wesen mit eigenem Herzschlag in ihr heranreift: Echte Überlebenschancen bei einer frühzeitigen Geburt hat ein Kind erst ab der 24. Schwangerschaftswoche, und erst ab diesem Zeitpunkt bezeichnen wir es als Baby. Bis zur 9. Woche sprechen wir von einem Embryo, danach von einem Fötus. Sowohl aus unserer persönlichen als auch aus beruflicher Erfahrung wissen wir, dass im frühen Stadium einer Schwangerschaft Fehlgeburten leider gar nicht so selten vorkommen. Mit fortschreitender Schwangerschaft verringert sich das Risiko zwar zusehends, aber es ist vielleicht ratsam, das kleine Wesen nicht allzu früh als eigene Persönlichkeit zu betrachten (auch wenn wir den Embryo beziehungsweise den Fötus oft schon »Baby« oder »Kind« nennen) – schließlich ist eine Schwangerschaft anstrengend genug.

Das vergangene Jahr haben wir oftmals bis tief in die Nacht an diesem Buch gearbeitet, während unsere Kinder im Zimmer nebenan schliefen, oder wir nutzten die seltenen Momente, wenn sie friedlich zusammen spielten. Dabei sortierten wir unser Wissen über die unzähligen Emotionen, die Schwangerschaft und Muttersein so mit sich bringen, sowie die Erfahrungen, die die Teilnehmerinnen unserer Kurse mit uns teilten. Das alles hat uns einander noch nähergebracht.

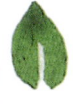

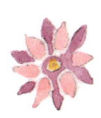
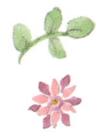

1 40 Wochen *Schwangerschaft* im Überblick

Eine Schwangerschaft wird mit 40 Wochen berechnet und unterteilt sich in drei Trimester oder Trimena – also grob gesagt 3 mal 3 Monate. Was zu Verwirrungen führen kann, da man ja nicht 40 Wochen schwanger ist ...

Größe des Embryos

Die Schwangerschaft beginnt mit dem ersten Tag der letzten Periode ...

1

Mohnsamen

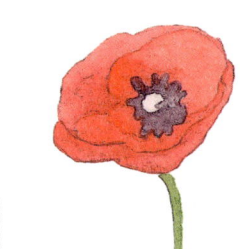

3

Mit Beginn der 5. Woche wäre die nächste Regel fällig. Normalerweise kommt nun der erste Verdacht auf, und man macht einen Schwangerschaftstest.

5

WOCHEN

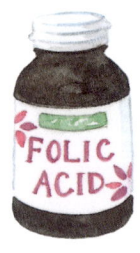

2

... obwohl die eigentliche Empfängnis zwischen der 2. und 3. Woche stattfindet. Da Spermien bis zu sieben Tage überleben können und ein Ei bis zu 24 Stunden, findet die Befruchtung oft erst einige Tage nach dem Sex statt.

Sesamsamen

4

Ein positiver Schwangerschaftstest ist grundsätzlich verlässlich, falsch-positive Ergebnisse kommen nur selten vor. Ist das Ergebnis allerdings negativ, besteht die Möglichkeit, dass der nächste Test positiv ausfällt.

Schokotropfen

6

Wir sind schwanger!

Das erste Trimenon

In diesem Schwangerschaftsabschnitt schreitet die Entwicklung des Babys rasant voran, daher sollte man gut darauf achten, was man an Nahrung und Getränken zu sich nimmt. Viele Frauen empfinden diese Zeit als die anstrengendste: Man fühlt sich schrecklich, will dies aber nicht offen zeigen. In der 6. bis 9. Woche kommen Müdigkeit und Übelkeit hinzu. Und das Schlimmste: Bis zur 12. Woche wollen die meisten Schwangeren die Sache geheim halten und können somit leider auch kein Mitleid erwarten …

Mit der 9. Woche wird der Embryo zum Fötus.

Blaubeere **7**

Olive **9**

Golfball **11**

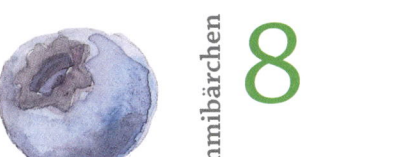

Gummibärchen **8**

Pflaume **10**

Limette **12**

Ab dieser Woche ist möglicherweise der Herzschlag zu hören. Außerdem steht die erste wichtige Untersuchung an: die Nackentransparenzmessung (siehe Seite 50).

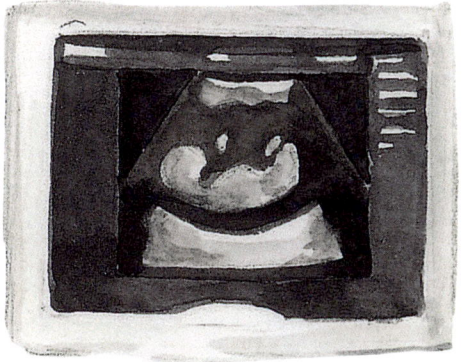

Das zweite Trimenon

In dieser Phase hat die Schwangere das typische Leuchten in den Augen. Um die 15. Woche herum lässt die morgendliche Übelkeit nach, das Haar wird dicker, die Haut strahlt. Endlich darf man die aufregenden Neuigkeiten mit Familie und Freunden teilen. Genießen Sie diese Zeit – fast alle sind sich einig, dass sie die schönste ist.

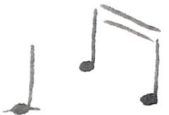

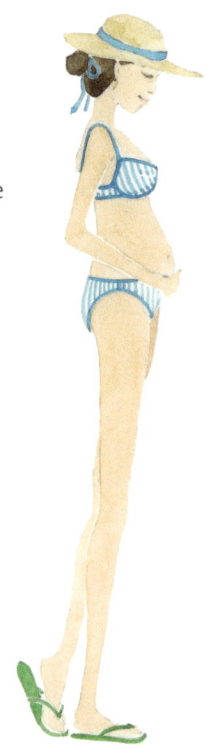

Ab der 15. Woche lässt sich per Ultraschall das Geschlecht des Kindes bestimmen.

Größe des Embryos

Korken **13**

Zwiebel **15**

Kohlrabi **17**

WOCHEN

Zitrone **14**

Avocado **16**

Paprika **18**

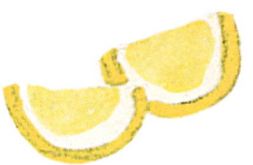

Noch kein Bäuchlein? Keine Sorge, vielen Erstgebärenden sieht man die Schwangerschaft erst um die 20. Woche an.
Studien deuten darauf hin, dass ein Fötus ab der 16. Woche hören kann, obwohl die Ohren erst mit der 24. Woche voll ausgebildet sind.

Um die 18. Woche spüren werdende Mütter die ersten flatternden Kindsbewegungen.

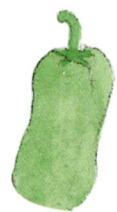

Wir sind schwanger!

Der Fötus hat mitt- lerweile Wimpern und Fingernägel.

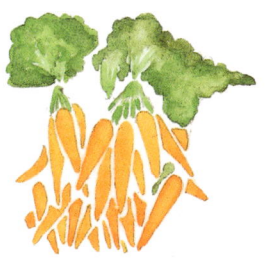

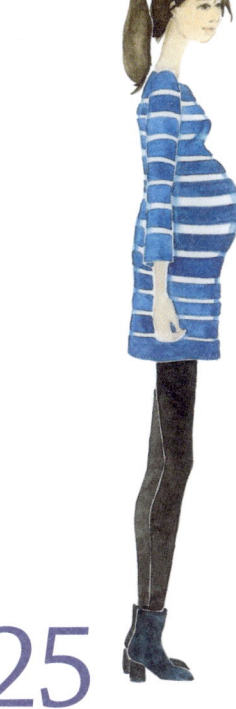

19

Karotte **21**

Mango **23**

25

Babybanane
20

Das zweite große Screening steht an (siehe Seite 72). Sämtliche Organe und der Körperbau werden daraufhin untersucht, ob alles vorhanden und korrekt ausgebildet ist.

Grapefruit **22**

Maiskolben **24**

Kommt ein Baby nach der 24. Woche zur Welt, hat es schon echte Über- lebenschancen.

26

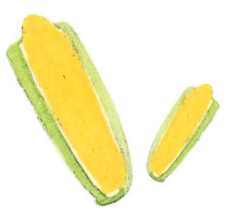

Das dritte Trimenon

Der letzte Schwangerschaftsabschnitt kann ermüdend sein, man hat langsam genug. Das Schlafen fällt immer schwerer, und es findet sich kaum eine bequeme Position. Außerdem schwellen Beine und Hände an. Weil das Baby nicht mehr viel Platz hat, übt es Druck auf die inneren Organe aus. Das ist mitunter sehr unangenehm, doch sehen Sie es positiv: Bald haben Sie es hinter sich und lernen Ihr Kind kennen!

Die Knochen des Babys sind zwar noch weich, aber voll ausgebildet.

Größe des Embryos
Kleiner Blumenkohl

Ab jetzt öffnet das Baby die Augen.

Butternusskürbis

Große Kokosnuss

Kopfsalat

27 **29** **31** **33** **35**

WOCHEN

Aubergine

Kleiner Kohlkopf

Ananas

28 **30** **32** **34**

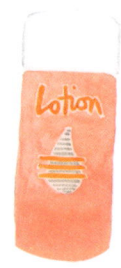

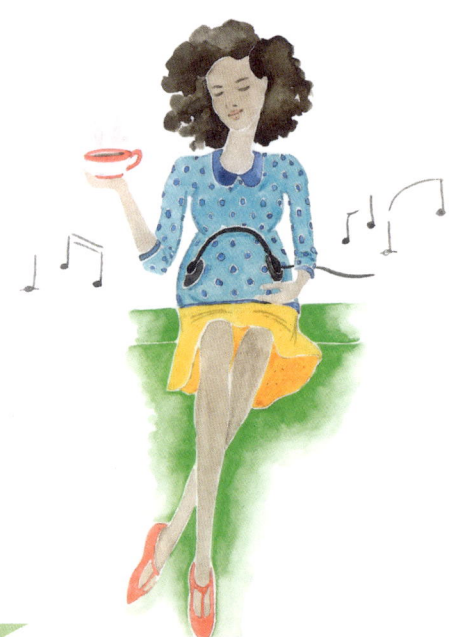

Wir sind schwanger!

Das Kind ist voll ausgetragen, ab jetzt wäre nicht mehr von einer Frühgeburt die Rede.

Kleine Wassermelone

Bei Erstgebärenden kommt das Baby meist in der 41. Woche.

37

39

41

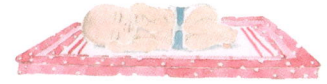

36

38

Kleiner Kürbis

40

42

Die meisten Fluggesellschaften nehmen Schwangere bis zur 36. Woche problemlos mit (bei Zwillingen bis zur 32.). Bisweilen ist eine Bescheinigung über Ihre Flugtauglichkeit vorzuweisen.

Rechnerisch liegt der Termin am Ende der 40. Woche, aber weniger als 5 Prozent aller Geburten erfolgen auf den Tag genau.

Eine Schwangerschaft sollte nicht über die 42. Woche hinausgehen, daher ist Ihr Kind inzwischen sicher da!

Schwangerschaft

2 Die häufigsten *Schwangerschaftsmythen*

»Sitzt der Bauch tief, wird es ein Junge, sitzt er hoch und ist rundlich, wird es ein Mädchen.«

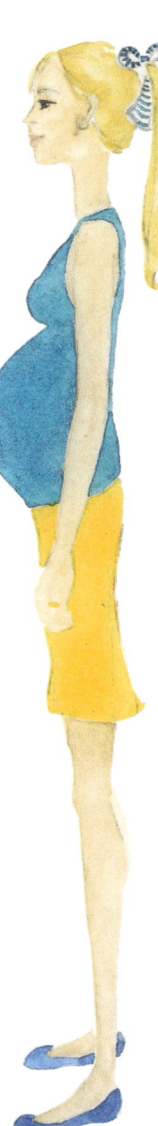

Keine von uns kannte das Geschlecht ihrer Kinder, bevor sie zur Welt kamen, und dadurch gab es endlose Spekulationen. Unsere Mutter besah sich prüfend unsere Kugeln, aber nur in einem Fall gelang ihr eine korrekte Prognose. In Wirklichkeit gibt es keinerlei Beweise dafür, dass die Form des Bauches, das Aussehen der Schwangeren oder die Herzfrequenz des Fötus' Aufschluss über das Geschlecht geben.

Bisweilen wird behauptet, extreme Übelkeit am Morgen deute auf einen Jungen hin. Doch tatsächlich ist das Gegenteil viel wahrscheinlicher. Forschungen haben ergeben, dass bei Frauen, die ein Mädchen austragen, die Werte des Schwangerschaftshormons hCG stark erhöht sind – und dieses Hormon ist Auslöser für die Übelkeit. Wenn überhaupt, weist das flaue Gefühl im Magen also eher auf ein Mädchen hin.

Studien deuten darauf hin, dass der mütterliche Instinkt Hinweise auf das Geschlecht des Babys liefern könnte. Zumindest sind hier die Statistiken noch am überzeugendsten. Und vergessen Sie eines nicht: Jeder Tipp ist ohnehin mit 50-prozentiger Wahrscheinlichkeit korrekt!

> *»Vor Zeiten des Ultraschalls soll es einen Kinderarzt gegeben haben, der behauptete, stets korrekte Vorhersagen zu treffen. Er teilte den Eltern seine Einschätzung mit, notierte in der Patientenakte aber genau das Gegenteil. Lag er mit seiner Prognose richtig, zeigten die Eltern sich beeindruckt und bedankten sich. Lag er daneben, zog er einfach die Akte hervor und behauptete: ›Aber nein, ich sagte Ihnen doch, dass es ein Junge wird! Sehen Sie, hier steht es schwarz auf weiß!‹«* CHIARA

Wir sind schwanger!

»Hört das Kind schon im Bauch klassische Musik, wird es schlau.«

In den 1980er-Jahren gab es die Empfehlung, den Babybauch in der Endphase mit klassischer Musik zu berieseln, dies wirke sich positiv auf die kindliche Intelligenz aus. Weiterführende Studien aber konnten leider keine überzeugenden Hinweise darauf liefern. Was nicht heißen soll, dass ein wenig Entspannung bei klassischer Musik Ihnen und Ihrem Baby nicht guttut! Ruhige Pop- oder Rocksongs, Kultursendungen im Radio oder Hypnobirthing-CDs sind aber bestimmt genauso wohltuend. Probieren Sie aus, was Ihnen gefällt.

»Frauen, die ein Kind erwarten, leiden an ›Schwangerschaftsdemenz‹.«

Viele werdende Mütter haben das Gefühl, in der Schwangerschaft vergesslicher zu werden. Tatsächlich schrumpfen die Gehirne von Schwangeren gegen Ende des letzten Trimenons, doch ist eine negative Auswirkung auf die Gehirnleistung nicht nachgewiesen. Es ist anzunehmen, dass diese subtilen Veränderungen auf die neuen Herausforderungen als Mutter vorbereiten. Es mag also schwerfallen, sich an Gesagtes zu erinnern, dafür sind gespeicherte Informationen schneller abrufbar. Vermutlich aufgrund des steigenden Östrogenspiegels lassen sich Hochschwangere zudem weniger leicht aus der Ruhe bringen, eine Fähigkeit, die nicht zu unterschätzen ist.

»Frauen mit großen Füßen haben leichte Geburten.«

Eines können wir Ihnen versichern: Man hat mit großen Füßen keine Vorteile, wenn es um das Thema Geburt geht. In einer Studie fand man keinerlei Zusammenhang zwischen Körpergröße, Gewicht oder Schuhgröße und der Dauer der Geburt. Diese wird wohl viel eher beeinflusst durch Lage und Größe des Kindes sowie die Form und Größe des mütterlichen Beckens. Der Ausdruck »geburtsfreudiges Becken« ist zudem nicht ganz passend, da Frauen mit einer Birnenfigur es mitnichten leichter haben in Sachen Geburt. Entscheidend ist vielmehr die Größe der Beckenöffnung.

3 Der *Schwangerschaftstest*

Es ist fraglos ein bewegender Moment, wenn beim Schwangerschaftstest dieses unscheinbare kleine Pluszeichen erscheint. Da spielt es keine Rolle, ob die Schwangerschaft lange ersehnt war oder überraschend kommt. Das erste Anzeichen ist das Ausbleiben der Periode – zu diesem Zeitpunkt ist man ungefähr in der 4. Woche. Um den Geburtstermin genau zu berechnen, zählt man 40 Wochen vom ersten Tag der letzten Monatsblutung an. Man sollte allerdings berücksichtigen, dass der tatsächliche Termin um bis zu 4 Wochen abweichen kann und noch nicht einmal 5 Prozent der Babys pünktlich kommen – letzten Endes ist und bleibt es also eine Schätzung.

> ### Ein positives Ergebnis
> Fällt der Schwangerschaftstest positiv aus, kann man sich sicher sein, dass man schwanger ist. Weitere Tests sind nicht nötig. Ich kenne eine Frau, die verkündete stolz, sie sei ganz sicher schwanger, weil sie 20 Tests durchgeführt habe. 19 davon Geldverschwendung, weil es im Grunde keine falsch-positiven Ergebnisse gibt. (Falschnegative Tests sind dagegen möglich. In diesem Fall sollte man nach einigen Tagen einen weiteren Test durchführen, um sicher zu sein.)

 ### Änderung des Lebensstils

Sobald man von der Schwangerschaft weiß, sollte man sich Gedanken machen, ob man gesund genug lebt. Da die Entwicklung des Embryos anfangs sehr rasch voranschreitet, empfehlen wir, vor allem in den ersten 12 Wochen auf einen gesunden Lebensstil zu achten. Das Wichtigste in Kürze:

- **Schluss mit Rauchen:** Neun von zehn Fällen von plötzlichem Kindstod betreffen Kinder von rauchenden Müttern.
- **Finger weg von Alkohol:** Das gilt auch für alle anderen Drogen!
- **Vorsicht bei Medikamenten:** Falls Sie Medikamente (auch rezeptfreie!) oder Nahrungsergänzungsmittel einnehmen, prüfen Sie den Beipackzettel und suchen Sie notfalls nach Alternativen.

- **Essen Sie gesund:** Jetzt geht es auch um die Ernährung Ihres Kindes!
- **Nehmen Sie Folsäure ein:** Studien haben gezeigt, dass diese das Risiko von angeborenen Fehlbildungen an der Wirbelsäule senkt.

Im Idealfall sollte man Alkohol und Zigaretten meiden. Beachten Sie, dass auch manche Lebensmittel für Schwangere risikoreich sind (siehe Seite 21 ff.), und essen Sie ausgewogen.

Im ersten Trimenon fühlt man sich mitunter schlapp, kein Wunder, wenn man bedenkt, was der Körper in diesen Wochen leistet. Bei Müdigkeit sollte man sich daher Ruhe gönnen. Sport ist kein Problem, im Gegenteil, Bewegung tut Mutter und Kind nachweislich gut. Allerdings sollten zu große Anstrengungen vermieden werden (siehe Seite 39–43).

F&A

»Bevor ich feststellte, dass ich schwanger bin, war ich einen Abend richtig lange feiern. Habe ich unserem Baby geschadet?«

Immer wieder erleben wir, dass Frauen von schlimmen Gewissensbissen geplagt werden, weil sie getrunken oder geraucht haben, ohne zu wissen, dass sie schwanger sind. Bitte lassen Sie sich in solch einem Fall nicht zu sehr verunsichern – was geschehen ist, ist geschehen. Studien beweisen, dass zwischen der 6. und der 12. Woche in der embryonalen Entwicklung am meisten passiert; wer in dieser Phase gut auf sich achtet, erweist sich schon jetzt als verantwortungsvolle Mutter. Außerdem findet die sogenannte Einnistung (jener Zeitpunkt, da der Embryo sich körperlich mit der Mutter verbindet) erst etwa 2 Wochen nach der Befruchtung statt. Es ist daher unwahrscheinlich, dass sich das, was die Mutter bis dahin zu sich nimmt, auf die kindliche Entwicklung auswirkt. Im schlimmsten Fall führt es dazu, dass sich das Ei gar nicht erst einnistet. Nistet es sich aber ein, dürfte bis zum Ausbleiben der nächsten Periode – also dem Zeitpunkt, an dem wir wissen, dass wir schwanger sind – das Essen und Trinken weniger von Belang sein.

4 Sie und Ihr Baby
im 1. Monat (Wochen 1–4)

Erst wenn die Regel ausbleibt, weiß eine Frau sicher, dass sie schwanger ist. Dennoch behaupten viele, es habe sich schon mit dem Augenblick der Empfängnis etwas verändert, da sei eine gewisse Vorahnung gewesen.

 ### Wie Sie sich fühlen
- empfindliche und vergrößerte Brüste
- verstärkte Müdigkeit
- Stimmungsschwankungen
- verstärkter Harndrang
- Übelkeit mit oder ohne Erbrechen
- Appetitstörungen (extremes Hungergefühl, Abneigung gegen bestimmte Lebensmittel und ungewöhnliche Gelüste)

Nicht alle Schwangeren erleben diese Symptome; es kann durchaus sein, dass man sich völlig normal fühlt und der positive Test wie aus heiterem Himmel kommt!

 ### Der Schwangerschaftstest
Heute lässt sich eine Schwangerschaft schon vor Ausbleiben der ersten Periode feststellen. Wer also bereits eine Vermutung hat, kann den Test eine Woche vor der fälligen Regel durchführen. Allerdings sollte man ihn bei einem negativen Ergebnis nach etwa einer Woche wiederholen, um ganz sicher zu sein.

 ### Ihr Baby
In der 4. Woche erinnert der Embryo an eine Kaulquappe, er ist nur etwas kleiner – ungefähr so groß wie ein halbes Reiskorn. Es ist bereits ein kopfähnlicher Auswuchs sichtbar sowie ein einfaches Herz, das allmählich zu pumpen beginnt.

5 Ernährung in der *Schwangerschaft*

Wenn man plötzlich die Verantwortung für ein Ungeborenes trägt, ist es umso wichtiger, was man zu sich nimmt. Es geistern unzählige Mythen darüber herum, was man als Schwangere essen darf und was nicht, doch wenn man schon Verzicht üben soll, will man natürlich wissen, warum.

Verlassen Sie sich auf Ihren Instinkt und seien Sie wachsam. Eine Lebensmittelvergiftung ist kein Spaß, und wenn man noch dazu schwanger ist, könnte sich Ihr Unwohlsein aufs Kind auswirken. Sind Sie sich über die Frische von Lebensmitteln unsicher, sollten Sie diese besser meiden. Ein hygienischer Umgang mit Nahrung ist nun besonders wichtig, daher Obst, Gemüse und Salat immer sorgfältig waschen.

TIPP *Verlassen Sie sich auf Ihren gesunden Menschenverstand. Wenn Sie bei etwas Zweifel haben, verzichten Sie lieber darauf.*

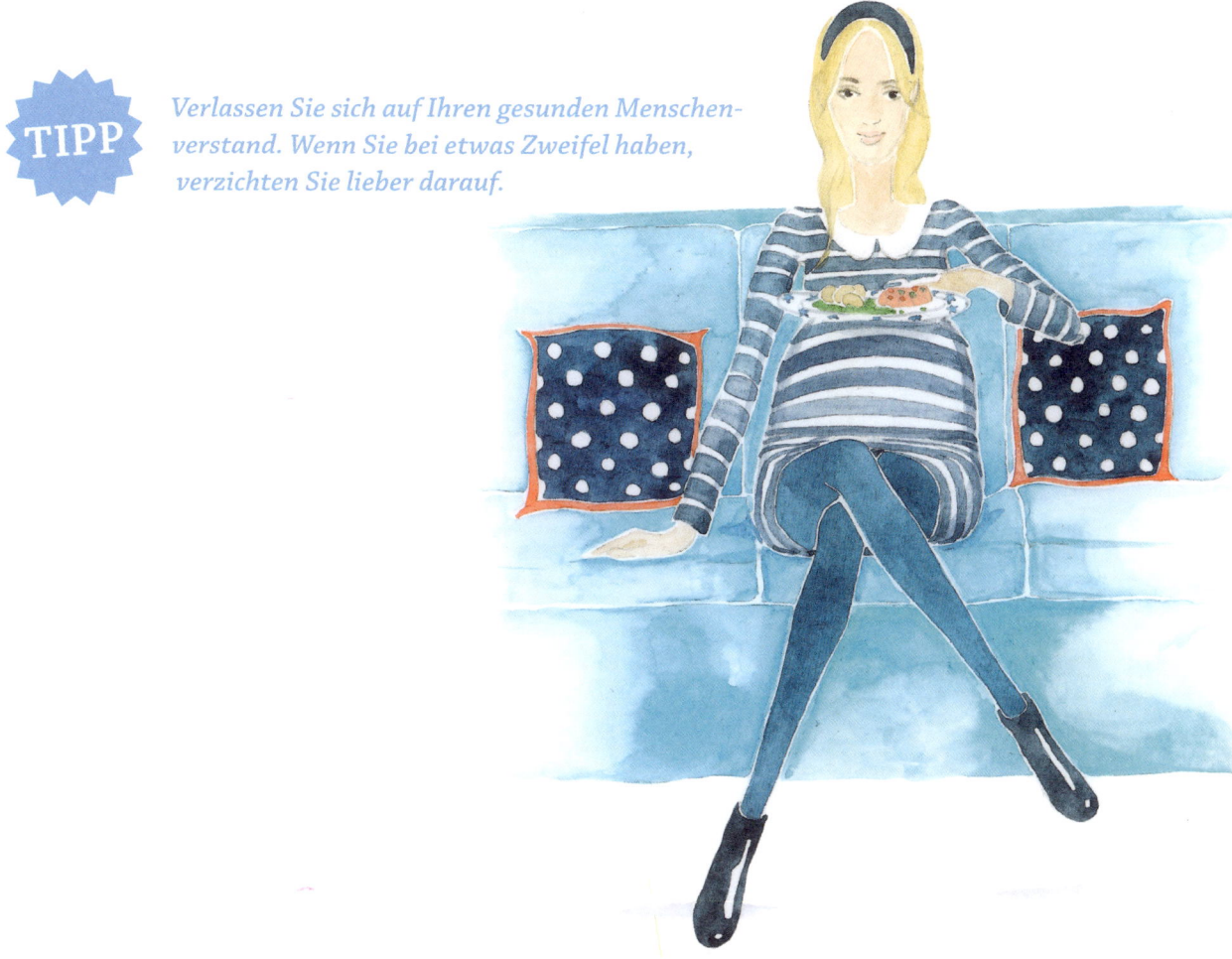

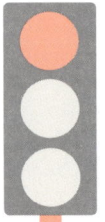

Auf diese Lebensmittel lieber verzichten

Rohe Schalentiere (z. B. Austern)
Risiko einer Fischvergiftung

Blauschimmelkäse
Gefahr einer Listeriose

Rohe Eier (vor allem in hausgemachter Mayonnaise, Eis oder Mousse au Chocolat)
Risiko einer Salmonelleninfektion

Rohes Fleisch wie Tartar oder nicht durchgebratenes Steak
Listerien- und Toxoplasmosegefahr

Nicht pasteurisierte Milch oder Käse (Rohmilch), auch Ziegenmilch und Ziegenkäse
Toxoplasmose- und Tuberkulosegefahr

Leberpastete bzw. Leberwurst
Gefahr einer Listeriose

Leber
Enthält sehr viel Vitamin A, auf das in der Schwangerschaft in zu hoher Konzentration verzichtet werden sollte – es kann zu Fehlbildungen beim Ungeborenen kommen.

Bestimmte Fischsorten (z. B. Speerfisch, Schwertfisch)
Hohe Belastung mit Quecksilber, welches das Nervensystem des Babys schädigen könnte

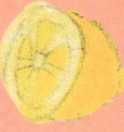

Mit Vorsicht zu genießen

Thunfisch (frisch oder aus der Dose)
Erhöhte Quecksilberbelastung, maximal einmal pro Woche. Viele Experten raten in Schwangerschaft und Stillzeit ganz davon ab.

Ungewaschener Salat
Gefahr einer Infektion mit Toxoplasmose oder/und Listerien

Fettiger Fisch, z. B. Makrele (ebenso Nahrungsergänzungsmittel mit Fischöl oder solche, die Vitamin A enthalten)
Hohe Schadstoffbelastung. Maximal zweimal pro Woche.

Weichkäse
Listerioserisiko. Im erhitzten Zustand allerdings unbedenklich – gebackener Camembert ist also kein Problem!

Koffein
Übermäßiger Koffeinkonsum wird mit Fehlgeburten und Unterernährung des Kindes bei der Geburt in Verbindung gebracht. 200 mg Koffein pro Tag gelten als unbedenklich (2 Tassen löslicher Kaffee, 3 bis 4 Tassen Tee oder 200 g dunkle Schokolade). Keine Sorge, wenn Sie gelegentlich über die Stränge schlagen – nur übertreiben sollte man es nicht.

Räucherfisch, z.B. Räucherlachs und Räucherforelle

Räucherfleisch
Früher ging man davon aus, dass Geräuchertes Listeriose hervorrufen kann, doch kommt dies nur noch sehr selten vor. Meist wird das Geräucherte vorab gekocht, sodass schädliche Bakterien abgetötet werden. In Spanien rät man Schwangeren sogar ausdrücklich zum Verzehr von Räucherschinken, da er so gesund sein soll! Um aber auf Nummer sicher zu gehen, sollten Sie Räucherfleisch vor dem Verzehr vier Tage lang einfrieren.

Diese Lebensmittel können Sie getrost verzehren

Sushi und **roher Fisch** allgemein, **FALLS er zuvor gefroren war** (Fisch wird zum Großteil unmittelbar nach dem Fang noch auf dem Schiff tiefgefroren. Eine EU-Verordnung sieht für eine ganze Reihe von Fischarten vor, dass sie vor dem Verzehr 24 Stunden auf −20 °C eingefroren werden.) **Aber: Unbedingt immer nachfragen bzw. nachforschen und im Zweifel: bleiben lassen!**

Jede Art von **Hartkäse**, auch Hartkäsesorten mit Blauschimmel

Pasteurisierter oder gebackener Weichkäse

Nüsse, auch Erdnüsse, können in der Schwangerschaft getrost verzehrt werden, es sei denn, man reagiert allergisch darauf.

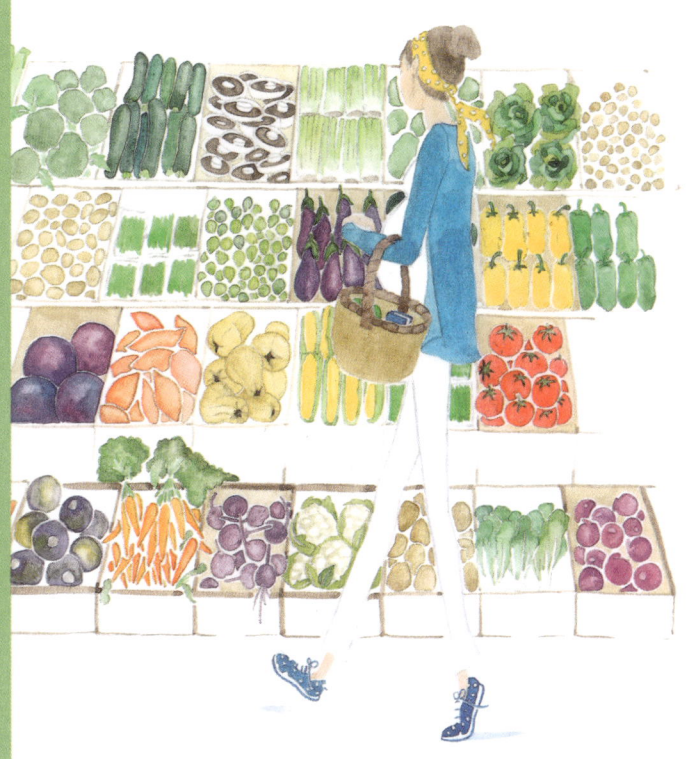

Ernährungsempfehlung

Nutzen Sie die Chance, sich gesünder und ausgewogener zu ernähren. Und im Idealfall fahren Sie damit fort, sobald das Kind auf der Welt ist. Kinder übernehmen nämlich für gewöhnlich die Essgewohnheiten ihrer Eltern. Wenn also im Elternhaus viel Obst und Gemüse verzehrt wird und mindestens drei gesunde, nahrhafte Mahlzeiten pro Tag, wird der Nachwuchs sich später auch einigermaßen bewusst ernähren. Andererseits, wer ein unwiderstehliches Verlangen nach Fastfood verspürt, kann dem gelegentlich durchaus nachgeben, sofern man sich ansonsten ausgewogen ernährt.

Je größer der Bauch wird, desto mehr drückt er auf den Magen, sodass man irgendwann dazu übergeht, öfter zu essen, dafür aber geringere Mengen. Man sollte stets gesunde Snacks wie Obst, Müsliriegel oder Cracker parat haben, falls einem schwindlig wird. Die sind allemal besser geeignet als Schokoriegel.

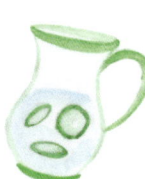

Alkohol während der Schwangerschaft

Vom Alkoholkonsum in der Schwangerschaft ist dringend abzuraten. Aufgrund der rapiden Entwicklung des Fötus sollte man keinerlei Experimente eingehen und während der gesamten Schwangerschaft abstinent bleiben.

Seltsame Gelüste

Oft sind plötzlich auftretende, außergewöhnliche Gelüste erstes Anzeichen einer Schwangerschaft. Dies kann von gewöhnlichen, etwa salzigen oder würzigen Sachen bis hin zu bizarren Dingen gehen, die normalerweise nicht als Nahrungsmittel gelten, zum Beispiel Schwämme. Keiner weiß genau, woher diese Gelüste kommen, doch solange diese Dinge nicht schädlich sind und in Maßen verzehrt werden, spricht nichts dagegen, dass man der Gier ab und an nachgibt.

Häufige Gelüste

- Eis
- Chillis
- Saure Gürkchen
- Früchte
- Curry
- Schokolade

Außergewöhnliche Gelüste

- Zahnpasta
- Kohle
- Papier
- Schwämme
- Seife

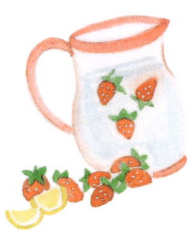

Wir sind schwanger!

Wie viel Gewicht sollte man zunehmen?

Die durchschnittliche Gewichtszunahme während der Schwangerschaft liegt bei 13,8 Kilogramm. Diese gliedern sich im Einzelnen folgendermaßen auf:

Baby	3,6 kg
Plazenta	675 g
Fruchtwasser	900 g
Gebärmutterzuwachs	900 g
Zusätzliches Brustgewebe	900 g
Zusätzliches Blutvolumen	1,8 kg
Gewebeflüssigkeit	1,8 kg
Zusätzliche Fettreserven	3,2 kg

Durchschnittliche Gewichtszunahme pro Trimenon:
1. Trimenon: 3 kg
2. Trimenon: 6,5 kg
3. Trimenon: 4,5 kg (vor allem im 7. bis 8. Monat, danach weniger).

Natürlich variieren die Angaben von Frau zu Frau und von Woche zu Woche. Vergessen Sie nie, dass alles nur grobe Richtwerte sind. Frauen, die anfangs eher untergewichtig sind, sollten mehr Gewicht zulegen; bei Übergewicht darf es ruhig weniger sein. Große Frauen legen in der Regel mehr zu als kleine, und manche gewinnen mehr als die üblichen zwei BH-Körbchengrößen dazu. Eine normalgewichtige Frau sollte sich also auf 11 bis 16 Kilogramm zusätzlich einstellen.

F&A

»Wie viele Kalorien muss ich zusätzlich zu mir nehmen?«
Die weit verbreitete Vorstellung, man müsse jetzt »für zwei essen«, ist falsch, tatsächlich reichen etwa 100 Kalorien mehr am Tag. Am besten, man isst, sobald man hungrig ist. Allerdings sollte es gesund und ausgewogen sein, eine Schwangerschaft darf kein billiger Vorwand für Junkfood-Fressanfälle werden. Außerdem sollte man nicht mehr essen, als der eigene Körper und das Baby brauchen – das rächt sich hinterher und wird oft bitter bereut.

6 Fehlgeburten im *Frühstadium*

Sosehr man sich auch über die Schwangerschaft freut, sollte man nicht vergessen, dass das Risiko einer Fehlgeburt bis zur 12. Woche relativ hoch ist. Schätzungen gehen davon aus, dass eine von drei bis vier Schwangerschaften vorzeitig endet. Je näher das Ende der 12. Woche rückt, umso geringer wird das Risiko. Die Anzeichen einer Fehlgeburt sind üblicherweise Blutungen und schlimme Krämpfe, doch bedeuten diese Symptome wiederum nicht zwangsläufig, dass es eine Fehlgeburt gab. Bei Blutungen sollte man sich an einen Arzt wenden, damit ein Ultraschall durchgeführt wird. Bei manchen Frauen verläuft eine Fehlgeburt ohne jegliche Symptome. Eine solche unbemerkte Fehlgeburt wird oftmals erst etwas später mittels Ultraschall festgestellt. Bitte versuchen Sie nicht allzu viel über das Thema nachzudenken; wenn Sie sich schlecht fühlen, ist das oft sogar ein gutes Zeichen, da es auf ein rasches Voranschreiten der Schwangerschaft hindeutet.

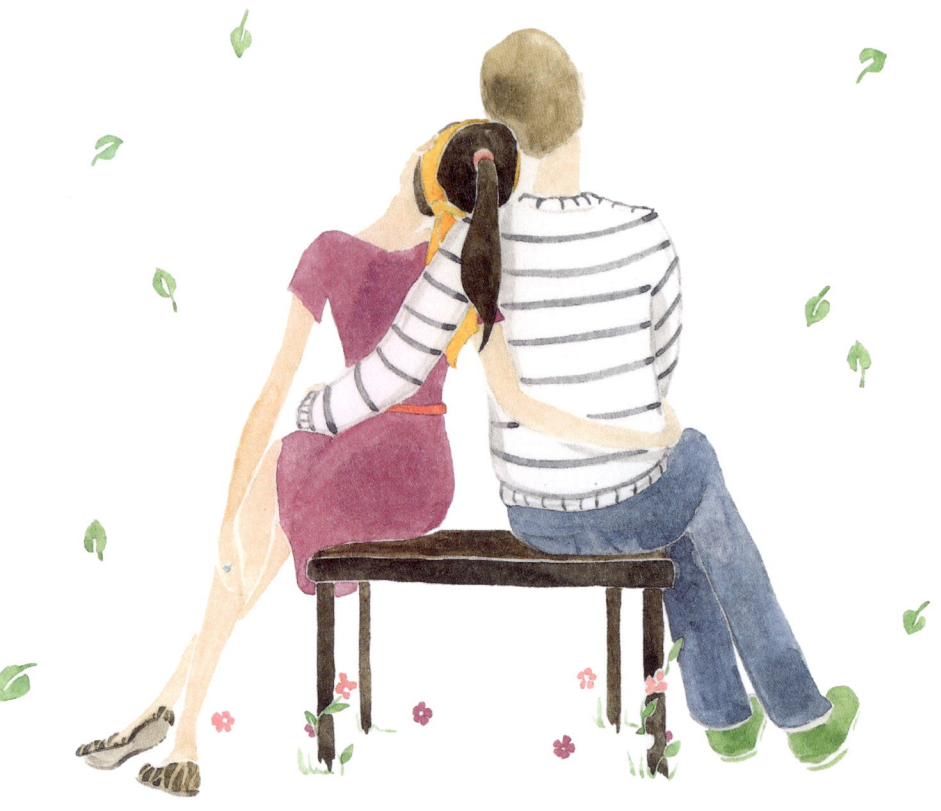

Wir sind schwanger!

»Ich fand in der 12. Woche heraus, dass ich eine unbemerkte Fehlgeburt erlitten hatte, und war natürlich am Boden zerstört. Ich hatte ja keine Ahnung, dass es auch ohne Blutungen zu einer Fehlgeburt kommen kann. Mit dieser Nachricht kam ich nur sehr schwer klar, aber jeder reagiert anders. Mein Schwiegervater sagte damals etwas, das ich bis heute nicht vergessen habe: ›Immerhin wissen wir jetzt, dass dein Körper einwandfrei funktioniert. Und er hat gespürt, dass diesem Baby nicht bestimmt war zu leben.‹ 6 Monate später wurde ich wieder schwanger, mit einem wunderbaren kleinen Jungen. In gewisser Hinsicht bin ich froh über diese Fehlgeburt, denn ohne sie hätte ich Ludo nicht.« MARINA

Weil das Risiko einer Fehlgeburt anfangs relativ hoch ist, warten die meisten Frauen bis nach der 12. Woche, bevor sie allen von der Schwangerschaft erzählen. Doch ganz für sich behalten muss man dieses Geheimnis nicht. Bestimmte Menschen können in dieser Situation eine wertvolle Stütze sein. In der Regel raten wir dazu, jene Freunde und Familienmitglieder einzuweihen, mit denen man auch im Falle einer Fehlgeburt problemlos reden könnte.

Eine Fehlgeburt ist eine sehr emotionale Angelegenheit, und nicht selten überwältigen einen die Gefühle erst zu einem späteren Zeitpunkt. Oft geschieht sie ohne nachvollziehbaren Grund, man muss einfach hinnehmen, dass Fehlgeburten natürlich sind. Zum Glück bedeutet so etwas ja nicht, dass Sie nicht in naher Zukunft wieder schwanger werden können. Und auch für Frauen, die immer wieder Fehlgeburten erleiden, gibt es in den meisten Fällen medizinische Hilfe, sodass auch sie irgendwann Kinder haben können. Haben Sie selbst Fragen oder gewisse Ängste, sprechen Sie mit Ihrem Arzt. Vergessen Sie bitte nicht, dass Fehlgeburten häufiger vorkommen, als den Leuten bewusst ist; das Thema wird nur viel zu sehr tabuisiert.

7 Sie und Ihr Baby im
2. Monat (Wochen 5–8)

Sobald Sie Gewissheit haben, sollten Sie einen Termin beim Gynäkologen vereinbaren. Der beantwortet sämtliche Fragen zu Geburt und Lebensstil während der Schwangerschaft und versucht, Ihnen mögliche Sorgen und Ängste zu nehmen.

 ## Wie Sie sich fühlen

Die für den 1. Monat beschriebenen Symptome treffen in der Regel auch jetzt noch zu, verstärkte Übelkeit, Blähungen, Verstopfung, Kopfschmerzen und vermehrter vaginaler Ausfluss können hinzukommen! Möglicherweise stellen Sie auch Hautveränderungen fest sowie eine Neigung zu Krampfadern.

Der erste Ultraschall

Ungefähr ab der 6. Woche kann man den Embryo im Ultraschall erkennen. Normalerweise werden Ultraschalluntersuchungen vor dem Ersttrimester-Screening nicht von der Krankenkasse übernommen (es sei denn, es treten Komplikationen auf). Auf eigene Kosten kann man aber jederzeit eine Ultraschalluntersuchung durchführen lassen. Folgendes wird überprüft:

- Ist ein Herzschlag erkennbar?
- Hat sich der Embryo an der richtigen Stelle in der Gebärmutter (Uterus) eingenistet? (In sehr seltenen Fällen nistet der Embryo sich außerhalb der Gebärmutter ein, man spricht von einer extrauterinen Schwangerschaft. Der Embryo ist dann nicht überlebensfähig, zum Schutz der Mutter wird in manchen Fällen ein Eingriff nötig.)
- Die Anzahl der Embryos.

Der erste Ultraschall wird in der Regel vaginal vorgenommen. Das Einführen der Sonde ist absolut schmerzfrei und liefert dem Arzt ein sehr genaues Bild des Embryos.

Wir sind schwanger!

Ihr Baby

Der Embryo hat ungefähr die Größe einer Himbeere, der kaulquappenähnliche Schwanz ist verschwunden. Arme und Beine haben sich herausgebildet und sind in ständiger Bewegung, auch wenn man davon noch nichts spürt. Mit 8 Wochen wiegt der Embryo etwa 1 Gramm, verfügt über eine winzig kleine Zunge und beginnt erste Geschmacksknospen zu entwickeln.

> »So mies es mir ging, die anfänglichen, recht lästigen Symptome waren mir immer ein Trost. Bei meiner ersten Schwangerschaft war mir nicht ein einziges Mal schlecht, und wenn die paar Eingeweihten sich erkundigten, wie es mir ging, verkündete ich stets, ich fühlte mich großartig, im Grunde gar nicht, als ob ich schwanger wäre. Als beim Ersttrimester-Screening keine Herztöne festgestellt werden konnten, erinnerte ich mich mit Schrecken an meine Worte. Bei den darauffolgenden Schwangerschaften waren die extreme Erschöpfung und die Übelkeit deshalb eine Bestätigung für mich. Was nicht heißen soll, dass es schlimm wäre, wenn man keine Übelkeit verspürt; es gibt viele Frauen, die fühlen sich während der gesamten Schwangerschaft wie das blühende Leben und sogar besser als sonst.« MARINA

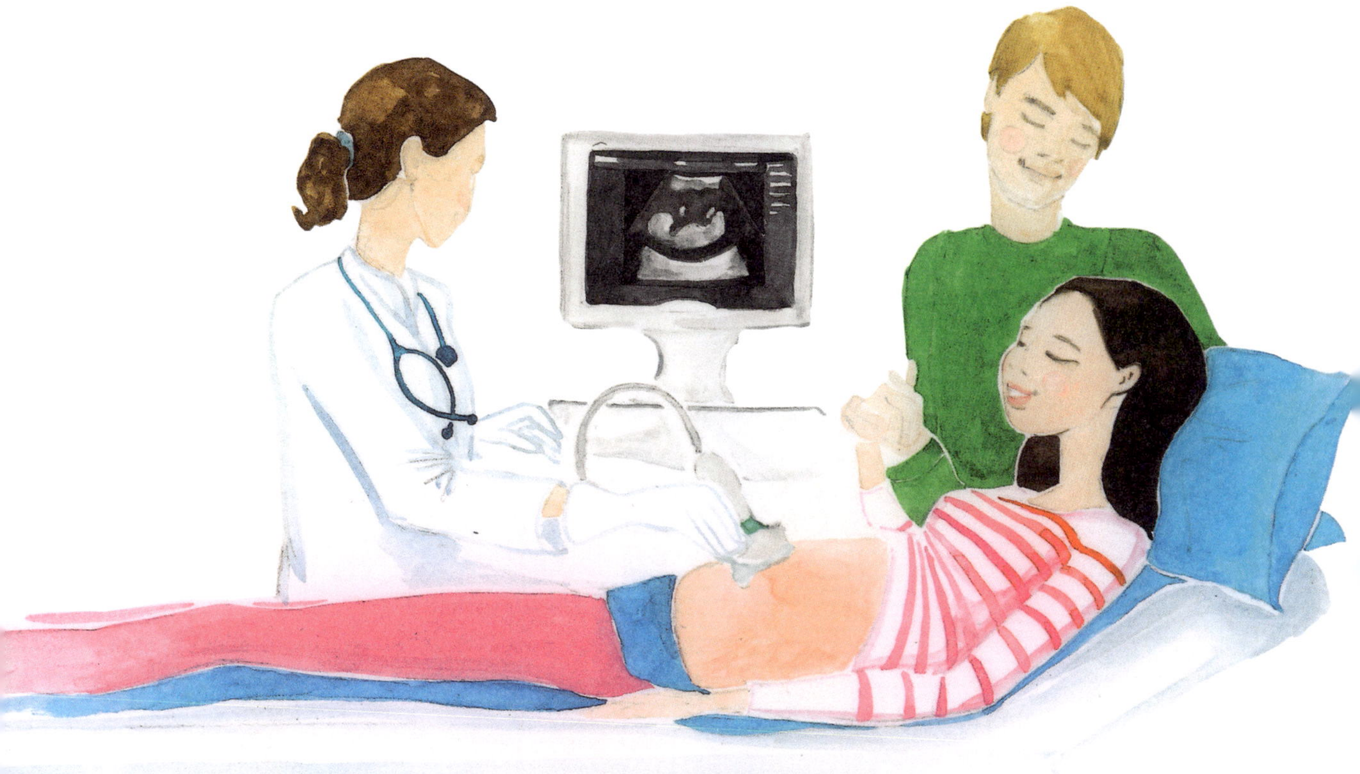

Ihr Baby im 2. Monat

8 Morgendliche *Übelkeit*

Morgendliche, manchmal auch den ganzen Tag anhaltende Übelkeit kann sehr qualvoll sein. Gerade in der Phase, in der man nervös und aufgeregt ist wegen der Schwangerschaft, es aber noch keinem sagen will, leiden etwa 80 Prozent der Schwangeren unter Erbrechen, oft kombiniert mit extremer Erschöpfung. Wie stark die Beschwerden sind, variiert von Frau zu Frau: Einige spüren so gut wie nichts, andere müssen in der Klinik an den Tropf, weil sie rein gar nichts bei sich behalten können.

Am schlimmsten ist das morgendliche Unwohlsein zwischen der 4. und der 12. Woche – genau zu der Zeit also, in der beim Fötus die entscheidenden Entwicklungen ablaufen. Viele Frauen sind deswegen niedergeschlagen, dabei sollte man die Symptome als ein positives Zeichen dafür werten, dass die Schwangerschaft gut voranschreitet. Keiner kennt die wahren Ursachen, da die Beschwerden aber gerade dann auftreten, wenn der Embryo sich am rasantesten entwickelt, besteht sehr wahrscheinlich ein Zusammenhang.

Extreme Übelkeit
Wenn Sie feststellen, dass Sie mit der Übelkeit nicht klarkommen und/oder sich derart oft übergeben müssen, dass der Magen vollständig entleert wird (ein Zustand, der in Fachkreisen als Hyperemesis gravidarum bezeichnet wird), ist angeraten, sich medizinischen Rat zu holen. In der Regel verordnet der Arzt oral einzunehmende Medikamente, doch in schwerwiegenderen Fällen kann es nötig sein, dass diese Medikamente im Krankenhaus intravenös verabreicht werden.

Es gilt stets, Risiken gegen Nutzen abzuwägen – etwas, mit dem Frauen (und Ärzte) sich während einer Schwangerschaft immer wieder konfrontiert sehen. In diesem Fall überwiegt das Risiko, dass die Frau bei anhaltender Übelkeit und Erschöpfung das Kind durch eine Dehydrierung, durch Unterernährung oder starke Übermüdung gefährdet, gegenüber dem (geringen) Risiko für das Baby durch die Medikamente. Auch wenn diese nicht offiziell an Schwangeren getestet wurden (da es nicht einfach ist und zudem unethisch, klinische Studien an schwangeren Frauen durchzuführen), werden sie schon seit Jahrzehnten breit eingesetzt, ohne dass irgendwelche Risiken bekannt geworden wären.

Umgang mit morgendlicher Übelkeit
Viele Schwangere wären dankbar, das morgendliche Unwohlsein loszuwerden, doch leider ist kein klinisch bestätigtes, natürliches Heilmittel bekannt. Aus Gesprächen mit den Teilnehmerinnen an unseren Kursen wissen wir aber, dass durch folgende Tipps Abhilfe geschaffen werden kann.

Lieber öfter (wenig) essen: Im ersten Trimenon hat der Körper derart viel zu tun, dass er vermehrt Energie benötigt. Auch wenn Schwangere offiziell lediglich etwa 100 Kalorien pro Tag mehr benötigen, gibt es Ausnahmen – bei morgendlicher Übelkeit sollte man ein, zwei kleine Mahlzeiten mehr einplanen, zumindest im ersten Trimenon. Gewöhnen Sie sich an, immer einen gesunden Snack bei sich zu tragen. Bei vielen Schwangeren scheint Hunger der Auslöser für die Übelkeit zu sein – am besten also schon beim ersten Rumoren im Magen eine Kleinigkeit essen.

Übelkeit mit Essen bekämpfen: Bei Übelkeit mag einem der Sinn zwar nicht nach Essen stehen, doch oft hilft genau das. Viele bevorzugen dabei einfache, kohlenhydratreiche Lebensmittel wie Toast oder Cracker.

Reichlich trinken: Wenn Ihnen Wasser zu langweilig ist, fügen Sie für den Geschmack eine Scheibe Zitrone, Orange, etwas Minze oder Gurke hinzu. Außerdem sind Kräutertees sehr zu empfehlen.

Versuchen Sie es mit Ingwer: Die Wurzel ist ein natürliches Mittel gegen Brechreiz, daher können Ingwertees oder -kekse helfen. Bauen Sie etwas Ingwer in Ihren Speiseplan ein, ganz gleich, ob frisch oder getrocknet.

Vitamin B 12: In höchster Konzentration kommt es in Leber vor (die sich leider während der Schwangerschaft nicht empfiehlt), aber auch in Schalentieren (die Sie nur gekocht zu sich nehmen sollten). Außerdem ist es in Fisch, Käse und Eiern enthalten. Wenn Sie nichts von alldem gerne essen, versuchen Sie es mit einem Nahrungsergänzungspräparat.

Sport: Sicher ist körperliche Betätigung das Letzte, worauf man in dieser Situation Lust hat, aber es ist erstaunlich, was ein strammer Spaziergang oder 20 Minuten auf dem Crosstrainer bewirken können.

Ruhe und Schlaf: Übelkeit und wenig Schlaf scheinen zusammenzuhängen. Gönnen Sie sich deshalb auch tagsüber hin und wieder etwas Ruhe. In diesem frühen Stadium leistet der Körper Erstaunliches, es ist also entscheidend, dass man genügend Schlaf bekommt, mehr als man normalerweise benötigt.

Akupunktur und Reflexzonenmassage: Beide Therapieformen können gegen eine ganze Reihe von häufig auftretenden, ganz normalen, aber lästigen Schwangerschaftsbeschwerden helfen. Auch wenn es sich nicht konkret nachweisen lässt, bestätigen viele werdende Mütter die positive Wirkung dieser Techniken. Suchen Sie sich einen Therapeuten, der über die nötige Ausbildung verfügt und sich zudem auf Schwangere spezialisiert hat. Was aber noch wichtiger ist: Sie sollten dieser Person absolut vertrauen.

Positives Denken: Leichter gesagt als getan, nicht wahr? Aber die eigene Denkweise wirkt sich nachweislich auf das Befinden aus. Und die freudvollen Jahre mit dem Baby sind es allemal wert, versprochen!

9 Weitere *Schwangerschaftssymptome*

Als hätten Schwangere in der Anfangszeit nicht schon genug zu kämpfen mit Übelkeit und Erbrechen, kommen oft zusätzliche, bisweilen unerwartete Symptome hinzu. Die ersten drei Monate werden aufgrund dieser körperlichen Einschränkungen als die schwierigsten bezeichnet. Gleichzeitig wird von Medikamenten abgeraten, weil der Fötus in dieser Zeit wichtige Entwicklungsschritte durchläuft.

 Empfindliche Brüste

Schmerzende Brüste sind oft ein erstes Anzeichen für eine Schwangerschaft. Die meisten Frauen stört das nicht weiter, ansonsten bringen Wärmflaschen oder warme Auflagen Linderung. Notfalls gilt Paracetamol als sicheres und effektives Mittel zur Schmerzlinderung.

 Verstärkter Harndrang

Überraschenderweise belastet dieses Problem Frauen sowohl in den ersten drei Monaten als auch gegen Ende der Schwangerschaft. Veränderungen im Hormonhaushalt sorgen dafür, dass es Frauen mehrmals pro Nacht aus dem Bett treibt und sie auch tagsüber öfter aufs Örtchen müssen. Zudem neigen Schwangere dazu, mehr zu trinken. Werden die nächtlichen Toilettenbesuche zur Last, verringern Sie abends die Flüssigkeitszufuhr etwas, gleichen dies tagsüber aber bitte wieder aus.

 Verstopfung

Darmträgheit lässt sich in den Griff bekommen, indem man vermehrt Ballaststoffe zu sich nimmt und ausreichend Wasser trinkt. Pflaumensaft, Kiwis und Trockenobst sind wunderbare natürliche Mittel, um den Durchlauf etwas zu beschleunigen!

 Müdigkeit

Durch Müdigkeit signalisiert Ihr Körper, dass Sie sich ausruhen sollten, schließlich benötigt er mehr Energie, um die Entwicklung des Babys voranzubringen! Hören Sie bitte auf Ihren Körper und gehen Sie früher zu Bett als üblich.

 Vaginaler Ausfluss

Viele Schwangere stellen anfangs einen verstärkten vaginalen Ausfluss fest, was völlig normal ist. Gibt es noch weitere Symptome, etwa ein veränderter Geruch, ein Juckreiz oder gar Schmerzen, sollte man ärztlichen Rat einholen, um sicherzugehen, dass keine

Infektion vorliegt. Bei Blutungen sollten Sie unbedingt einen Gynäkologen aufsuchen. Diese müssen zwar nicht zwingend auf Komplikationen hindeuten, doch eine Überprüfung ist in jedem Fall notwendig.

Andere mögliche Symptome

Man hört von unzähligen weiteren Schwangerschaftsanzeichen, und bisweilen ist sogar die Rede davon, dass jene Symptome, die in der Schwangerschaft auftreten, einen auch im hohen Alter heimsuchen. Sie könnten folglich ein Hinweis darauf sein, dass man sich um einen bestimmten Aspekt der eigenen Gesundheit verstärkt kümmern sollte – je früher, desto besser!

Mögliche Symtome:
- Verschlimmerung bei Hautausschlägen
- Verschlimmerung bei Asthma
- Gelenkschmerzen
- Völlegefühl
- Unterleibskrämpfe
- Juckreiz
- Pilzinfektionen (Candidiasis)

Was Sie immer parat haben sollten:
- Trockene Kekse
- Trockenobst/Nüsse
- Müsliriegel
- Kräutertee
- Ingwer (frisch, als Tee oder Keks)
- Wasser
- Minzpastillen
- Slipeinlagen
- Paracetamol
- Zugang zu einer Toilette …

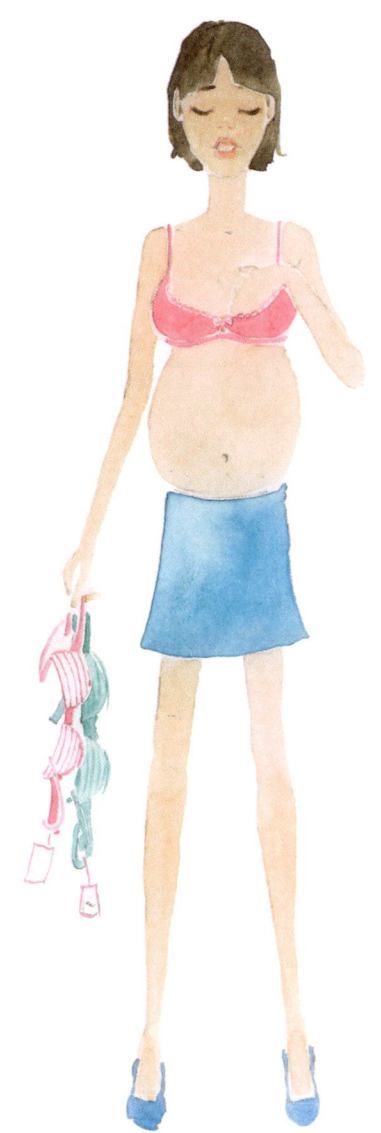

10 Wo soll Ihr Kind *zur Welt kommen?*

Sobald Sie wissen, dass Sie schwanger sind, sollten Sie sich überlegen, wo das Kind zur Welt kommen soll. Noch eine Generation zuvor hat so gut wie jede Frau im Krankenhaus entbunden, heutzutage stehen uns eine ganze Reihe von Möglichkeiten offen, um die Geburt zu einer möglichst schönen Erfahrung zu machen. Informieren Sie sich frühzeitig!

Erste Anlaufstelle ist der Gynäkologe. Er zeigt alle Möglichkeiten auf, ehe man sich für eine Variante entscheidet. Es lohnt sich, ein paar Recherchen anzustellen, um sicherzugehen, dass der Geburtsort alles hat, was man sich wünscht, doch sollte man auch darauf achten, dass die Einrichtung nicht zu weit von der eigenen Wohnung entfernt ist.

	Pro	Kontra
Kreißsaal Im Krankenhaus entbinden traditionell die meisten Frauen.	Wenn es so weit ist, bekommt die Gebärende einen eigenen Kreißsaal zugewiesen und wird von einer Hebamme intensiv betreut. Ärzte und Anästhesisten sind in unmittelbarer Nähe, wenn man sie braucht. Sollte etwas schiefgehen, sodass Sie oder Ihr Baby zusätzliche Hilfe brauchen, ist man hier in guten Händen.	Ein Krankenhaus kann eine recht unangenehme Umgebung sein, und wenn eine Gebärende sich nicht wohlfühlt, verlängert dies unter Umständen den Geburtsprozess. Natürlich hat die Gesundheit von Mutter und Kind oberste Priorität, doch beim Komfort muss man Abstriche machen – nicht weil man in Krankenhäusern keinen Wert darauf legen würde, sondern weil oft die nötigen Mittel fehlen und Personalmangel herrscht. Ist das Baby auf der Welt, wird man in der Regel auf die Wochenbettstation verlegt, wo es bisweilen etwas chaotisch zugeht.

	Pro	Kontra
An ein Krankenhaus gebundenes Geburtshaus Vereinzelt gibt es von Hebammen geleitete Geburtszentren, die an städtische Kliniken angeschlossen sind.	Diese Art von Geburtszentren sind wunderbare Orte für eine Entbindung, da sie einerseits ein familiäres Umfeld bieten, das den Gebärenden in der Regel sehr guttut, während andererseits durch die Nähe zur Klinik schnellstmögliche medizinische Hilfe gewährleistet ist.	Da Geburtshäuser in der Regel von Hebammen geleitet werden, bieten sie keine medizinischen Mittel zur Schmerzlinderung wie etwa eine Periduralanästhesie. Ist ein solches Geburtshaus an ein Krankenhaus angeschlossen, kann man sich zur Not schnell auf die Geburtsstation des Krankenhauses verlegen lassen. Liegt eine Risikoschwangerschaft vor, ist von einem Geburtshaus allerdings abzuraten.
Eigenständige Geburtshäuser Diese von Hebammen geleiteten Einrichtungen sind unabhängig geführt.	Wie bei den an Kliniken angeschlossenen Geburtshäusern profitieren Frauen auch hier in erster Linie vom familiären Umfeld.	Bei Erstgebärenden ist die Wahrscheinlichkeit, dass sie in eine Klinik verlegt werden müssen, relativ hoch (36 bis 45 Prozent). Wer ernsthaft über ein unabhängiges Geburtshaus nachdenkt, sollte dies beherzigen. Wenn man als Risikoschwangere eingestuft wird, ist von einem Geburtshaus dringend abzuraten.
Hausgeburt Will man das Kind zu Hause zur Welt bringen, übernimmt die Krankenkasse die Kosten für eine Hebamme – im Idealfall hat diese die werdende Mutter schon während der Schwangerschaft begleitet.	Studien haben gezeigt, dass Frauen, die sich in ihrem Umfeld wohlfühlen und entspannt sind, leichtere Geburten erleben und seltener medizinische Hilfe benötigen. Eine Hebamme oder ein Hebammenteam kümmern sich während der gesamten Schwangerschaft um Sie und helfen, das Baby zur Welt zu bringen. Diese Rundumbetreuung trägt dazu bei, dass ein Vertrauensverhältnis entsteht – eine gute Voraussetzung für eine entspannte Entbindung.	Studien zeigen, dass Hausgeburten für Erstgebärende riskanter sind als Klinikgeburten. Sollten bei Mutter oder Kind Notfallmaßnahmen nötig werden, ist ein Transfer ins Krankenhaus unerlässlich. Zwar sind extreme Fälle selten, doch sollte man sich gut überlegen, ob man nicht lieber Ärzte in der Nähe hat. Schätzt der Gynäkologe das Risiko als zu hoch ein, wird er zum Wohle des Kindes und der Mutter von einer Hausgeburt abraten.

11 Vorsorge-
untersuchungen

Sofern man einer gesetzlichen Krankenversicherung angehört, gewährleistet das Gesundheitssystem werdenden Müttern eine kostenlose Rundumversorgung – vom Beginn der Schwangerschaft bis zur Nachsorge. Unten finden Sie einen groben Überblick, auch wenn der Zeitpunkt der diversen Tests und Untersuchungen etwas davon abweichen kann.

Abgesehen von den großen Screenings um die 12. und 20. Schwangerschaftswoche werden regelmäßige Untersuchungen durchgeführt. Je weiter die Schwangerschaft voranschreitet, desto häufiger finden diese Checks statt. Zeigt eine Hebamme sich besorgt über den Zustand von Mutter oder Kind oder stuft sie eine Schwangerschaft als zu risikoreich ein, wird sie die Schwangere an einen Arzt verweisen. Verläuft eine Schwangerschaft ganz ohne Komplikationen, kann es hingegen sein, dass eine Frau kaum je einen Arzt zu Gesicht bekommt.

> ## Standarduntersuchungen
> Vermessung der Gebärmutter, Überprüfung der Position des Kindes, Messung der kindlichen Herzfrequenz, Blutdruckmessung, Urintest.

8.–12. Woche	Den ersten Termin bei einem Arzt oder einer Hebamme vereinbart man in der Regel zwischen der 8. und der 12. Woche. Mehr dazu auf Seite 48.
10.–12. Woche	In diesen Wochen können Sie einen NIPT (nicht-invasiven pränatalen Test) durchführen lassen, der von den Kassen allerdings nicht übernommen wird (siehe Seite 50).
12. Woche (Nackentransparenzmessung)	Besteht kein besonderes Risiko und verläuft die Schwangerschaft ohne Komplikationen, steht der erste Ultraschall um die 12. Woche herum an. Außerdem ist ein Bluttest möglich, um Chromosomen-Schädigungen wie z.B. das Down-Syndrom (Trisomie 21) auszuschließen. Weitere Infos zum ersten großen Screening finden Sie auf Seite 48 ff.
16. Woche	Spätestens im Rahmen dieser Untersuchung erhalten Sie die Ergebnisse des letzten Ultraschalls sowie des Bluttests, sollte dieser durchgeführt worden sein. Außerdem wird der Blutdruck gemessen und der Urin untersucht.

Wir sind schwanger!

20. Woche (großes Organ-Screening)	Bei diesem zweiten wichtigen Screening wird mittels Ultraschalls festgestellt, ob der Fötus sich altersgerecht entwickelt. Mehr dazu auf Seite 72.
25. Woche	Diese Untersuchung betrifft vor allem Erstgebärende. Es werden die üblichen Tests durchgeführt.
28. Woche	Neben den üblichen Untersuchungen wird jetzt ein Glukosetoleranztest durchgeführt, um einen Schwangerschaftsdiabetes auszuschließen. Sollte Ihr Blutfaktor Rhesus-negativ sein (siehe Seite 49), bekommen Sie zu diesem Zeitpunkt sehr wahrscheinlich Ihre erste Anti-D-Prophylaxe.
31. Woche	Zwischen der 29. und der 32. Schwangerschaftswoche wird die dritte Basis-Ultraschalluntersuchung durchgeführt. Zudem findet spätestens jetzt ein Gespräch über das Ergebnis des Glukosetoleranztests statt.

Im 3. Trimenon leiden Schwangere häufig an Blutmangel (Anämie) und fühlen sich wegen des damit einhergehenden Eisenmangels deshalb erschöpft. In der Regel wird das Blut bei Vorsorgeuntersuchungen regelmäßig daraufhin getestet. Bei Bedarf schaffen Nahrungsergänzungsmittel Abhilfe. Vor der Einnahme ist allerdings eine kurze Rücksprache mit dem Arzt ratsam.

34. Woche	Der Geburtsplan wird besprochen und die üblichen Tests durchgeführt. Bei negativem Rhesusfaktor erfolgt sehr wahrscheinlich die zweite Anti-D-Prophylaxe.

Gibt es Bedenken hinsichtlich des Wachstums oder der Lage des Kindes, können im dritten Trimenon noch weitere Ultraschalluntersuchungen durchgeführt werden. Natürlich kann auch auf Wunsch der Schwangeren ein Ultraschall erfolgen, allerdings nur auf eigene Kosten.

36. Woche	Die üblichen Vorsorgetests werden durchgeführt.
38. Woche	Die üblichen Vorsorgetests werden durchgeführt.
40. Woche	Die üblichen Vorsorgetests werden durchgeführt.
41. Woche	Neben den üblichen Vorsorgetests wird der Arzt mit Ihnen in dieser Woche auch über die Möglichkeiten einer Einleitung sprechen (siehe Seite 111 ff.).

Bei privat Versicherten werden in der Regel mehr Ultraschalluntersuchungen und mehr Tests durchgeführt als bei gesetzlich Versicherten. Am besten, man klärt vorab, welche Leistungen übernommen werden. Doch auch als gesetzlich Versicherte hat man nichts zu befürchten, denn sobald ein Arzt aufgrund von Bedenken zu weiteren Tests rät, übernimmt die Kasse normalerweise auch in diesen Fällen die Kosten.

Individuelle Gesundheitsleistungen in der Schwangerschaft, für welche die Kassen nicht aufkommen, sind beispielsweise ein zusätzlicher Glukosetest (nur der »kleine« Test ist eine Kassenleistung), ein Streptokokken-B-Test (siehe Seite 129) oder ein Toxoplasmose-Test, der allerdings nicht immer eindeutige Ergebnisse liefert. Sprechen Sie auf jeden Fall mit Ihrem Arzt über eine Notwendigkeit!

F&A

»Wozu die ganzen Urintests?«

Im Verlauf der Schwangerschaft wird man es irgendwann einmal leid sein, ständig Urinproben abgeben zu müssen. Dabei sind sie von großer Wichtigkeit, da der Urin auf Protein untersucht wird. Eiweiß im Urin in Kombination mit entsprechenden Blutdruckmessungen kann ein Hinweis auf eine Präeklampsie sein, eine gefährliche Erkrankung, die Frauen vor allem im letzten Drittel der Schwangerschaft ereilt. Bleibt sie unentdeckt, kann es zu einer Eklampsie kommen, die sich in Krampfanfällen der Frau äußert und in seltenen Fällen sogar zu deren Tod führt. Mögliche Warnhinweise sind: Kopfschmerzen, Schmerzen im Oberbauch, heftige Schwellungen (vor allem in Gesicht, an Händen und Füßen), Sehstörungen (doppeltes Sehen oder Flimmern) oder Übelkeit und Erbrechen. Außerdem wird im Rahmen der Urinproben auch auf Harnwegsinfektionen getestet.

Man sollte sich stets in Erinnerung rufen, dass die heutigen Vorsorgepläne auf langjähriger Erfahrung beruhen. Bei etwaigen Bedenken wird Ihr Arzt Sie mit Sicherheit entsprechend öfter in seine Praxis bitten. Im dritten Trimenon erhöht sich die Frequenz der Vorsorgeuntersuchungen ohnehin, und bei Zweifeln oder Problemen können Sie sich jederzeit an Ihren Arzt oder Ihre Hebamme wenden.

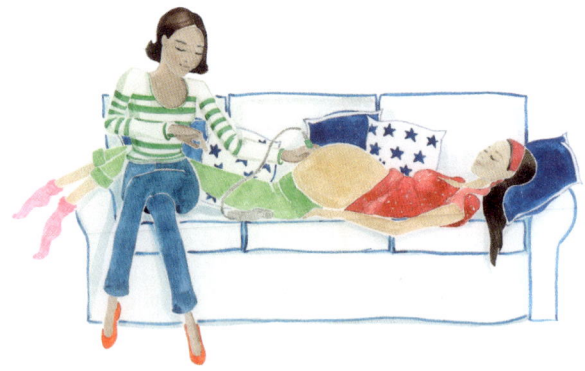

12 Sport in der *Schwangerschaft*

Eine Geburt wird gerne mit einem Marathonlauf verglichen. Wenn man die Schwangerschaft also als eine Art Vorbereitung auf diesen Marathon sieht, sind Fitness und Ausdauer das Allerwichtigste. Doch nicht nur für die Geburt an sich benötigt man Kraftreserven: Während der Schwangerschaft müssen Sie stark genug sein, Ihr zusätzliches Körpergewicht mit sich herumzuschleppen, und wenn das Kind auf der Welt ist, will es getragen und gehalten werden. Ganz zu schweigen von dem ganzen Zeug, das man immer dabeihat ... Junge Mütter stellen ihre Fitness auf der langen To-do-Liste gern hintenan, sie müsste aber eigentlich ganz oben stehen; eine gesunde, starke Frau, die mit den physischen Herausforderungen gut klarkommt, kann ihrem Baby eine bessere Mutter sein.

 ## Wie oft und wie ausgiebig sollte man trainieren?

Wie viel Sie in der Schwangerschaft trainieren, hängt ganz davon ab, wie fit Sie waren, bevor Sie schwanger wurden. Als Faustregel gilt, dass man zu Beginn der Schwangerschaft noch etwa 80 Prozent dessen machen soll, was man vorher geschafft hat, und diesen Anteil dann immer mehr reduziert.

Jeder Körper ist anders, daher hängt es ganz von Ihrer Fitness und Statur ab, wie hart Sie trainieren. Am besten ist es, sich auf seinen Instinkt zu verlassen; wenn Sie das Gefühl haben, irgendetwas tut Ihnen nicht gut oder bereitet Ihnen Schmerzen, dann sollten Sie damit aufhören und sich eine andere Betätigung suchen.

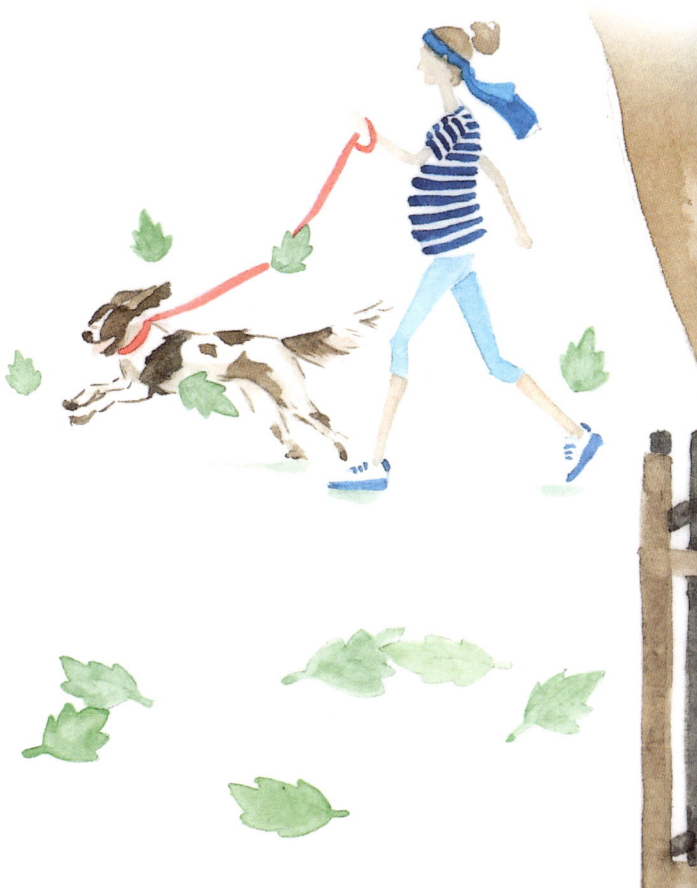

Generell sollte die Herzfrequenz nicht über 140 Schläge pro Minute hinausgehen. Doch da wir ja nicht immer einen Herzfrequenzmesser am Körper tragen, ist dies schwer zu beurteilen. Halten Sie sich daher an folgende Faustregel: Solange man sich beim Sport noch mit jemandem unterhalten kann, ist alles im grünen Bereich.

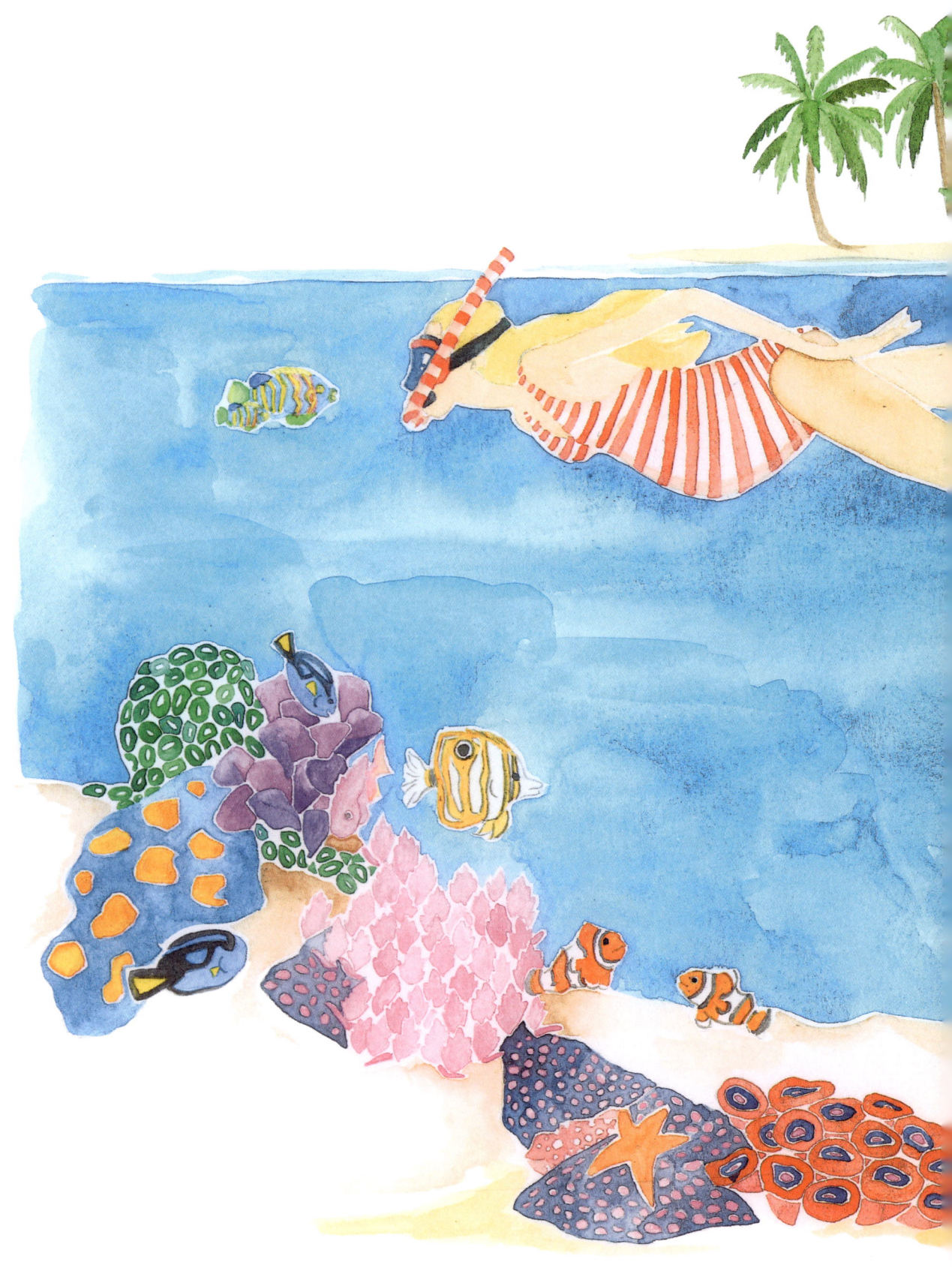

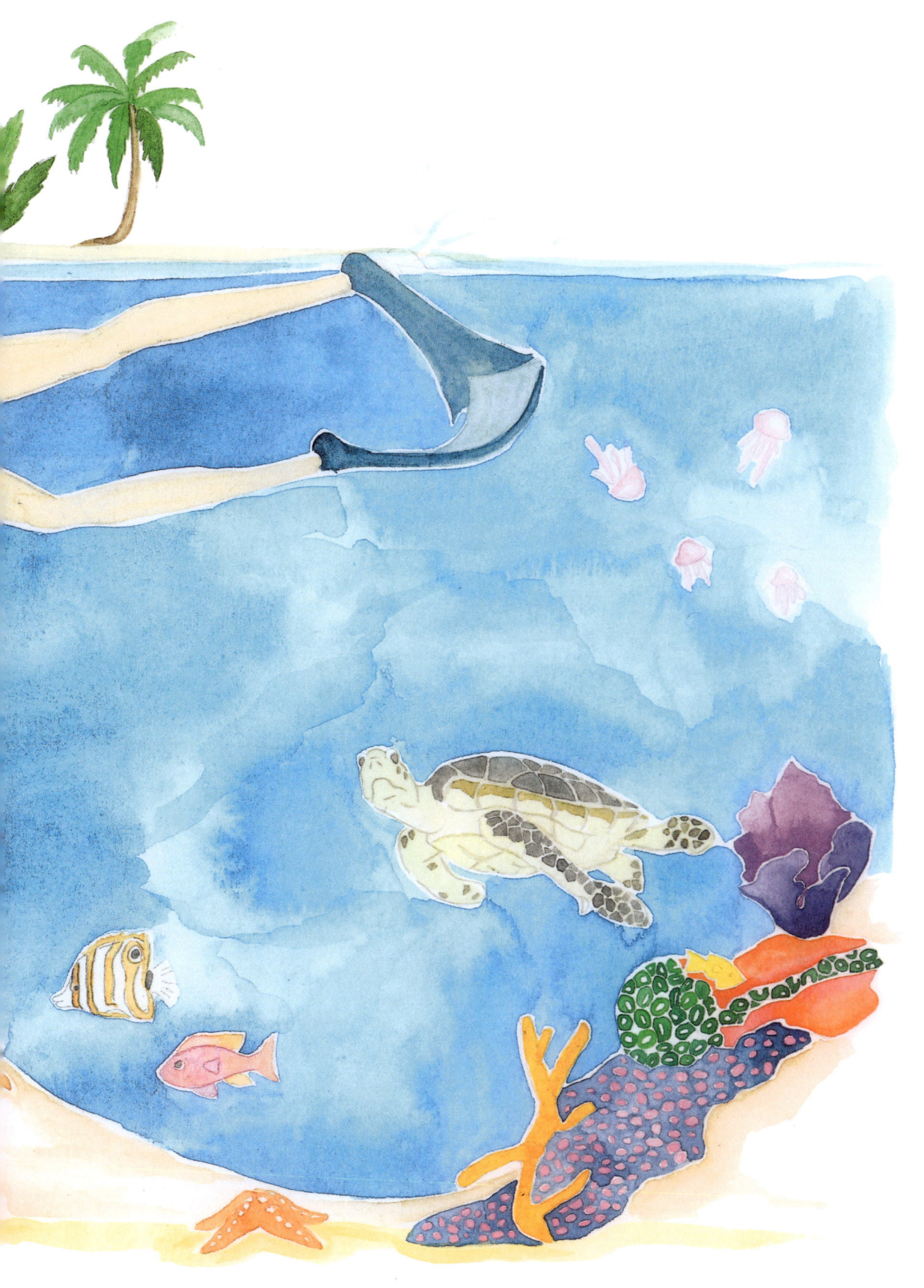

Sportarten, auf die man verzichten sollte

- alle Kampfsportarten
- Sportarten, bei denen Stürze möglich sind (z. B. Skifahren, Reiten oder Fahrrad fahren)
- Tauchen
- Sport, der Knochen und Gelenke belastet (z. B. Joggen, wenn man nicht zuvor schon regelmäßig gelaufen ist)
- Power Plate (Vibrationsplatten)
- Sportarten, bei denen man auf dem Rücken liegt (vor allem ab der 16. Woche)

Seien Sie achtsam: Von der 8. Woche an setzt der Körper der Schwangeren ein Hormon namens Relaxin frei. Es sorgt dafür, dass Muskeln, Gelenke und Bänder weicher werden, sodass der Körper sich besser an das wachsende Baby anpassen kann. Damit steigt leider auch das Verletzungsrisiko, daher sollte man sich selbst nicht zu viel abverlangen. Wenn Sie Bedenken haben, sprechen Sie mit Ihrem Arzt oder Ihrer Hebamme.

> »Wenn irgendetwas wehtut, teilt der Körper Ihnen mit, dass Sie mit dieser Art Bewegung aufhören sollten. Viel zu viele Frauen versuchen, die Schmerzen zu ertragen, doch das macht alles nur noch schlimmer. Sollte der Schmerz anhalten, wenden Sie sich an einen entsprechend spezialisierten Physiotherapeuten.« *CAMILLA LAWRENCE, PHYSIOTHERAPEUTIN*

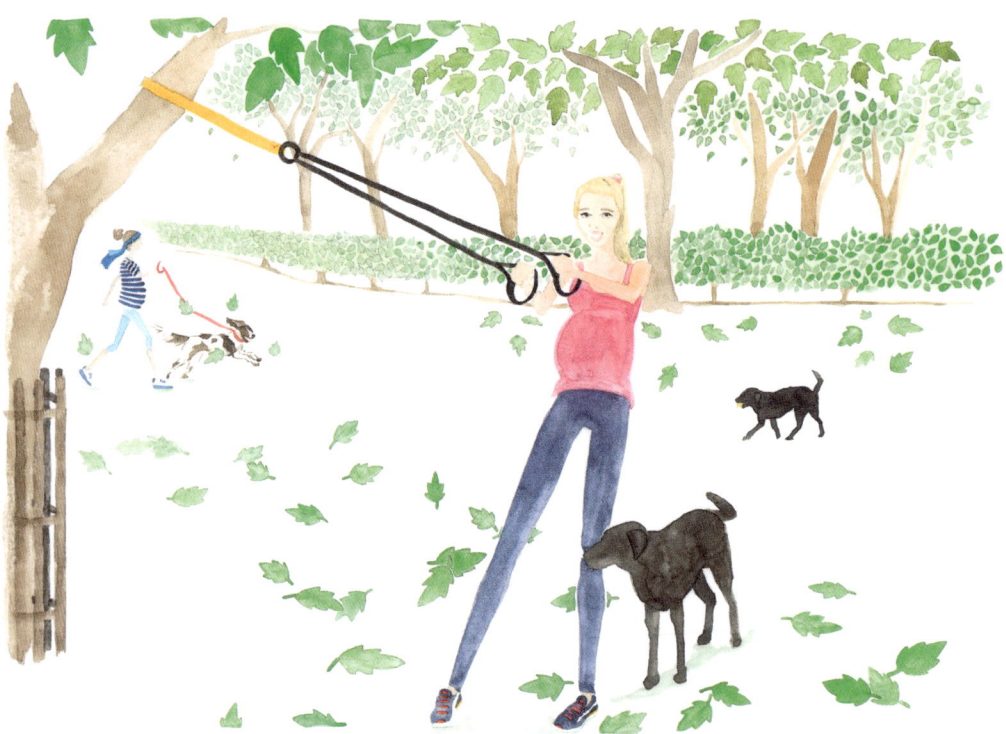

Erstes Trimenon

Sofern Ihr Arzt Ihnen nicht ausdrücklich von sportlicher Betätigung abrät, gibt es keinen Grund, weshalb Sie nicht mit Ihren gewohnten Sportarten weitermachen sollten. Allerdings sollten Sie Ihr Pensum von vor der Schwangerschaft auf 80 Prozent herunterschrauben. Viele Frauen, die an morgendlicher Übelkeit leiden, stellen fest, dass sanftes Training hilft. Wenn Sie bislang nicht sportlich tätig waren, sollten Sie sich überlegen, vielleicht nun damit anzufangen. Allerdings sollte man sanft beginnen, um die Fitness nach und nach zu steigern. Jede Art von Bewegung wird Ihnen auf lange Sicht guttun. Im Idealfall kombiniert man Herz-Kreislauf-Training und Krafttraining, und das fünfmal die Woche.

Zweites Trimenon

Je mehr der Bauch wächst, desto weniger sollte man sich selbst abverlangen. Halten Sie Ausschau nach speziellen Sportkursen für Schwangere. Yoga, Pilates und Barre-Workout (ballettähnliche Übungen) sind ideal zur Stärkung des Körpers. Wichtig ist aber auch ein Herz-Kreislauf-Training in Form von Schwimmen, Fahrradfahren auf dem Hometrainer, Laufen auf dem Cross-Trainer oder eines strammen Spaziergangs, am besten mehrmals die Woche.

Drittes Trimenon

In diesem letzten Drittel werden Sie feststellen, wie schnell Ihr Baby wächst. Leider wird dadurch jede sportliche Betätigung umso schwerer. Versuchen Sie sich genügend Zeit dafür zu nehmen, es lohnt sich, auch wenn Sie sich ein wenig umstellen müssen. Viele Frauen gehen jetzt am liebsten schwimmen – was die Bänder nicht allzu sehr beansprucht. Außerdem wird das Gefühl der Schwerelosigkeit als besonders wohltuend empfunden.

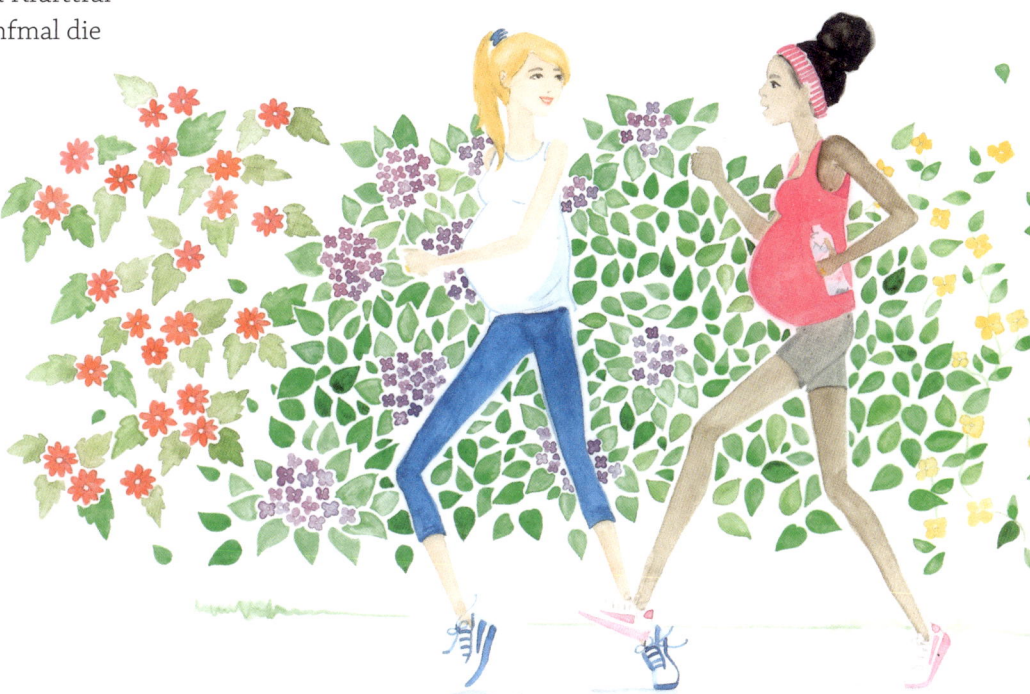

13 Beckenboden-*gymnastik*

Das vermutlich Wichtigste während der gesamten Schwangerschaft ist ein ausgiebiges Beckenbodentraining. Idealerweise sollte eine Frau dies ihr gesamtes Leben beherzigen, doch ist es in der Schwangerschaft besonders wichtig, weil vor und während der Geburt die Beckenbodenmuskulatur extrem beansprucht wird.

Der Beckenboden ist durchzogen von einem Netz aus Muskeln, die sich vom Schambein bis zum Steißbein erstrecken. Sie stützen die Blase, den Darm, die Gebärmutter und die Geschlechtsorgane sowie die Bänder im Beckenboden. Außerdem umschließen sie Harnröhre, Enddarm und Vagina, sodass sie ihren wesentlichen Teil dazu beitragen, dass eine Frau nicht inkontinent wird und sexuell empfindsam bleibt.

Lange ließ man Frauen in dem Glauben, Inkontinenz gehöre dazu, wenn man ein Kind zur Welt gebracht hat. Doch Inkontinenz kommt nach einer Geburt zwar häufig vor, ist aber nicht die Regel. Durch gezieltes Beckenbodentraining kann sie gänzlich verhindert werden.

Um die Beckenbodenmuskulatur zu trainieren, stellen Sie sich einfach vor, Sie würden den Harnfluss stoppen. Sie sollten spüren, wie die Muskeln kontrahieren und sich anheben, sonst aber sollte sich nichts bewegen. Diese Übungen können Sie immer und überall durchführen, denn davon bekommt garantiert niemand etwas mit.

 ## Beckenbodenübungen in der Praxis

Am besten wechseln Sie zwischen den folgenden beiden Übungen ab:

1.) Langsam: Atmen Sie entspannt, spannen Sie die Beckenbodenmuskulatur an und halten Sie die Spannung mindestens 10 Sekunden, ehe Sie wieder locker lassen. Wiederholen Sie dies zehnmal, immer für 10 Sekunden. Je mehr Übung Sie haben, desto besser werden Sie. Stellen Sie nur sicher, dass Sie am Ende der Übung spüren, wie die Muskulatur sich entspannt. Ist dies nicht der Fall, haben Sie vielleicht zu früh locker gelassen, ohne es mitzubekommen.

2.) Schnell: Spannen Sie die Muskulatur an und lassen Sie sofort wieder locker. Dies wiederholen Sie zehnmal. Das Lockerlassen ist ebenso wichtig wie das Anspannen, daher achten Sie darauf, die Muskulatur richtig zu entspannen.

Optimal ist es, zwischen langsamen und schnellen Übungen abzuwechseln, und das etwa drei- bis sechsmal täglich. Zwicken Sie dabei aber nicht die Pobacken zusammen, und bewegen Sie während der Übung weder Beine noch Rücken.

Für die meisten Frauen liegt die Schwierigkeit nicht in den Übungen an sich, sondern darin, sie nicht zu vergessen. Vielleicht hilft es Ihnen, sie immer beim Zähneputzen zu machen oder wenn Sie an einer roten Ampel stehen. Die Übungen lassen sich im Liegen, im Sitzen oder im Stehen durchführen – selbst im Gehen, wenn es auch etwas schwieriger ist!

Auch für einen Kaiserschnitt sind Beckenbodenübungen unerlässlich. Denn die Muskulatur ist nicht nur durch die Geburt an sich geschwächt, sondern auch, weil sie das Baby 9 Monate lang getragen hat.

Haben Sie sich die Übungen erst einmal angewöhnt, ziehen Sie sie in die Länge und steigern Sie die Anzahl der Wiederholungen. Über den Tag verteilt lassen sie sich jederzeit einbauen (mit Ausnahme natürlich beim Wasserlassen). Versuchen Sie die Beckenmuskulatur auch dann anzuspannen, wenn Sie husten, niesen oder etwas heben. Das kommt Ihnen Ihr Leben lang zugute.

»Ich vergaß die Übungen dauernd, daher steckte ich sechs Stifte in einen Extra-Behälter auf meinem Schreibtisch. Nach jeder Trainingseinheit kam ein Stift zurück in die Box, in der ich sie normalerweise aufbewahre. Am Ende des Tages mussten alle Stifte zurückgewandert sein. Keiner wusste, was sie zu bedeuten hatten und dass ich wie wild meine Beckenbodenmuskulatur trainierte!« VANESSA, KURSTEILNEHMERIN

Einige Frauen fragen sich, wo sich ihre Beckenbodenmuskeln überhaupt befinden oder ob sie die Übungen richtig machen. Wenn Sie Zweifel oder bereits Probleme mit Inkontinenz haben, wenden Sie sich an einen darauf spezialisierten Physiotherapeuten – er oder sie wird die Muskelkraft Ihres Beckenbodens testen und Ihnen bei den Übungen helfen!

»Wenn ich meinen Beckenboden zu hart trainiere, wird es dann nicht schwieriger für das Baby herauszukommen?«
Die Antwort ist ein entschiedenes Nein. Camilla Lawrence, unsere Physiotherapeutin im Team, stellt klar, dass die Beckenbodenübungen die Muskulatur nicht verkürzen und fester machen, sondern sie lediglich kräftigen. Die Muskeln können sich trotz allem vollständig entspannen und dehnen. Zahlreiche Studien beweisen, dass regelmäßiges Training sich in keiner Weise negativ auf die Geburt auswirkt.

14 Ihr Körper in der *Schwangerschaft*

Sich an das Muttersein zu gewöhnen ist eine Herausforderung für jede Frau, und auf Schmerzen durch eine Verletzung vor der Geburt kann man dabei gut verzichten. Beachten Sie folgende Hinweise, helfen Sie Ihrem Körper, mit den Beschwernissen einer Schwangerschaft klarzukommen.

- Trainieren Sie Ihre Bauchmuskeln – aber Vorsicht: nicht mit Sit-ups, sondern nur mit Übungen, die für Schwangere geeignet sind! Unsere Physiotherapeutin Camilla Lawrence rät: »Die Bauchmuskulatur funktioniert wie ein Korsett, das den Körper stützt. Das sollte gerade in der Schwangerschaft besonders kräftig sein.«
- Vermeiden Sie langes Stehen. Halten Sie sich beim Stehen aufrecht und spannen Sie Ihre Bauchmuskulatur behutsam an. Auf High Heels sollten Sie in dieser Zeit verzichten, da sie den Rücken zu sehr belasten.
- Ab der 20. Woche sollten Sie es vermeiden, auf dem Rücken zu liegen, sowohl im Schlaf als auch beim Sport. Je größer das Baby wird, desto schwerer wird auch die Gebärmutter. Im Liegen übt diese starken Druck auf eine der wichtigsten Blutbahnen aus, die sogenannte *Vena cava*, sodass der Blutstrom behindert ist. Im Normalfall spüren Sie das vor Ihrem Kind. Es kommt zu plötzlichem Unwohlsein (in der Regel Übelkeit, Kurzatmigkeit und Schwindelgefühlen), weshalb man instinktiv die Position ändert. Wacht eine Schwangere also auf dem Rücken liegend auf, besteht kein Grund zur Besorgnis; das Wohl des Kindes ist dadurch nicht gefährdet.
- Mit fortschreitender Schwangerschaft fangen viele Frauen an zu »watscheln«. Sie wiegen sich von einer Seite zur anderen und bringen die Beine seitlich nach vorn, was Rücken und Becken schlecht bekommt. Daher sollten Sie andere bitten, Sie darauf hinzuweisen, wenn Sie »watscheln«. So können Sie Ihre Haltung korrigieren.
- Vermeiden Sie es vor allem im dritten Trimenon, schwer zu heben und sich im Haushalt zu sehr anzustrengen. Ihr Körper wird es Ihnen danken. Wenn es sich gar nicht vermeiden lässt, sollten Sie beim Heben zumindest die Bauch- und Beckenbodenmuskulatur anspannen.
- Gegen Ende einer Schwangerschaft kann es schwerfallen, in ein Auto ein- oder auszusteigen. Vor allem der Rücken leidet darunter. Um Schäden zu vermeiden, halten Sie die Beine dabei geschlossen. Eine untergelegte Plastiktüte kann helfen, sich leichter herumzudrehen.
- Vermeiden Sie alles, was Ihnen Schmerzen bereitet! Jetzt wäre der falsche Zeitpunkt, den Spruch »ohne Schweiß kein Preis« zu beherzigen.
- Ist Ihnen schon einmal aufgefallen, dass sich der Bauch bei großer Anstrengung (zum

Wir sind schwanger!

Beispiel wenn man sich in der Badewanne oder im Bett aufrichtet) kuppelförmig wölbt? So witzig das aussehen mag, für die Bauchmuskulatur ist das kein Spaß. Die Muskelstränge werden überdehnt und können sogar reißen.

So schonen Sie die Muskulatur

- **Im Bett:** Statt sich mittels Sit-up aufzurichten, beugen Sie die geschlossenen Knie und rollen Sie vorsichtig auf die Seite, sodass Sie am Bettrand zu liegen kommen. Nun stemmen Sie sich mithilfe der Hände hoch, während Sie die Füße auf dem Boden absetzen. Um ins Bett zu gelangen, machen Sie es genau umgekehrt.

- **Im Auto:** Statt die übliche diagonale Grätsche zu machen, legen Sie eine Plastiktüte auf den Sitz, stellen Sie sich mit dem Rücken dazu und lassen Sie sich nieder. Wenn Sie sitzen, drehen Sie sich mithilfe von Händen und Füßen herum in Fahrtrichtung. Die Plastiktüte erleichtert die Drehbewegung und kann auf dem Sitz bleiben, sodass sie beim Aussteigen wieder einsatzbereit ist.

- **In der Badewanne:** Legen Sie zum Aufstehen eine Hand auf den Wannenrand und eine hinter sich auf den Boden der Wanne und ziehen und stemmen Sie sich dann hoch in die Hocke, ein Bein vor dem anderen. Ist dies geschafft, atmen Sie kurz durch, bevor Sie ganz aufstehen. Besorgen Sie sich eine Antirutschmatte, das erleichtert das Aufstehen. Eine Badem4atte verhindert auch, dass übereifrige Kleinkinder mit der Nase voraus im Wasser landen. Mit fortgeschrittener Schwangerschaft sollten Sie beim Baden das Handy in greifbarer Nähe haben. Sollten Sie nicht mehr herauskommen, können Sie wenigstens Hilfe rufen.

Bei Beschwerden wenden Sie sich bitte an einen Physiotherapeuten, es ist nämlich keinesfalls »normal«, in der Schwangerschaft Schmerzen zu haben. Lassen Sie sich frühzeitig behandeln!

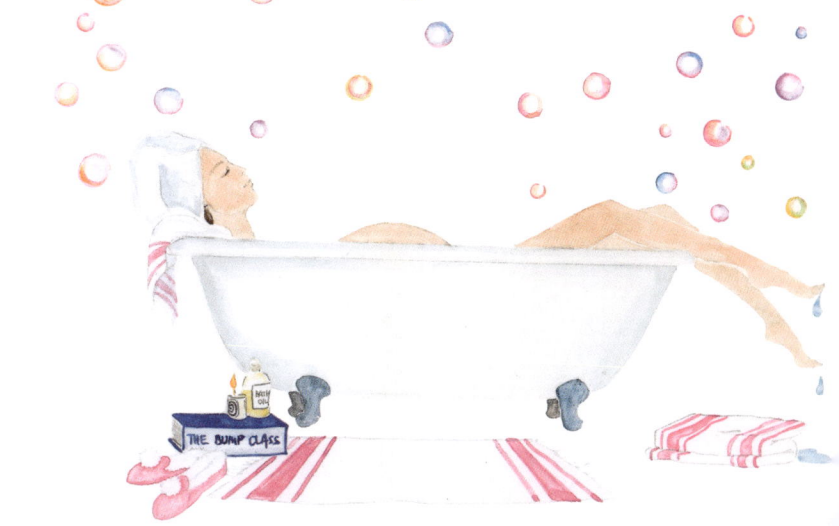

15
Sie und Ihr Baby im
3. Monat (Wochen 9–13)

Der erste große Ultraschall

Um die 12. Woche herum findet in der Regel die erste große Vorsorgeuntersuchung mit Ultraschall statt. Dies ist vermutlich die umfangreichste Untersuchung während der gesamten Schwangerschaft. Hier geschieht Folgendes:

- Medizinisch-gynäkologische Anamnese sowie Überprüfung des allgemeinen Gesundheitszustands
- Der Arzt errechnet den Geburtstermin. Dieser kann sich zwar noch verschieben, aber ab der 12. Woche lässt er sich recht genau bestimmen.
- Bestimmung von Blutgruppe und Rhesusfaktor
- Urinuntersuchung auf Zucker, Protein und Infektionen

- Bluttest zur Feststellung des allgemeinen Gesundheitszustandes, der Antikörperwerte und der Immunität gegen bestimmte Krankheiten (z. B. Röteln)
- Untersuchung auf Geschlechtskrankheiten
- Blutzuckertest
- Möglicherweise Untersuchung auf Sichelzellenanämie und Thalassämie.

 ### Wie Sie sich fühlen

Von einem Kugelbauch sind Sie noch weit entfernt, doch die Hüften beginnen bereits sich zu runden, und der Großteil der Kleidung dürfte spannen. Um die 12. Woche herum nehmen Übelkeit und Erbrechen ab, werden aber bisweilen abgelöst von Kopfschmerzen und Schwindelgefühlen.

Die erste große Vorsorgeuntersuchung findet statt (siehe Seite 36). Wenn alles in Ordnung ist, ist das für die meisten Paare der Zeitpunkt, die freudige Nachricht mit anderen zu teilen.

 ### Ihr Baby

Zu Beginn des 3. Monats wird aus dem Embryo ein Fötus, der sehr schnell wächst. Bald formen sich Knochen und Knorpel, die Gesichtszüge sind stark ausgeprägt, das Herz ist voll funktionsfähig und pumpt Blut durch den kleinen Körper. In der 13. Woche wiegt der Fötus um die 23 Gramm und ist zwischen 7 und 8 Zentimeter

Wir sind schwanger!

lang. Er hat Augen, Ohren und Fingernägel, und selbst Zahnknospen sind vorhanden. Die wichtigsten Entwicklungen hat er also hinter sich, alle entscheidenden Systeme sind angelegt. Jetzt heißt es nur noch wachsen!

Rhesusfaktor negativ

Bei der ersten Vorsorgeuntersuchung wird die Blutgruppe (A, B, AB oder 0) sowie der Rhesusfaktor (positiv oder negativ) bestimmt. Beides ist genetisch bedingt und verändert sich nicht. Der Großteil der Menschen ist Rhesus-positiv – auf den roten Blutkörperchen ist ein Protein namens D-Antigen zu finden, das bei negativem Rhesusfaktor fehlt.

Ist die Mutter Rhesus-negativ und das Baby Rhesus-positiv (vom Vater vererbt), kann es unter Umständen zu Komplikationen kommen. Kommt das kindliche Blut in Kontakt mit dem der Mutter (Sensibilisierung), betrachtet deren Körper es als fremden Eindringling und produziert Antikörper, um dagegen anzukämpfen. Dies ist an sich nicht weiter problematisch, kommt aber bei einer zukünftigen Schwangerschaft zum Tragen. Wenn das zweite Kind Rhesus-positiv ist, gelangen die in der ersten Schwangerschaft produzierten Antikörper über Plazenta und Nabelschnur in den Körper des Fötus und greifen seine Blutzellen an, was zu Blutarmut führen kann.

Keine Panik: Dieses Szenario lässt sich mithilfe von Anti-D-Spritzen verhindern. Wann und wie viel von diesem Anti-D verabreicht wird, ist von Ort zu Ort verschieden. Folgen Sie einfach den Anweisungen Ihres Arztes oder der Klinik, in welcher Sie Ihr Baby zur Welt bringen wollen. Jedes Krankenhaus ist verpflichtet, bei der Anmeldung den Rhesusfaktor zu bestimmen, und verabreicht dann entsprechend die Prophylaxe.

Der negative Rhesusfaktor kommt relativ häufig vor, daher machen Sie sich bitte nicht zu viele Gedanken. Wichtig ist, dass im Falle einer »Sensibilisierung« (z. B. durch eine Verletzung, eine Fruchtwasseruntersuchung oder eine Chorionzottenbiopsie – siehe Seite 50 – oder bei der Geburt) binnen 72 Stunden Anti-D verabreicht wird. Daher ist es ratsam, den Mutterpass stets bei sich zu tragen!

Der Rhesusfaktor des Babys lässt sich unmittelbar nach der Geburt bestimmen. Dazu entnimmt man Blut aus der Nabelschnur. Ist das Kind positiv, bekommt die Mutter binnen 72 Stunden nach der Entbindung eine weitere Anti-D-Spritze.

16 Das Ersttrimester-Screening
(Nackentransparenzmessung)

Beim Ersttrimester-Screening mit Nackentransparenzmessung am Fötus wird mittels einer Kombination aus Ultraschall (über die Bauchdecke) und Bluttest bestimmt, wie hoch das Risiko ist, dass das Kind einen Chromosomendefekt aufweist (z.B. das Down-Syndrom). Doch auch andere Defekte wie Herzschäden, Erbkrankheiten oder Fehlbildungen können festgestellt werden. Im Rahmen des Ersttrimester-Screenings wird nicht selten auch der errechnete Geburtstermin noch einmal korrigiert. Die Nackentransparenzmessung wird vor allem bei Risikoschwangerschaften empfohlen, heutzutage auf Wunsch aber immer häufiger auch bei »normalen« Schwangerschaften durchgeführt. Sie gehört zu den individuellen Gesundheitsleistungen (IGeL) und wird nicht von den Krankenkassen bezahlt.

Damit der Test zuverlässige Ergebnisse liefert, muss er zwischen der 11. und der 14. Woche stattfinden. Allerdings liefert die Untersuchung keine tatsächliche Diagnose von Fehlbildungen oder Chromosomenstörungen, lediglich eine gewisse Risikoeinschätzung für bestimmte Erkrankungen. Wird das Risiko als hoch eingestuft, rät der Arzt in der Regel zu einer Chorionzottenentnahme oder zu einer Fruchtwasseruntersuchung (Amniozentese) – nur so lassen sich Chromosomenanomalien mit hundertprozentiger Gewissheit bestimmen. Da es sich hierbei um invasive Untersuchungsmethoden handelt, bergen sie ein gewisses Risiko, dass es zu einer Fehlgeburt kommt. Nach der 14. Woche ist eine Chorionzottenentnahme zudem nicht mehr aussagekräftig, es ist daher sinnvoll, das Ersttrimester-Screening eher früher als später durchzuführen. Sollten weitere Tests nötig werden, bleibt so genügend Zeit.

Nicht-invasiver Pränataltest (NIPT)

Heutzutage steht Schwangeren eine alternative Testmethode zur Verfügung, bei der die kindliche DNA im mütterlichen Blut nachgewiesen wird. Dazu ist nur eine Blutprobe der Mutter nötig, etwa ab der 10. Woche. Der Test liefert eine viel genauere Risikoeinschätzung für Gendefekte wie das Down-Syndrom als die üblichen invasiven Tests. Die Treffergenauigkeit liegt sogar bei 99 Prozent im Vergleich zu den herkömmlichen Methoden, deren Genauigkeit bei 93 Prozent liegt. Sie machen herkömmliche invasive Tests im Grunde unnötig. Allerdings müssen die Kosten von einigen hundert Euro privat getragen werden.

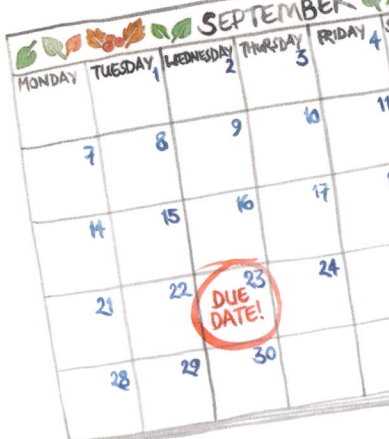

Wir sind schwanger!

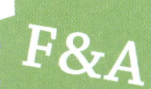

F&A

»Der nach dem Screening errechnete Geburtstermin unterscheidet sich von dem, der anhand meiner letzten Periode errechnet wurde. Welcher ist nun zutreffend?«

Der beim Screening errechnete Termin ist der genauere. Am exaktesten lässt er sich bei einer künstlichen Befruchtung bestimmen, ansonsten sind nur Schätzungen möglich, da Spermien im Körper bis zu sieben Tage überleben können. Die Befruchtung kann also schon beim Sex stattfinden (bei gleichzeitigem Eisprung) oder aber erst ein paar Tage später.

Es ist daher nichts Ungewöhnliches, dass der Geburtstermin nach dem Screening neu kalkuliert wird und bis zu einer Woche vom ursprünglich errechneten abweicht. Doch beachten Sie, dass kaum ein Kind sich an diesen Termin hält, da kann er noch so genau sein. Letzten Endes kann es 3 Wochen vorher genauso gut wie 2 Wochen danach passieren.

TIPPS

- Es kann nicht schaden, sich zu überlegen, welche Konsequenzen man ziehen würde, sollte das Screening auf ein erhöhtes Anomalierisiko hindeuten. Am besten, man diskutiert dies vorab auch mit dem Partner.
- Für einige wenige ist dieses Screening leider auch der Zeitpunkt, an dem eine Fehlgeburt festgestellt wird, weil kein Herzschlag mehr vorhanden ist. Zu einer Fehlgeburt kann es schon einige Zeit zuvor gekommen sein, doch wenn es keine Anzeichen wie Blutungen gab, bleibt so etwas bisweilen unentdeckt.
- Wenn bislang noch kein Ultraschall durchgeführt wurde, wird im Rahmen dieser Untersuchung auch eine mögliche Mehrlingsschwangerschaft festgestellt!

»Meine Freundin Lizzy machte den Fehler, ein Riesentheater um den genauen Geburtstermin zu veranstalten. Und so trudelten ab dem errechneten Tag gut gemeinte Mails bei ihr ein, und das Telefon klingelte unentwegt. Als sie dann schon zehn Tage überfällig war, drehte sie beinah durch, so sehr stressten sie die besorgten Nachfragen von Familie und Freunden. Als sie das zweite Mal schwanger war, nannte Lizzy ihrer Familie einen Termin, der 2 Wochen nach dem eigentlichen lag. Die Überraschung, als sie ihnen dann erzählte, das Kind sei da, war da schon weit angenehmer.«
MARINA

17 Zwillings- oder Mehrlingsschwangerschaften

Zum Zeitpunkt des ersten großen Screenings findet man in der Regel auch heraus, ob eine Mehrlingsschwangerschaft vorliegt. Ist man darauf nicht gefasst, kann es unter Umständen ein Schock sein, doch keine Sorge: Ihnen bleiben noch einige Monate, um sich an den Gedanken zu gewöhnen.

Identische Zwillinge entstehen, wenn ein befruchtetes Ei sich teilt. Die DNA beider Kinder ist identisch. Bei zweieiigen Zwillingen werden zwei Eier von zwei Spermien befruchtet. Abgesehen vom gleichen Geburtsdatum sind sie sich nicht ähnlicher als gewöhnliche Geschwister.

WUSSTEN SIE SCHON?

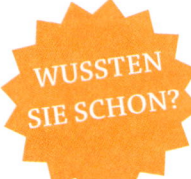

Nur die Entstehung von zweieiigen Zwillingen ist erblich bedingt, einige Frauen neigen dazu, zwei Eier gleichzeitig freizusetzen. Eineiige Zwillinge sind ein ungewöhnlicher, ungeklärter und glücklicher Umstand, der nichts mit dem Erbgut zu tun hat.

Zwillingsschwangerschaften werden intensiver überwacht, da für Mutter und Kinder ein erhöhtes Risiko besteht. Es finden häufiger Untersuchungen statt, und es werden mehr Ultraschalltests durchgeführt.

Es gibt drei Formen von Zwillings- oder Mehrlingsschwangerschaften:

- **Dichorial-diamnial:** Jeder Zwilling hat seine eigene Plazenta und Fruchtblase. Alle nicht-eineiigen Zwillinge und ein Drittel aller eineiigen Zwillinge fallen in diese Kategorie. Diese Art Mehrlingsschwangerschaft kommt am häufigsten vor und birgt kaum Risiken. In der Regel treten keinerlei Komplikationen auf.
- **Monochorial-diamnial:** Die Kinder teilen sich eine Plazenta, haben aber eigene Fruchtblasen. Zwei Drittel aller eineiigen Zwillinge gehören dieser Kategorie an. Bei diesen Schwangerschaften treten geringfügig häufiger Komplikationen auf, daher wird öfter untersucht, um ein Auge auf die Entwicklung der Babys zu haben.
- **Monochorial-monoamniotisch:** Die Zwillinge teilen sich Plazenta und Fruchtblase, was aber höchst selten vorkommt – nur bei 1 Prozent der eineiigen Zwillinge. Das Risiko ist etwas höher, daher finden noch mehr (Ulltraschall-)Untersuchungen statt. In der Regel empfiehlt man eine Einleitung mit Kaiserschnitt, je nach Anzahl der Kinder zwischen der 32. und der 38. Woche.

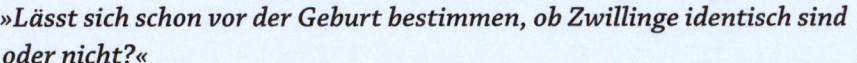
»Lässt sich schon vor der Geburt bestimmen, ob Zwillinge identisch sind oder nicht?«

Wenn die Babys in eine der monochorialen Kategorien fallen, müssen sie identisch sein. Sind sie dichorial, ist beides möglich. Um hundertprozentig sicher zu sein, müsste man nach der Geburt einen DNA-Vergleich durchführen.

 ## Tipps für Zwillingsschwangerschaften

Eine Mehrlingsschwangerschaft ist um einiges anstrengender, daher sollte man gut auf sich achten und sich spätestens ab der 28. Woche schonen. Wir raten dazu, ab der 32. Woche nicht mehr zu arbeiten und so viel wie möglich zu ruhen, damit die Babys im Bauch noch ordentlich wachsen können.

Zwillinge kommen nicht selten vor dem errechneten Termin. Zwar sind die Ärzte sehr darauf bedacht, dass die Kinder so lange wie möglich im Mutterleib verbleiben, denn die Reifezeit von 40 Wochen gilt auch für sie. Dennoch kommen mehr als die Hälfte der Zwillinge und so gut wie alle Drillinge vor der 37. Woche zur Welt.

F&A

»Muss ich mich per Kaiserschnitt entbinden lassen?«

Wie in allen anderen Fällen wird der Wunsch der Mutter berücksichtigt. Eine vaginale Geburt ist in jedem Falle möglich, sofern die ärztlichen Betreuer sie als sicher einschätzen. Dies wiederum hängt unter anderem davon ab, ob die Kinder gut gedeihen und in welcher Lage sie sich befinden. Mehr als die Hälfte aller Zwillinge und so gut wie alle Drillinge kommen per Kaiserschnitt zur Welt.

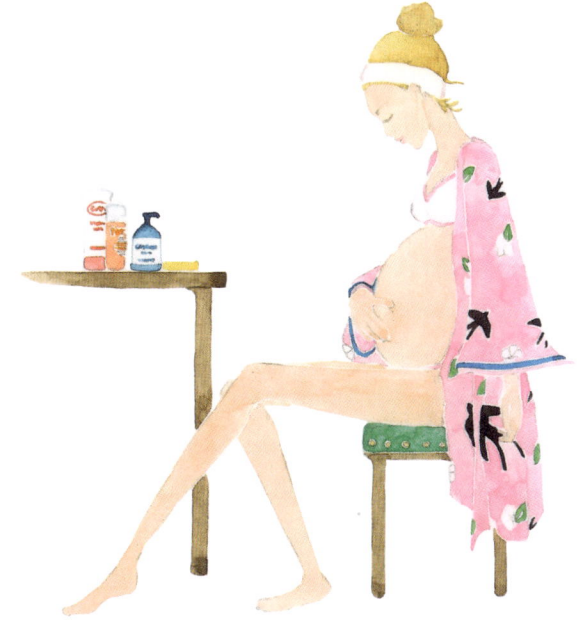

18 Vater werden – Vater sein: So bereiten Sie sich aufs *Papasein* vor

Die beste Vorbereitung auf die Ankunft des Babys ist die, sich ausgiebig über Schwangerschaft, Geburt und Babypflege zu informieren. Ein bisschen Know-how kann nicht schaden: Die drei Väter-Kapitel in diesem Buch sollten Sie mit den nötigsten Grundkenntnissen vertraut machen.

 Väterliche Ängste

Es ist völlig normal, dass Männer Angst bekommen, wenn sie erfahren, dass sie Vater werden. Doch keine Sorge, Ihnen bleiben noch ungefähr 8 Monate, bis das Baby auf der Welt ist. Die Natur hat es schon ganz clever eingerichtet und dafür gesorgt, dass man sich an den Gedanken gewöhnen kann. Reden Sie mit Freunden, die bereits Kinder haben; das nimmt Ihnen einiges von den Ängsten und liefert eine realistische Sicht auf die Dinge. In den kommenden Jahren werden sie Ihnen gewiss noch viele hilfreiche Tipps geben können und bei Entscheidungen helfen.

 Unterstützung im ersten und zweiten Trimenon

Versuchen Sie der Partnerin eine Stütze zu sein und seien Sie nachsichtig. Immerhin leistet ihr Körper in diesen 9 Monaten Großartiges, kein Wunder also, wenn Nebenwirkungen auftreten. Das erste Trimenon kann beschwerlich sein – viele Frauen sind überraschend müde und leiden häufig unter Übelkeit. Ermutigen Sie sie dazu, sich mehr auszuruhen. Außerdem sollte sie nicht zu viel auf einmal essen, dafür lieber öfter über den Tag verteilt. Bestätigen Sie sie darin, dass das alles völlig normal ist und dass sie sich schon bald wieder besser fühlen wird. Denn die gute Nachricht ist: Ab dem zweiten Trimenon blühen viele Frauen auf und fühlen sich einfach wunderbar!

 Unterstützung im dritten Trimenon

Im letzten Schwangerschaftsdrittel geht es nur noch darum, dass das Kind größer wird. Doch je mehr es wächst und gedeiht, umso stärker leidet die werdende Mutter unter Erschöpfung, sie fühlt sich zunehmend unwohl und hat womöglich die Nase voll vom Schwangersein – genau jetzt braucht sie Ihre ganze Unterstützung. Es ist nun Ihre Aufgabe, dafür zu sorgen, dass sie sich weitestgehend schont.

- Sie sollte sich nicht allzu viel zumuten. Ermuntern Sie sie auch, vielleicht sogar schon früher mit dem Arbeiten aufzuhören. Auf gar keinen Fall sollte eine Frau bis zum Zeitpunkt der Geburt durcharbeiten (was der gesetzliche Mutterschutz für Angestellte ohnehin gewährleistet), denn ab der 37. Woche ist das Kind ausgetragen und kann jederzeit kommen.

- Sorgen Sie dafür, dass Ihre Partnerin sich auch tagsüber ausruht. Nicht nur, weil sie in der Nacht immer schlechter schlafen wird, sondern auch um Reserven zu haben für die Geburt und die Zeit danach.
- Sie sollte keine allzu schweren Arbeiten im Haushalt mehr übernehmen. Staubsaugen, Spülmaschine ausräumen oder den Wäschekorb auf den Speicher schleppen sind in diesem Stadium nicht mehr gut für sie. Ihr Körper hat mit der Schwangerschaft genug zu tun.
- Arrangieren Sie ein Entspannungswochenende, besser noch eine ganze Woche. Ihr Leben wird von Grund auf auf den Kopf gestellt, da sollten Sie die letzte Gelegenheit nutzen, als Paar gemeinsam wegzufahren.

Kurz vor der Geburt

- Helfen Sie ihr, alles vorzubereiten, einschließlich das Zimmer des Babys.
- Machen Sie sich mit der Funktionsweise von Kinderwagen und Babyschale vertraut – sobald das Baby heimkommt, werden Sie dafür verantwortlich sein.
- Bleiben Sie positiv (auch wenn Sie ängstlich und nervös sind).
- Überlegen Sie sich, wie Sie zum Krankenhaus kommen und wo Sie dort parken können. Es schadet nicht, den Ernstfall vorab zu proben oder zumindest die Route zu verinnerlichen.
- Machen Sie sich mit den einzelnen Geburtsphasen vertraut (siehe Seite 116 bis 117, 128 bis 131, 134 bis 137 und 138 bis 143). Haben Sie keine Scheu, Fragen zu stellen, aber hüten Sie sich vor Horrorgeschichten, die Freunde Ihnen erzählen.
- Bleiben Sie optimistisch und sehen Sie der Geburt mit Freude entgegen – es erwartet Sie einer der wunderbarsten Tage in Ihrem Leben, versprochen!
- Fragen Sie Ihre Partnerin, welche Unterstützung Sie sich bei der Geburt von Ihnen wünscht. Sprechen Sie ganz offen darüber, wo Sie sich in welcher Phase aufhalten sollen (z. B. ob Sie zusehen oder nur ihre Hand halten).
- Bleiben Sie offen und treffen Sie vorab nicht zu viele Entscheidungen. Und nageln Sie Ihre Partnerin nicht auf irgendwelche bereits getroffenen Entscheidungen fest.

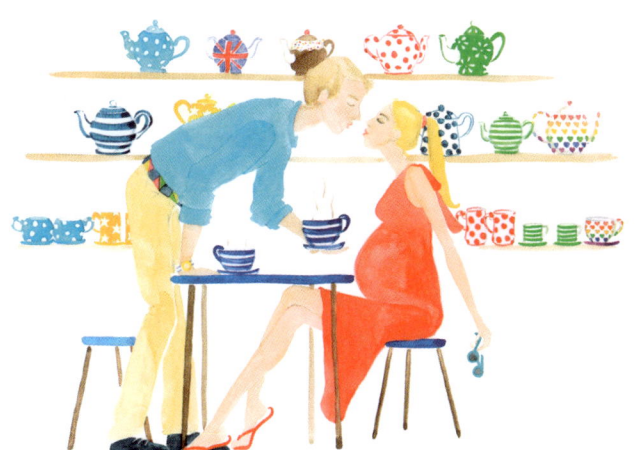

»Einen Kinderwagen zusammen-zusetzen dauert länger, als man denkt. Ich habe ein Diplom in Physik, aber glauben Sie mir, es war schwerer als alles, was mir in meiner beruflichen Laufbahn begegnet ist …«
MARK, KURSTEILNEHMER

19 Sie und Ihr Baby im 4. Monat (Wochen 14–17)

Gratulation, Sie stehen am Beginn des zweiten Trimenons, jener Zeit, die die Mehrheit der Schwangeren am meisten genießt! Diesen Meilenstein erreicht zu haben ist besonders deswegen so aufregend, weil Sie Ihr »kleines Geheimnis« nun mit allen teilen können. Gewiss hatte schon der eine oder andere den Verdacht, dass Sie Neuigkeiten haben könnten. Der Verzicht auf Alkohol, das wiederholte Unwohlsein und Brüste, die um einiges größer geworden sind – das alles sind Anzeichen, die Sie vielleicht längst verraten haben. Endlich brauchen Sie nichts mehr zu vertuschen.

Wenn Sie sich im ersten Trimenon oft elend gefühlt haben, ist die Wahrscheinlichkeit groß, dass es von jetzt an besser wird. Ähnlich wie bei einem üblen Kater, der allmählich nachlässt, fühlen viele Schwangere sich nun wieder prächtig. Genießen Sie diese Phase, denn ab dem dritten Trimenon werden Sie wieder vermehrt müde und schnell erschöpft sein.

⭐ Wie Sie sich fühlen

- Wenn Sie an morgendlicher Übelkeit zu leiden hatten, geht es jetzt sehr wahrscheinlich aufwärts; das Unwohlsein lässt nach, das ständige Rennen zur Toilette hat ein Ende.
- Allerdings können ganz neue Symptome auftreten – es kann zu Nasenbluten, einer verstopften Nase, Beeinträchtigung der Ohren und Zahnfleischbluten kommen.
- Leiden Sie an »Schwangerschaftsdemenz«? Selbst die organisiertesten Frauen können jetzt auffallend vergesslich sein. Doch sich darüber aufzuregen verstärkt den Stress nur. Sehen Sie es gelassen und mit einer Prise Humor, und behelfen Sie sich ganz einfach mit Notizen und elektronischen Erinnerungsstützen. Und vergessen Sie eines nicht: Zum Glück ist das alles nur vorübergehend!
- Während der Fötus weiterwächst, wird es immer schwieriger, in Ihre normalen Kleidungsstücke zu schlüpfen. Sicher haben Sie inzwischen auffällige Veränderungen an Ihrem Körper festgestellt – die Brüste sind größer, die Taille ist nicht mehr ganz so schmal (aber einen richtigen Bauch erkennt man noch nicht). Eine Schwangerschaftsjeans mit elastischem Bund ist in der Regel das Erste, was man sich zulegt.

> »Ich konnte es gar nicht erwarten, dass man endlich einen Bauch sieht, denn ich habe mich bloß *dick* gefühlt. Am liebsten hätte ich ein T-Shirt getragen mit dem Aufdruck: ›Ich bin nicht dick, nur schwanger‹. Dann aber ging alles ganz schnell, und seit der Geburt versuche ich nun, das Bäuchlein wieder loszuwerden. Genießen Sie die Zeit ohne Kugel, die taucht noch früh genug auf – und dann trauern Sie Ihrem flachen Bauch hinterher.« MARINA

⭐ Ihr Baby

Der Fötus sieht nun viel proportionierter aus, da der Körper schneller wächst als der Kopf. Vielleicht stellen Sie fest, dass das Baby plötzlich häufiger Schluckauf hat. Tatsächlich übt es damit das Atmen. Unter Umständen geht das nun bis zum Ende der Schwangerschaft so.

Winzige Wimpern, Augenbrauen und Kopfhärchen entwickeln sich, und das Baby hat bereits ein recht gutes Gehör; es nimmt Stimmen und Geräusche von der Außenwelt wahr! Es wächst und wächst in Windeseile, und bis zur 17. Woche hat der Fötus schon um die 140 Gramm und misst ganze 13 Zentimeter!

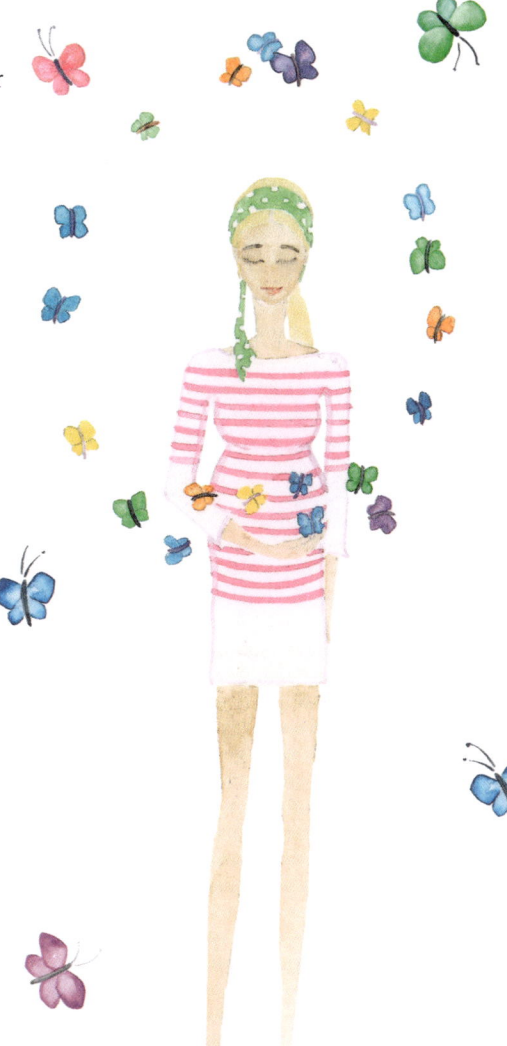

20 Geburtsvorbereitungs- *kurse*

Halten Sie schon bald nach einem Geburtsvorbereitungskurs Ausschau, da diese oft schnell ausgebucht sind. Erkundigen Sie sich in Ihrem Bekanntenkreis, welche zu empfehlen sind.

Ein guter Geburtsvorbereitungskurs ist extrem wichtig, auch wenn Sie meinen, schon alles zu wissen. Hier lernen Sie vor allem, was in der Endphase der Schwangerschaft, bei der Geburt und in den ersten paar Monaten als Mutter auf Sie zukommt. Achten Sie bei der Auswahl darauf, dass der Kurs von Experten geleitet wird. Sie sollten einen guten Überblick darüber bekommen, was bei der Geburt alles passieren kann. Lassen Sie sich bloß nicht einreden, es müsse dabei alles auf »natürliche« Weise vonstattengehen. Die meisten Frauen wollen am liebsten etwas über unkomplizierte Spontangeburten hören, dabei liegt die Wahrscheinlichkeit, dass eine Erstgebärende Hilfe benötigt, bei 35 Prozent – seien Sie also gewappnet.

> *»Ich hatte keine große Lust auf einen Kurs; erstens hatte ich nicht die Zeit, und zweitens fand ich, das Geld wäre anderweitig besser investiert. Dann aber überzeugte mich eine gute Freundin, und was soll ich sagen: Es war die beste Entscheidung meiner gesamten Schwangerschaft. Weil ich nicht absolut überzeugt war vom Kinderkriegen, war ich ständig genervt über meine körperlichen Einschränkungen. Doch nachdem ich erfuhr, was sich in meinem Körper abspielte und wie ich mich vorbereiten konnte, freute ich mich plötzlich darauf, Mama zu werden. Und die Frauen, die ich dort traf, teilten diese einschneidende Erfahrung mit mir – wir freundeten uns an und wurden uns gegenseitig zu einer unverzichtbaren Stütze.« MARINA*

Umgang mit »gut gemeinten« Ratschlägen

Sobald die Schwangerschaft nicht mehr zu übersehen ist, wird man mit Tipps und »Weisheiten« nur so überhäuft. Diese sind jedoch häufig widersprüchlich oder falsch und in den meisten Fällen nicht einmal erwünscht. Die Leute erzählen einem gern Schauergeschichten, die möglicherweise auf Wahrheiten basieren, im Nachhinein aber oft aufgebauscht werden – etwas, das Sie nun ganz und gar nicht gebrauchen können. Überlegen Sie sich genau, von wem Sie Ratschläge annehmen wollen – ob von Ihrer Hebamme, einer guten Freundin oder Ihrem Arzt –, und ignorieren Sie alles andere getrost.

21 Kinds*bewegungen*

Das erste leichte Treten ist etwas, das werdende Mütter nie vergessen – ist es doch ein sehr handfester Hinweis darauf, dass da ein kleiner Mensch in einem heranwächst. Plötzlich hat man das Gefühl, die ganzen Unannehmlichkeiten der ersten Schwangerschaftsmonate haben sich gelohnt!

Wann eine Frau die ersten Kindsbewegungen spürt, ist von Fall zu Fall verschieden und hängt von diversen Faktoren ab, zum Beispiel davon, wie aktiv oder wie groß der Fötus ist. Dennoch lässt sich grob sagen, dass die ersten spürbaren Bewegungen um die 17. Woche herum auftreten können.

- **Erste Kindsbewegung:** Oft vergleicht man die ersten spürbaren Regungen mit Schmetterlingsflügeln (oder einem leichten Windhauch), und anfangs ist schwer zu sagen, ob es sich tatsächlich um Kindsbewegungen handelt. Doch schon bald werden sie regelmäßiger, und es entsteht ein Gefühl der Verbundenheit, das man nicht mehr missen möchte.

- **Mittleres Schwangerschaftsdrittel:** Solange das Baby noch ausreichend Raum hat, um sich zu bewegen, verspürt man kräftige Tritte. Diese können auch einmal unangenehm sein, vor allem, wenn sie in die volle Blase oder in die Rippen gehen! Die Bewegungen nimmt man nun auch von außen wahr. Es kann sogar Fälle geben, in denen sich eine Hand oder ein Fuß deutlich unter der Bauchdecke abzeichnet!

- **Letztes Schwangerschaftsdrittel:** Gegen Ende der Schwangerschaft hat Ihr Baby nicht mehr allzu viel Platz, um sich zu bewegen, und wenn es das doch tut, können Sie es deutlich spüren. Ist es gerade besonders aktiv, legen Sie sich hin und sehen Sie zu, wie der Bauch sich in sämtliche Richtungen bewegt, während Ihr Kind seine Muskeln spielen lässt.

Schluckauf

Babys neigen im Laufe der Schwangerschaft immer mehr zu Schluckauf. Er spielt eine wichtige Rolle für die Entwicklung der Lunge, denn das Kind übt so seine ersten Atemzüge. Es sollte Ihnen jedoch keine schlaflosen Nächte bereiten, wenn Sie nichts spüren – Schluckauf kann ihr Kind auch haben, ohne dass Sie etwas davon mitbekommen. Babyschluckauf ist ein seltsames Gefühl, regelmäßige Bewegungen, die Schwangere oft mit Muskelzuckungen verwechseln. Die meisten Babys haben vor allem nachts Schluckauf – noch so etwas, das einem den Schlaf rauben kann!

Den Bewegungen des Babys nachspüren

Die Kindsbewegungen verändern sich zwar im Verlauf einer Schwangerschaft, doch bildet sich schon bald ein Muster heraus, das Ihnen vertraut vorkommt.

> *»Oft kommen Schwangere zu mir und machen sich Sorgen wegen der Kindsbewegungen. Wenn längere Zeit verstreicht, ohne dass man irgendwelche Bewegungen spürt, kann das an den Nerven zehren. Schon ein kaltes, kohlensäurehaltiges Getränk oder ein zuckerhaltiger Snack kann dafür sorgen, dass das Kind sich bewegt, doch wenn man sich große Sorgen macht, sollte man es überprüfen lassen. Die meisten Ärzte und Hebammen können mittels Ultraschall den Herzschlag des Babys feststellen und einem die Angst nehmen.« CHIARA*

Sicherheitshinweis

Wenn sich das Muster der Kindsbewegungen ganz plötzlich ändert oder es in irgendeiner Weise träger wird, sollten Sie sich lieber untersuchen lassen.

Das Wichtigste ist, sich auf seine Instinkte zu verlassen, vor allem in der späteren Schwangerschaft. Niemand wird Ihnen Vorwürfe machen, wenn Sie »unnötigerweise« beim Arzt vorsprechen. Wenn man sich nicht sicher ist (und schon über die 28. Woche hinaus), legt man sich zwei Stunden auf die linke Seite und zählt die einzelnen Bewegungen. Spürt man weniger als zehn Bewegungen, sollte man zur Kontrolle einen Arzt aufsuchen.

> **»Soll ich mir ein Doppler-Gerät für zu Hause zulegen, um ganz sicher zu sein?«**
>
> Eine nicht ganz einfache Frage, da es von der eigenen Persönlichkeit und den Umständen abhängt. Es ist nicht immer leicht, die Herztöne des Babys mittels Ultraschall zu finden, und mir sind schon unzählige Eltern begegnet, die sich so ein Gerät zugelegt hatten und dann panisch angerannt kamen, weil sie keinen Herzschlag feststellten. Dabei war alles in Ordnung. Nur zu leicht wird der Einsatz des Geräts zwanghaft. Außerdem sorgen sich viele, wenn der Herzschlag schneller oder langsamer wird. Dabei weiß der Laie gar nicht, wie er zu interpretieren ist, und nicht wenige vergleichen die Frequenz mit der eigenen. In wenigen Ausnahmefällen aber kann die Anschaffung eines Dopplers durchaus sinnvoll sein – dies sollte man mit dem Arzt oder der Hebamme besprechen.

F&A

22 Mode für den *Babybauch*

Irgendwann im Laufe des zweiten Schwangerschaftsdrittels wird Ihr lange erwartetes Bäuchlein endlich zu sehen sein. Wann das der Fall ist, lässt sich nicht genau sagen. Bei einigen werdenden Müttern tritt das Bäuchlein schon nach der 12. Woche deutlich hervor, bei anderen sieht man vor der 20. Woche nicht das Geringste.

Oft verändert sich die Figur aber schon lange, bevor der Bauch zu sehen ist, und nichts passt mehr so richtig. Wer sich von seiner Lieblingsjeans nicht gleich trennen mag, kann sich ein elastisches Bauchband zulegen, das man einfach über der Hose trägt. Aufgrund der Hormonumstellung sowie von Wassereinlagerungen verändert sich bei einigen Frauen aber der ganze Körper, sodass Hosen unter Umständen auch an den Oberschenkeln zu eng werden. War die Taille zuvor recht schmal, bemerkt man die Veränderungen vermutlich schneller als jemand, der dünne Beinchen, aber kaum Taille hat. Im frühen Stadium einer Schwangerschaft reicht es, die Garderobe entsprechend anzupassen, man muss sich nicht gleich komplett neu einkleiden.

Mit Beginn des zweiten Trimenon aber müssen Sie vermutlich doch etwas Geld für spezielle Umstandsmode ausgeben. Zum Glück ist das Angebot heute weit größer als noch vor zehn Jahren. Eine gute Schwangerschaftsjeans ist unerlässlich, Sie werden staunen, wie bequem die sind. Die Hosen verfügen in der Regel über einen elastischen Bund – entweder schmal bis unter den Babybauch oder etwas breiter, damit sich der gesamte Bauch bedecken lässt (im Sommer kann es Ihnen damit allerdings sehr warm werden).

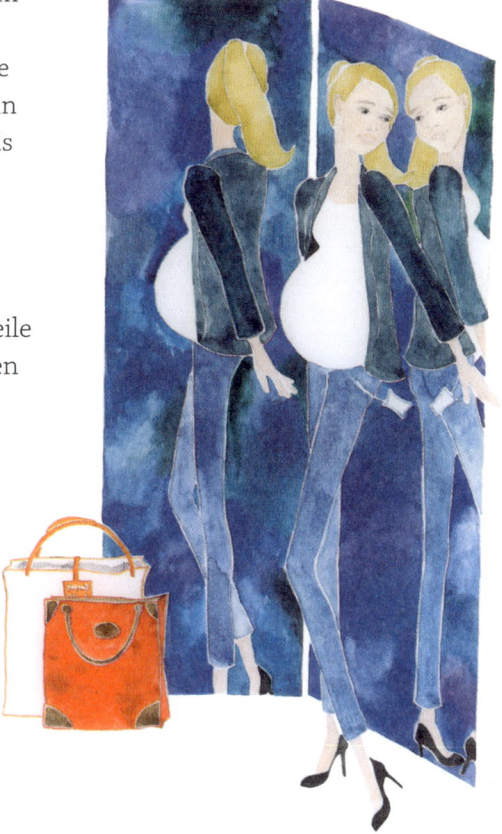

Außerdem lohnt es sich, in ein paar Schwangerschaftsoberteile zu investieren – schlichte T-Shirts und ärmellose Tops eignen sich gut, da man einfach die Lieblingsstrickjacke oder die Lieblingsbluse darüberziehen kann.

Umstandsmode zu tragen ist jedoch nicht zwingend nötig. Locker fallende Kleider mit einem Gürtel knapp oberhalb des Bauches sind ebenfalls eine hübsche Möglichkeit, stolz seinen Babybauch zu präsentieren.

Gürtel mit Stretchanteil eignen sich optimal, oder man nutzt ein hübsches Band – im Kurzwarenladen werden Sie sicher fündig. Versuchen Sie es auch mit ganz normalen Maxikleidern – hier ist die Taille leicht nach oben versetzt, das schmeichelt der Figur.

Sicher wollen Sie sich auch einmal verwöhnen und sich ein richtig schönes neues Kleidungsstück gönnen. Doch statt etwas zu kaufen, das Sie später nicht mehr tragen können, überlegen Sie sich, ob Sie sich nicht eine Jacke oder Strickjacke zulegen. Die können Sie während der Schwangerschaft offen tragen, und Sie haben auch nach der Geburt des Kindes noch etwas davon.

In den meisten Fällen werden die Brüste um einiges größer, und zwar schon vom Augenblick der Empfängnis an. Mit fortschreitender Schwangerschaft legen sie dann noch etwas zu. Es ist extrem wichtig, immer einen gut sitzenden BH zu tragen. Nicht nur, weil Ihre Brüste in wenigen Monaten hoffentlich eine wichtige Rolle beim Stillen spielen werden, sondern auch, weil ein guter BH einen um einiges schlanker wirken lässt. Es gibt BH-Verlängerungen zur Erweiterung um den Brustkorb, doch sollten vor allem die Körbchen an den Brüsten gut sitzen. Solange sie gut passen, kann man auch jetzt BHs mit Drahtverstärkung tragen. Bei Zweifeln sollten Sie lieber vom Profi nachmessen lassen. Sie müssen aber nicht allzu viel Geld investieren, die Wäsche tragen Sie ohnehin nur für eine begrenzte Zeit (und der Zeitpunkt für den Kauf eines größeren BHs ist schwer zu bestimmen, da die Brüste ja weiterwachsen). Kaufen Sie sich die teureren schönen Dessous lieber erst wieder nach der Geburt (beziehungsweise Stillzeit).

Businesslook

- Behelfen Sie sich möglichst lange mit Bauchbändern und Tüchern. Zur Not tun es sogar Sicherheitsnadeln!
- Wenn Sie in neue Stücke investieren, legen Sie sich fünf bis sechs Teile in zueinanderpassenden Farben zu. So können Sie kinderleicht kombinieren.
- Accessoires sind das Tüpfelchen auf dem i. Sie peppen das langweiligste Outfit auf und lassen einige wenige Kombinationen immer wieder anders aussehen. Decken Sie sich mit Gürteln, Schuhen, Schals, Taschen und Schmuck ein.
- Wenn Sie es gewohnt sind, am Arbeitsplatz hohe Absätze zu tragen, sollten Sie dies überdenken. Tipps zum Schuhwerk während der Schwangerschaft finden Sie im folgenden Kasten.

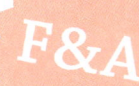

»Welche Schuhe trage ich in der Schwangerschaft?«

Aufgrund der hormonellen Veränderungen von Beginn der Schwangerschaft an neigt man eher zu Verletzungen und sollte daher genau überlegen, welche Schuhe man anzieht. Idealerweise verzichten Schwangere auf hohe Absätze und legen sich stattdessen vernünftige Schuhe zu, die die Füße gut stützen. Wir wollen Ihnen hier keine Vorschriften machen, wenn Sie Wert auf einen glamourösen Auftritt legen. Bedenken Sie nur Folgendes:

- Wenn Sie auf Absätze nicht verzichten können, reduzieren Sie zumindest die Absatzhöhe.
- Sie sollten auf jeden Fall festen Stand haben, deshalb besser breitere Absätze wählen oder Keilabsätze statt Stilettos.
- Geht man mit hohen Schuhen aus dem Haus, sollte man unbedingt ein Ersatzpaar parat haben. Ballerinas sind keine ratsame Alternative, da sie dem Fuß nicht ausreichend Halt bieten, aber da Gesundheitslatschen nicht ins Handtäschchen passen dürften, sind Ballerinas im Notfall besser als nichts.
- Laufen Sie in hohen Schuhen nicht zu weit und rasten Sie zwischendurch so oft wie möglich.
- Wenn Sie weitere Strecken gehen müssen, legen Sie diese lieber in vernünftigen Schuhen zurück. Ziehen Sie Turnschuhe an und wechseln Sie die Schuhe notfalls bei Ankunft.

 ## Sommerkleidung

- Maxikleid
- Kaftan
- Leggins unter einer Tunika
- Größerer Bikini oder, wenn Sie Ihren Bauch nicht zeigen wollen, Tankini oder spezieller Umstandsbadeanzug
- Hut (extrem wichtig, da die Haut in der Schwangerschaft viel empfindlicher auf Sonne reagiert)
- Umstandsshorts (schön luftig, da Schwangeren doch ohnehin ständig heiß ist)
- Accessoires: Sandalen, Taschen, Gürtel/Bänder, Schals und Sonnenbrillen eignen sich wunderbar, um langweilige Schwangerschaftsoutfits aufzupeppen.

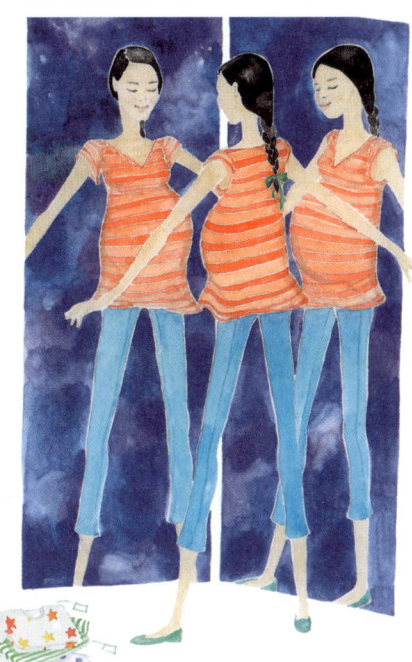

 ## Winterkleidung

- Jeans
- Schlupfstiefel, in die man leicht hineinkommt

- Umstandsoberteile und eine gute Strickjacke
- Mantel: Sie müssen sich nicht zwingend einen Umstandsmantel zulegen. Entscheiden Sie sich lieber für ein Modell, das unten schön weit ist, sodass es leicht um den Bauch geht. So haben Sie auch nach der Schwangerschaft etwas davon.
- Strumpfhosen (Spezielle Modelle für die Schwangerschaft rutschen leicht, deshalb wählen Sie lieber ein normales, gut dehnbares Modell, nur eine Nummer größer!)
- Accessoires: Hüte, Schmuck und Gürtel

Umstandsmode für besondere Gelegenheiten

- **Suchen Sie nicht speziell nach Umstandsmode:** Statt Schwangerschaftskleidung zu kaufen, die Sie nie wieder tragen werden, halten Sie Ausschau nach ganz normalen Modellen, in die der Bauch gut passt. Da ist nicht nur die Auswahl größer, Sie können diese auch weiter tragen, sodass sich ein höherer Preis rechnet. Gut geeignet sind Kleider im Empire-Stil oder mit verstellbarem Gürtel.
- **Accessoires!** Investieren Sie in ein paar Accessoires, um schlichte Kleidung aufzuwerten. Gönnen Sie sich eine tolle Halskette, die alle Blicke auf sich zieht.
- **Betonen Sie Ihre Vorzüge:** Die meisten Frauen haben nun wunderschönes, dickes und glänzendes Haar. Verwöhnen Sie sich mit einem Friseurbesuch und lenken Sie die Blicke auf Ihr strahlendes Äußeres.
- **Seien Sie vernünftig bei der Wahl Ihrer Absätze:** Wenn möglich, tragen Sie flache Schuhe. Wenn es gar nicht ohne Absätze geht, beachten Sie den Kasten auf Seite 63.

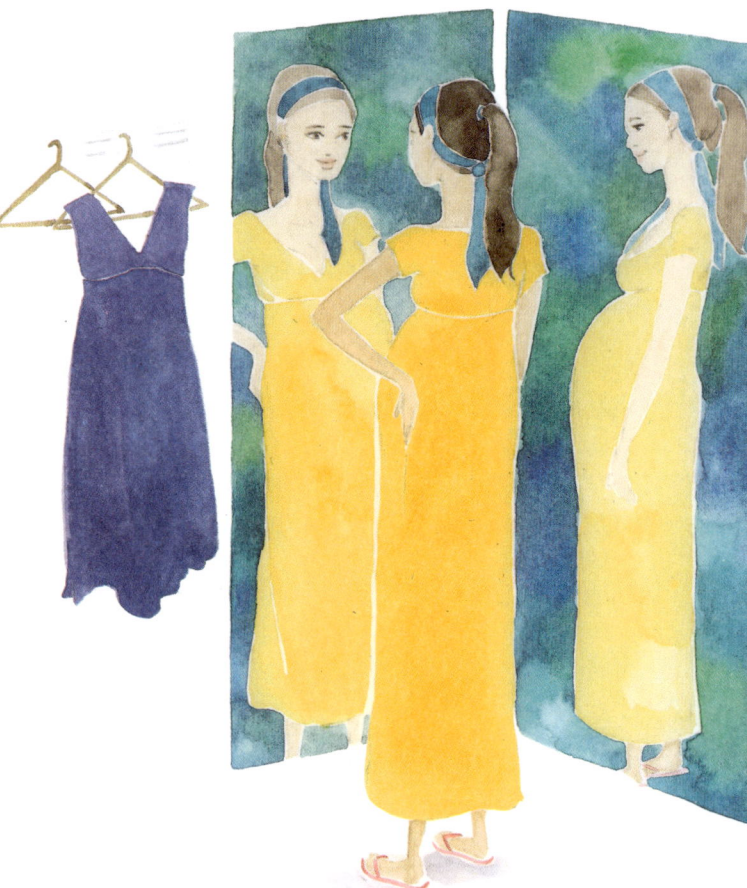

23 Arbeiten in der *Schwangerschaft*

Die Neuigkeiten mit Arbeitgeber und Kollegen zu teilen ist eine Geschichte für sich. Natürlich gibt es familienfreundliche Unternehmen, die viel Erfahrung im Umgang mit schwangeren Mitarbeiterinnen haben, aber auch Fälle, wo eine Schwangerschaft nicht gern gesehen wird. Zwar sollte man die News nicht vor der kritischen 12-Wochen-Marke teilen, aber mitunter fällt es schwer zu verbergen, dass man in anderen Umständen ist.

Eine Rechtspflicht zur Mitteilung der Schwangerschaft gegenüber dem Arbeitgeber besteht für die Schwangere zunächst nicht. Nach der gesetzlichen Regelung sollten werdende Mütter dem Arbeitgeber ihre Schwangerschaft und den mutmaßlichen Termin der Entbindung jedoch mitteilen, sobald ihnen ihr Zustand bekannt ist (§5 Absatz 1, Mutterschutzgesetz). Am besten sagen Sie es möglichst frühzeitig, da Sie fortan auch gewisse Rechte im Rahmen des Mutterschutzgesetzes in Anspruch nehmen können – letzten Endes kann es auch um Ihre Sicherheit gehen!

 So sagen Sie es Ihrem Arbeitgeber

Grundsätzlich sollten Sie Folgendes beachten:

- Sorgen Sie dafür, dass Ihr Chef es als Erster erfährt. Vereinbaren Sie ein Treffen mit ihm und lassen Sie sich den Termin schriftlich bestätigen.
- Es ist besser, wenn Vorgesetzte und Kollegen es von Ihnen persönlich erfahren. Überlassen Sie es nicht dem Flurfunk und Ihrem sich schon deutlich wölbenden Bauch. Das Gesetz schützt Schwangere vor etwaigen negativen Entscheidungen des Arbeitgebers, doch wenn dieser es vor der offiziellen Mitteilung erfährt oder den Verdacht hegt, kann es unter Umständen brenzlig werden.
- Überlegen Sie sich den Zeitpunkt der Bekanntgabe gut. Hat man gerade erfolgreich ein Projekt abgeschlossen, kann man argumentieren, dass die Schwangerschaft die Arbeit nicht groß beeinträchtigt. Bringen Sie eventuell anstehende Mitarbeitergespräche schon vorab hinter sich. Nur so gehen Sie sicher, dass man Sie aufgrund bereits erbrachter Leistungen beurteilt und nicht aufgrund möglicher Einschränkungen in der Zukunft.
- Wenn Sie in Ihrem Job schwere körperliche Arbeit leisten oder möglicherweise sogar Schadstoffen ausgesetzt sind, sollten Sie Ihrem Arbeitgeber die Schwangerschaft schon früher mitteilen.
- Machen Sie sich mit Ihren Rechten vertraut; informieren Sie sich und bringen Sie in Erfahrung, welche Vorteile der Gesetzgeber Ihnen zugesteht. Außerdem sind die Bestimmungen von Unternehmen zu Unternehmen verschieden. Reden Sie mit einer Kollegin mit Kind, der Sie vertrauen. Sie wird Ihnen sagen können, wie der Arbeitgeber reagiert hat und wie man damit umging.

- Stellen Sie einen Zeitplan auf. Der gesetzliche Mutterschutz beginnt 6 Wochen vor dem errechneten Geburtstermin, bis dahin sollte die Übergabe erfolgt sein. Auch wenn Sie selbständig sind, sollten Sie möglichst nicht bis zur Geburt durcharbeiten, denn ab der 34. Woche werden Sie sich zunehmend müde und erschöpft fühlen. Gönnen Sie sich ab diesem Zeitpunkt wenn möglich Ruhe. Das tut nicht nur Ihnen und dem Kleinen gut, sondern schenkt Ihnen auch Zeit – schließlich gibt es noch unendlich viel zu organisieren vor der Ankunft des Babys. Und vergessen Sie eines nicht: Ab der 37. Woche ist das Baby vollständig ausgetragen, und obwohl sich der Geburtstermin bei Erstgeburten gern etwas hinauszögert, kommt es durchaus vor, dass Babys schon ein paar Wochen früher genug von der Enge im Bauch haben.

 ## Mutterschutz und Elternzeit

Die meisten Arbeitgeber bitten Schwangere, den Zeitpunkt ihrer Rückkehr in den Job möglichst bald zu nennen. Doch bevor das Baby nicht auf der Welt ist, man nicht weiß, ob es gesund ist, und man die Anstrengungen des Mutterseins mit den vielen schlaflosen Nächten nicht selbst erlebt hat, lässt sich der richtige Zeitpunkt schwer festlegen. Zu den aktuellen Bestimmungen hinsichtlich Mutterschutz und Elternzeit informieren Sie sich bitte auf der Seite des Familienministeriums (www.bmfsfj.de).

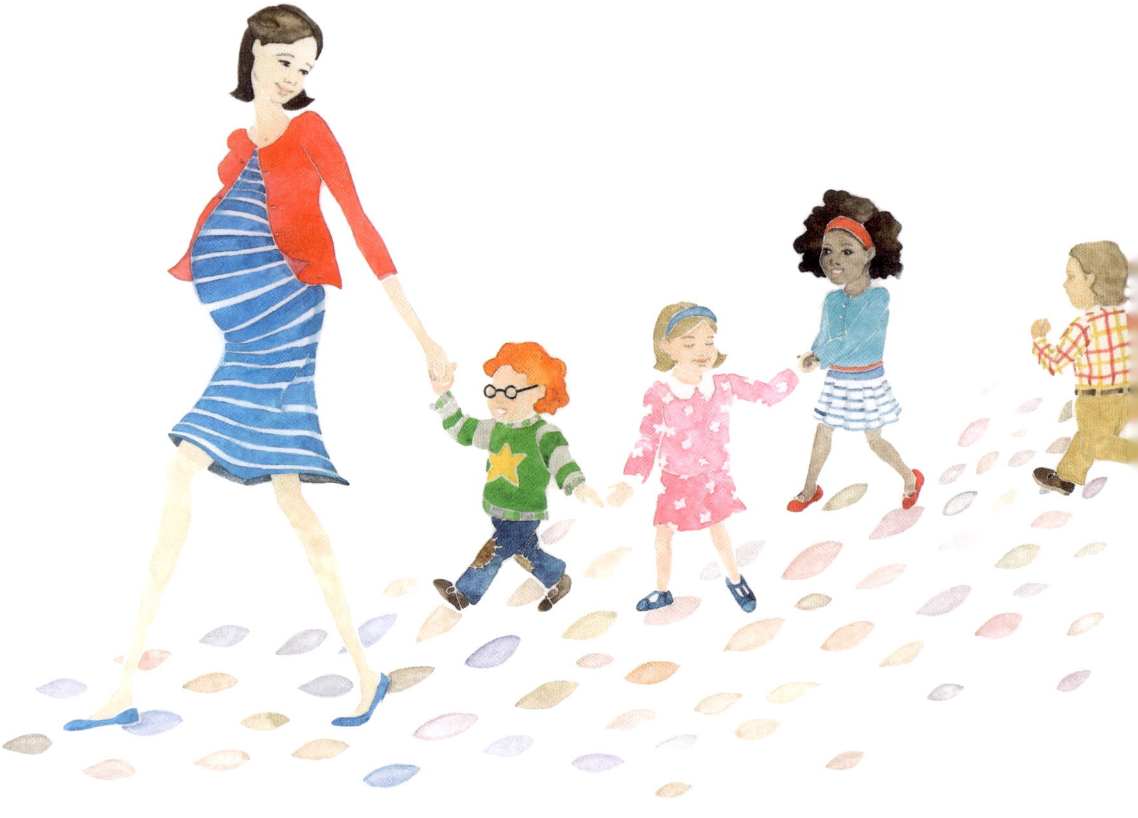

24 Wann Sie zum *Arzt sollten*

Fragen Sie sich auch hin und wieder, ob ein neues Schwangerschaftssymptom Grund zur Besorgnis liefern sollte oder doch ganz normal ist? Wir raten in der Regel dazu, alles zur Sprache zu bringen, was einem seltsam vorkommt – entweder dem Arzt oder der Hebamme gegenüber. Wenn es bis zum nächsten Termin noch zu lange hin ist, kann man jederzeit auch zwischendurch vorsprechen.

Auf den folgenden Seiten finden Sie Symptome, bei denen Sie in jedem Fall schleunigst einen Arzt aufsuchen oder zumindest mit Ihrer Hebamme sprechen sollten. Diese Symptome müssen nicht immer gleich bedeuten, dass etwas nicht stimmt, doch ist es in diesen Fällen unabdingbar, dass von medizinischer Seite ernsthafte Probleme ausgeschlossen werden.

Wir möchten Sie nicht ängstigen und Sie sollten sich in der Schwangerschaft auch nicht unnötig viele Sorgen machen, denn Stress belastet nicht nur Sie, sondern auch Ihr Baby. Dennoch sollten Sie bei den folgenden Dingen wachsam sein und sich bei ihrem Auftreten sofort an einen Arzt wenden.

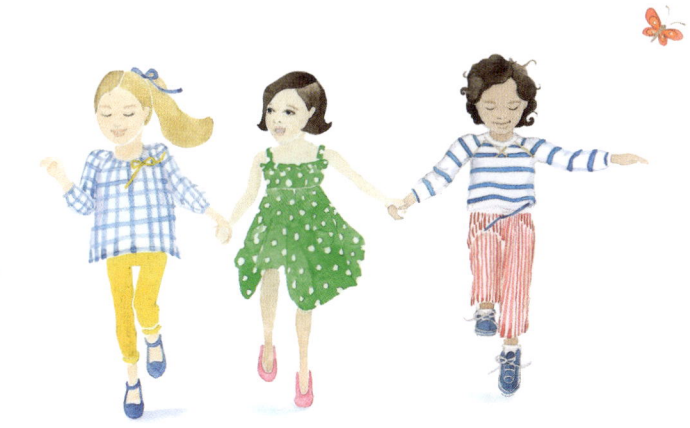

Was	Warum
Jede Form von vaginalen Blutungen im gesamten Verlauf der Schwangerschaft	Die möglichen Ursachen reichen je nach Trimenon von einer Fehlgeburt bis zu einer abgesenkten Plazenta oder kleinen Veränderungen am Muttermund. In der Regel harmlos, doch sollte das zwingend ein Arzt abklären.
Anzeichen für eine geplatzte Fruchtblase (auch nur geringe Mengen Wasser – siehe Seite 129)	Die Fruchtblase sollte nicht platzen, bevor das Baby nicht bereit ist zu kommen. Suchen Sie bitte sofort einen Arzt auf.
Übermäßiger oder unangenehm riechender vaginaler Ausfluss	Dies kann ein Anzeichen für eine vaginale Infektion sein, die normalerweise einfach zu behandeln ist.
Unterleibskrämpfe, insbesondere, wenn sie schlimmer oder regelmäßiger werden	Es besteht Grund zu der Annahme, dass es sich um vorzeitige Wehen handelt.
Kopfschmerzen, Oberbauchschmerzen oder Schwellungen im Gesicht, an Händen oder Füßen, Sehstörungen wie verschwommene Wahrnehmung oder Flackern vor den Augen	All dies sind mögliche Anzeichen einer Präeklampsie.
Wassereinlagerungen. Obwohl geschwollene Hände und Füße ab dem dritten Trimenon nicht ungewöhnlich sind, sollte man einen Arzt aufsuchen, wenn dies sehr plötzlich auftritt und man sich gleichzeitig unwohl fühlt. Starkes Jucken, insbesondere an den Handflächen und auf den Fußsohlen.	Auch dies sind unter Umständen Anzeichen einer Präeklampsie. Die möglichen Ursachen von Juckreiz reichen von Hautausschlägen bis hin zu einer Schwangerschafts-Cholestase, einem Leiden, das die Leber befällt und potenziell gefährlich werden kann, sofern man es nicht im Krankenhaus behandeln lässt. Etwa 15 Prozent aller Schwangeren leiden an Juckreiz, und meist ist er harmlos. Trotzdem sollte man den Arzt informieren, wenn er sehr stark ist.

Was	Warum
Wenn Sie längere Zeit keine Kindsbewegungen mehr spüren oder diese weniger werden. Je weiter die Schwangerschaft voranschreitet, desto deutlicher werden Sie ein Muster in den Bewegungen erkennen. Veränderungen bemerken Sie sofort, und dann sollten Sie im Krankenhaus vorsprechen. Ihr mütterlicher Instinkt ist inzwischen sehr stark ausgebildet; verlassen Sie sich ruhig darauf.	Die Gründe hierfür können unterschiedlichster Natur sein. Je größer das Baby wird, desto weniger Platz hat es, um sich zu bewegen. Vielleicht ist das Kind aber auch nur müde und schläft viel. Im schlimmsten Fall kann es ein Hinweis auf etwas Ernstes oder sogar den Tod des Kindes sein. Aus diesem Grund sollten Sie immer einen Arzt aufsuchen, wenn Sie Bedenken haben.
Wenn Sie unter Fieber leiden (die normale Körpertemperatur liegt um die 37°C, ab 38 °C spricht man von Fieber)	Fieber ist in der Regel ein Hinweis auf eine Infektion. Diese muss gefunden und unverzüglich behandelt werden.
Wenn eines Ihrer Beine plötzlich anschwillt	Während der Schwangerschaft besteht ein erhöhtes Risiko zur Bildung von Blutgerinnseln. Durch ein Blutgerinnsel im Bein kann dieses anschwellen. So etwas tritt zwar äußerst selten auf, kann dann aber potenziell gefährlich werden.
Wenn Sie plötzlich kaum mehr Luft kriegen oder ein Stechen in der Brust verspüren	Dies könnten Hinweise auf ein Blutgerinnsel in der Lunge sein, was in seltenen Fällen zu einer lebensbedrohlichen Embolie führt.
Wenn Sie sich allgemein nicht gut fühlen	Bitte beachten Sie, dass es sich hier um keine umfassende Auflistung aller möglichen Komplikationen handelt. Entscheidend ist, dass Sie Ihren Arzt aufsuchen, wenn Sie sich wegen irgendetwas Sorgen machen. Auch im Krankenhaus wecken Sie mit einem Anruf niemanden auf, und wenn sich nach der Untersuchung herausstellt, dass alles in Ordnung ist, wird keiner Ihnen Vorwürfe machen.

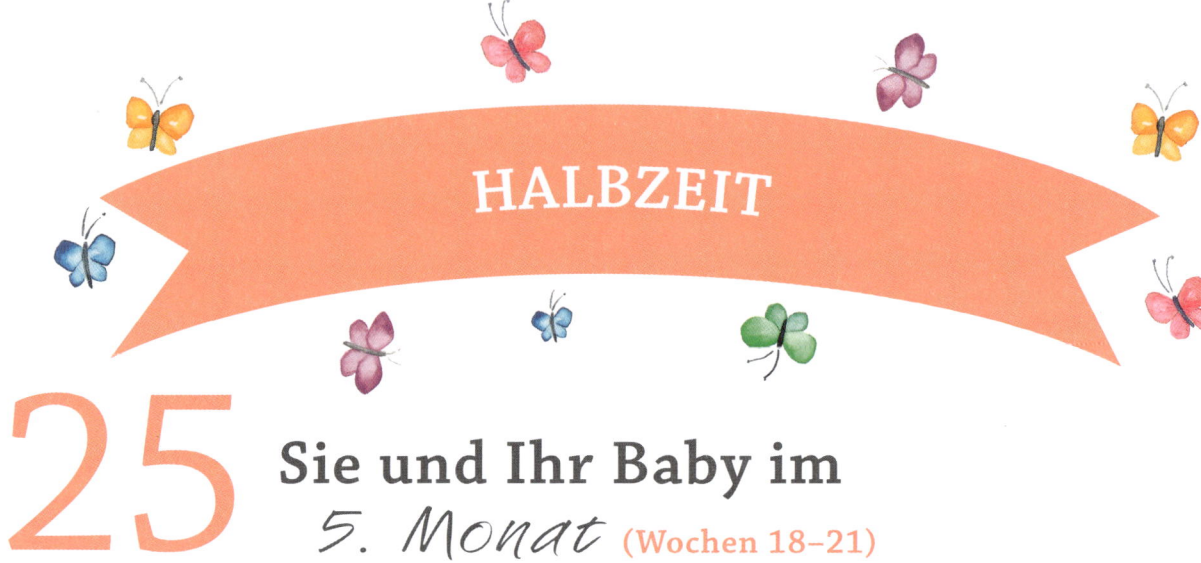

HALBZEIT

25 Sie und Ihr Baby im
5. Monat (Wochen 18–21)

 Wie Sie sich fühlen

- Vermutlich ist Ihr Bauch inzwischen nicht mehr zu übersehen. Dies führt leider oft zu Schmerzen im Unterleib oder in den Rippen, da die Bänder sich zu dehnen beginnen, um Raum für den wachsenden Fötus zu schaffen.
- Möglicherweise haben Sie größeren Appetit.
- Es kann sein, dass Ihre Libido sich nun wieder öfter bemerkbar macht, nachdem sie in den vergangenen Monaten eher eingeschlafen war. Doch es gibt auch Frauen, die in dieser Phase keinerlei Bedürfnis nach Sex verspüren. Beides ist völlig normal, wichtig ist nur, mit dem Partner darüber zu sprechen. (Siehe Seite 80 zum Thema Sex in der Schwangerschaft.)
- Möglicherweise leiden Sie an Krampfadern oder Hämorrhoiden – bereiten diese Ihnen Beschwerden, wenden Sie sich an Ihren Arzt.
- Allmählich können die ersten Dehnungsstreifen auftreten, da der Fötus nun immer rasanter wächst. Die Veranlagung hierzu liegt in den Genen. Leider verschwinden diese Schwangerschaftsstreifen nach der Geburt nicht einfach wieder, sie werden nur blasser.
- Möglicherweise tritt Ihr Bauchnabel durch den Druck von innen deutlich hervor. Ist das Baby auf der Welt, geht der Nabel in der Regel wieder nach innen, auch wenn er vielleicht nie wieder so aussieht wie vor der Schwangerschaft.
- Zwischen der 19. und der 21. Woche findet die zweite große Vorsorge- untersuchung statt (siehe Seite 72).

Ihr Baby

Von nun an wird Ihr Baby immer aktiver werden, weshalb viele Schwangere in diesen
Tagen auch die ersten Kindsbewegungen spüren. Je weiter das Gehirn sich entwickelt,
desto koordinierter bewegt sich das Kind. Es beherrscht nun schon einige »gymnastische
Übungen«, zum Beispiel den Purzelbaum. Außerdem dreht und windet es sich, es boxt, tritt,
greift, saugt, schluckt und trainiert die ersten Gesichtsausdrücke! Das Baby hat nun klar vonein-
ander abgegrenzte Wach- und Schlafphasen, und wenn Sie Glück haben, decken diese sich mit
Ihren eigenen!

Um den 5. Monat herum bildet sich beim Fötus das sogenannte Lanugohaar (ein feiner Flaum,
der den gesamten Körper bedeckt). Dieses Haar dient als eine Art Anker für die Käseschmiere
(*Vernix caseosa*), eine dicke weißliche Substanz, die das Baby im Bauch schützt und warm hält.
Um den 8. oder 9. Monat herum fällt das Lanugohaar wieder aus, wobei manche Kinder auch
damit geboren werden und es erst danach verlieren.

Die Genitalien sind inzwischen vollständig ausgebildet, auch wenn sich bei einem Jungen die
Hoden noch nicht in den Hodensack abgesenkt haben. Bei einem Mädchen ist die Gebärmutter vollständig entwickelt, und die Eier in den Eierstöcken sind bereits vorhanden
(mehr als 3 Millionen). Gegen Ende des 5. Monats wiegt der Fötus ungefähr
360 Gramm und misst in etwa 26 Zentimeter.

26 Zweittrimester-Screening
(Fehlbildungs-Screening)

 Was die Untersuchung beinhaltet

Nach der ersten großen Vorsorgeuntersuchung um die 12. Woche herum hatte man endlich grünes Licht, sich über die Schwangerschaft zu freuen. 8 Wochen später findet nun ein weiterer Ultraschall statt, bei dem genauer untersucht wird, wie der Fötus sich entwickelt und ob sich die Organe korrekt herausgebildet haben. Der Arzt sieht sich die einzelnen Organe sehr genau an, um Fehlbildungen auszuschließen. Möglicherweise kann er Ihnen bei dieser Gelegenheit auch das Geschlecht des Kindes bekanntgeben.

Was wird untersucht
- Kopf und Gehirn
- Herz (mit den einzelnen Kammern, Ventilen und Blutgefäßen)
- Unterleib mit Organen (insbesondere Nieren und Magen)
- Wirbelsäule
- Gesichtszüge
- Hände und Füße
- Plazenta, Nabelschnur und Fruchtwasser
- Genitalien

Vereinzelt werden bei dieser Untersuchung Unregelmäßigkeiten festgestellt, sodass ein genauerer Ultraschall nötig wird und möglicherweise auch ein kleinerer Eingriff. Meist sind diese Auffälligkeiten gering, in seltenen Fällen können Fehlbildungen aber auch lebensbedrohlich sein. Nach solch erschütternden Neuigkeiten sind betroffene Eltern bei speziell geschultem Personal jedoch in guten Händen.

Denken Sie immer daran, dass solche Fälle wirklich sehr selten sind. In unseren Breitengraden genießen wir höchsten medizinischen Standard, die Ärzte tun alles, damit unsere Kinder gesund das Licht der Welt erblicken. Die meisten werdenden Mütter genießen im Rahmen dieser Untersuchung einfach den genauen Blick in den Babybauch, bei dem sie ihr perfektes kleines Wesen bewundern können!

Eine Anmerkung zum Ultraschall

Schon seit Mitte der 1950er-Jahre bedient man sich in der Schwangerenvorsorge des Ultraschalls. Es handelt sich um eine wunderbare, nicht invasive Möglichkeit, einen detaillierten Blick auf das Ungeborene zu bekommen. Nebenwirkungen sind keine bekannt.

Allerdings muss darauf hingewiesen werden, dass diese Screenings nicht immer jede Fehlbildung erkennen. Ein ganz normaler Ultraschall, so gut er auch sein mag, kann kein hundertprozentig zuverlässiges Bild über den Gesundheitszustand des Babys liefern. 1 Prozent der Babys kommt mit Herzfehlern zur Welt – und von denen wird gerade einmal die Hälfte bereits im Ultraschall erkannt. Der Rest wird erst kurz nach der Geburt oder noch später entdeckt. Im Ultraschall wird zwar der Aufbau der Organe begutachtet, doch über deren Funktion lässt sich vorab leider kaum eine Aussage treffen.

F&A

»Man hat mir beim ersten Ultraschall gesagt, meine Plazenta würde ›tief sitzen‹. Was bedeutet das für die Geburt und das Kind?«

Optimal ist es, wenn die Plazenta ganz oben in der Gebärmutter sitzt, aber keine Panik: Zum Glück wandert eine tiefsitzende Plazenta oft noch nach oben. Ob sie wirklich endgültig zu tief sitzt, wird man erst beim dritten Ultraschall um die 34. Woche herum feststellen. Wenn Sie zu den 50 Prozent gehören, bei denen die Plazenta bis zur Geburt nicht mehr nach oben wandert, rät man Ihnen womöglich zu einem Kaiserschnitt.

Sitzt die Plazenta tief und verdeckt den Gebärmutterhals ganz oder teilweise, handelt es sich um einen Fall von *Placenta praevia*. Diese Fehllage kommt bei 0,5 Prozent aller Frauen vor und kann zu schmerzfreien vaginalen Blutungen in der späten Schwangerschaft führen. Kommt es dazu, sollten Sie sofort einen Arzt aufsuchen. Solange es zu keiner Blutung kommt, besteht keinerlei Gefahr für das Baby – auch wenn man zu einem Kaiserschnitt raten wird.

»Ich würde gern das Geschlecht des Kindes erfahren, mein Mann nicht. Was tun?«

In diesem Fall richtet man das Kinderzimmer in neutralen Farben ein. Sämtliche Sachen, die das Geschlecht verraten könnten, steckt man in eine verschließbare Schublade. Und wenn der Partner sich richtig gut im Griff hat, erfährt er tatsächlich erst bei der Geburt, ob es ein Sohn oder eine Tochter ist!

27

Sie und Ihr Baby im
6. Monat (Wochen 22–26)

Bald erreichen Sie den ersten großen Meilenstein, die 24. Woche, ab der das Kind aus medizinischer Sicht als überlebensfähig gilt. Dies bedeutet, dass im Falle einer Frühgeburt eine reelle Chance auf ein Überleben außerhalb der Gebärmutter besteht. Natürlich wünscht sich niemand, dass das Baby so früh zur Welt kommt – trotzdem ist es ein wichtiges Etappenziel jeder Schwangerschaft.

 Wie Sie sich fühlen

- Viele Frauen stellen in diesem Monat **Hautveränderungen** fest – siehe auch Seite 76 f. zu weiteren Veränderungen, die Sie nun vielleicht registrieren.
- Nächtliche **Krämpfe in den Beinen** können mit fortschreitender Schwangerschaft zu einer Belastung werden. Dem kann man durch Dehnübungen und das Tragen von Stützstrümpfen entgegenwirken.
- Da die Haut am Bauch mehr und mehr spannt, wird sie zunehmend trockener, was zu lästigem **Juckreiz** führen kann. Vermeiden Sie es bitte zu kratzen. Besser ist es, den Bauch mit Öl oder mit einer Zinksalbe einzureiben. Tritt das Jucken allerdings am gesamten Körper auf, sollten Sie einen Arzt zurate ziehen.
- Gegen Ende dieses Monats hat Ihre Gebärmutter die Größe eines Fußballs. Sie fühlen sich **schwerfälliger** und haben Mühe, sich zu bewegen.
- Möglicherweise kommen Sie nun schnell **außer Atem**. Die Gebärmutter drückt immer stärker auf Ihr Zwerchfell, sodass die Lunge weniger Platz hat, um sich beim Atmen zu weiten.
- Vielleicht stellen Sie fest, dass Sie **tollpatschiger** werden, öfter Dinge fallen lassen oder stolpern. Dies ist den Hormonen zuzuschreiben, denn sie sorgen dafür, dass die Gelenke lockerer werden und die Hände anschwellen. Keine Sorge, irgendwann sind Sie wieder so geschickt wie eh und je, versprochen!

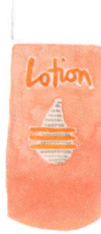

Ihr Baby

- Es kann nun die Augen öffnen und schließen und erkennt den Unterschied zwischen hell und dunkel. Wenn Sie mit einer Taschenlampe den Bauch anleuchten, wendet es den Kopf und folgt dem Licht oder benutzt vielleicht sogar die Hände, um die Augen abzuschirmen.

- Es wird immer beweglicher und geschickter. Jetzt öffnet und schließt es die Hände bereits zur Faust und krümmt die Zehen. Es verschränkt die Finger ineinander und greift nach der Nabelschnur. Vielleicht spüren Sie das erste Mal, dass es Schluckauf hat. In der Regel macht sich dies durch regelmäßige Zuckungen bemerkbar.

- Die Stimmbänder sind nun voll funktionsfähig, auch wenn sie erst nach der Geburt zum Einsatz kommen.

- Das Haupthaar ist nach wie vor weiß, da noch keine Pigmentierung vorhanden ist, die Haut ist dünn und durchscheinend, weil sich noch keine Fettschicht darunter gebildet hat.

- Mit 26 Wochen wiegt Ihr Baby ungefähr 760 Gramm und misst von Kopf bis Fuß an die 35 Zentimeter.

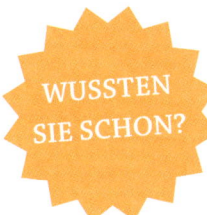

WUSSTEN SIE SCHON?

Bis zur 24. Woche misst man die Körpergröße des Fötus im Allgemeinen vom Scheitel bis zum Steiß (Scheitel-Steiß-Länge, kurz SSL). Nach der 24. Woche erst wird von Kopf bis Fuß gemessen.

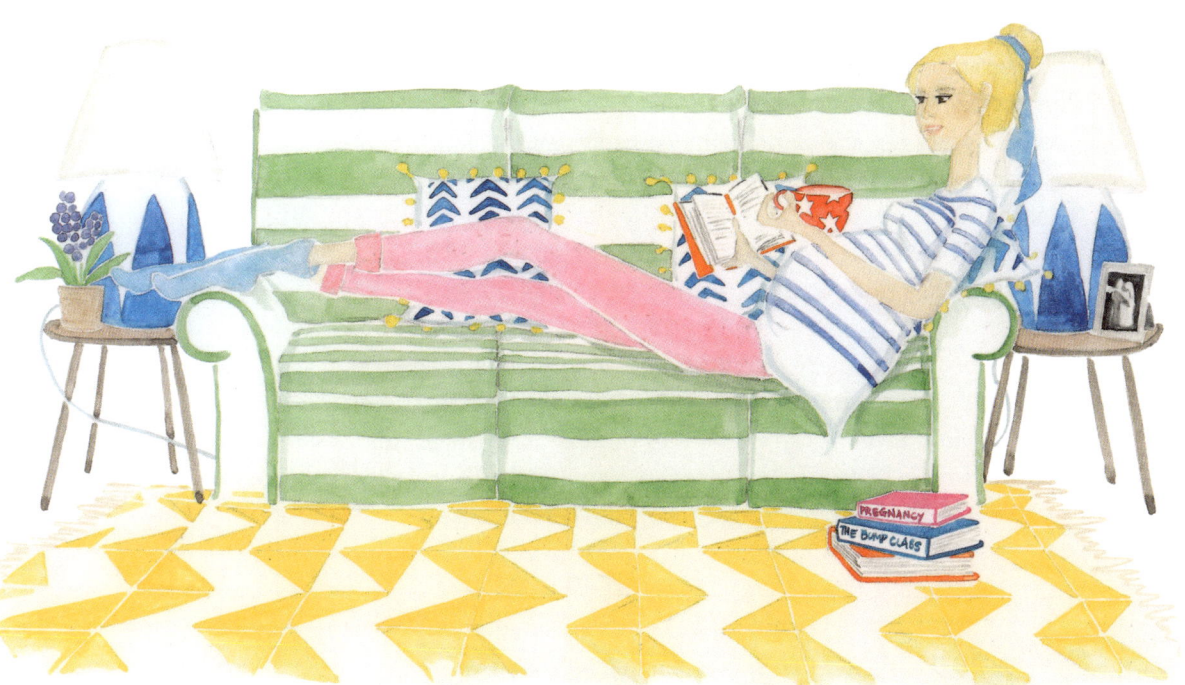

28 Schönheitspflege in der *Schwangerschaft*

»Mädchen stehlen Schwangeren die Schönheit«, heißt es oft. Tatsächlich umgibt einige glückliche Frauen in der Schwangerschaft ein sanftes Strahlen, das die ganze Zeit über anhält, bei anderen ist genau das Gegenteil der Fall. Es gibt keine Beweise dafür, dass sich das Geschlecht des Kindes in irgendeiner Form auf das Äußere der werdenden Mutter auswirkt. Doch eines können wir Ihnen versichern: Es ist nicht gerade lustig, jedes Mal einen Schreck zu kriegen, sobald man in den Spiegel blickt.

Die hormonellen Veränderungen während der Schwangerschaft wirken sich umfassend auf Haut und Haar aus. Im Folgenden ein paar Dinge, die Sie vielleicht auch an sich selbst feststellen.

 ## Haare

Bei den meisten Frauen ist das Haar während der Schwangerschaft schön dick, hat Schwung und glänzt wunderbar. Andere haben weniger Glück, bei ihnen hält keine Frisur mehr, die Haare hängen schlaff herab oder kräuseln sich. Zum Glück wird das Haar nach der Geburt meist wieder wie zuvor.

Bislang ist nur wenig erforscht, wie sicher chemische Haarfärbemittel während der Schwangerschaft sind. Möglicherweise werden Chemikalien über die Kopfhaut vom Körper aufgenommen und könnten dem Kind schaden. Aus diesem Grund raten wir von jeder Form der chemischen Haarbehandlung ab, insbesondere im ersten Trimenon. Und wenn es gar nicht ohne geht, geben Sie Strähnchen oder natürlichen Haarfärbemitteln den Vorzug, die gelten als relativ sicher. Sorgen Sie aber dafür, dass Sie die Haare an einem gut belüfteten Ort färben und nicht zu viel von den Dämpfen einatmen.

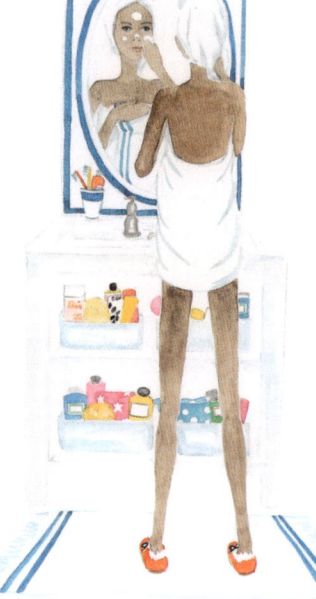

 ## Haut

Die auffälligste Hautveränderung sind Verfärbungen. Sommersprossen und Leberflecke werden oft dunkler, ebenso wie der Bereich um die Brustwarzen. Bei manchen Frauen verfärben sich zusätzlich größere Hautpartien – was bei dunkleren Hauttypen zu Aufhellungen führen kann und bei helleren zu einem dunkleren Teint. Dies kann im Gesicht auftreten, ein Phänomen, das man als Chloasma oder Schwangerschaftsmaske bezeichnet. Möglicherweise entdecken Sie zudem eine dunklere Linie zwischen Venushügel und Nabel, auch bekannt als Linea nigra. Tatsächlich ist sie nur die nachgedunkelte Version der ansonsten so gut wie unsichtbaren Linea alba. Alle diese Hautveränderungen werden verursacht durch erhebliche Hormonumstellungen, daher gibt es nicht viel, was man dagegen tun könnte. Allerdings sollte Ihre Haut in den ersten 6 Monaten nach der Geburt wieder in den Normalzustand zurückkehren.

Ist die Haut oft der Sonne ausgesetzt, verstärken sich viele dieser Pigmentveränderungen noch, daher achten Sie immer darauf, dass Sie nicht ohne Sonnenschutz aus dem Haus gehen und sich möglichst wenig in direkter Sonne aufhalten.

> »Eines der ersten Schwangerschaftsanzeichen bei mir waren Pickel, die ich bis zum Ende nicht mehr loswurde. Sie waren groß, rot und unansehnlich und trugen nicht unbedingt zu einem guten Selbstwertgefühl bei. Deshalb habe ich mit diversen Naturheilmittelchen experimentiert. Am besten gewirkt hat bei mir ein Anti-Pickel-Stift mit Teebaumöl, der hat die Dinger im Nu verschwinden lassen.« OLIVIA, KURSTEILNEHMERIN

Hautpflegeprodukte in der Schwangerschaft

Da die Haut in der Schwangerschaft höchst sensibel ist, ist es ratsam, bei allen verwendeten Produkten Vorsicht walten zu lassen. Was Ihre alltäglichen Hautpflegeprodukte betrifft, sind wir der Ansicht, dass Sie nicht unbedingt darauf verzichten müssen, solange es keine Probleme damit gibt. Stellen Sie allerdings fest, dass Sie ganz plötzlich auf eine Creme reagieren, die Sie sonst immer bestens vertragen haben, greifen Sie lieber zu Produkten ohne Duftstoffe.

Hautausschlag

Frauen, die zu Ausschlägen oder Ekzemen neigen, stellen möglicherweise eine Veschlimmerung fest. Das liegt zum Teil an der hormonellen Veränderung, zum Teil aber auch daran, dass sie auf die vom Arzt verschriebenen Präparate verzichten wollen, da von ihrer Verwendung während der Schwangerschaft abgeraten wird. Sollte sich der Zustand Ihrer Haut verschlimmern, wenden Sie sich bitte an Ihren Arzt. Hier muss Nutzen gegen Risiko (für das Baby) abgewogen werden, denn eine Hautinfektion durch häufiges Kratzen wäre beispielsweise auch kein Zuckerschlecken.

Krampfadern

Sind Sie von Krampfadern betroffen, sollten Sie so wenig wie möglich auf den Beinen sein und Stützstrümpfe tragen (so hässlich sie auch sein mögen). Mit hoher Wahrscheinlichkeit tritt

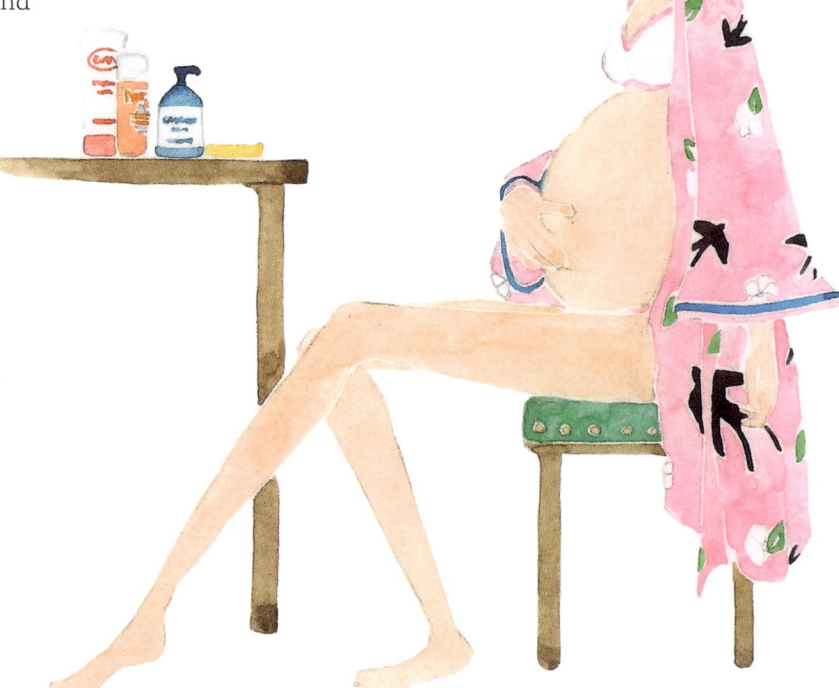

unmittelbar nach der Geburt eine Besserung ein, und wenn nicht, gibt es viele Behandlungsmöglichkeiten, sobald das Kind auf der Welt ist.

Man hört zwar selten davon, aber es gibt auch so etwas wie Krampfadern im Intimbereich, die sehr unangenehm werden können. Im Allgemeinen kommt dann ein Schmerzgefühl im Bereich des Damms auf, vor allem beim Stehen. Vermeiden Sie es daher, längere Zeit auf den Beinen zu sein, und tragen Sie vorbeugend stützende Wäsche. Zum Glück tritt nach der Geburt des Kindes Besserung ein.

 ## Dehnungsstreifen

Für viele ist die Aussicht auf Dehnungsstreifen weit schlimmer als die Vorstellung, unter Cellulite zu leiden. Doch leider bleiben ganze 90 Prozent aller Schwangeren nicht davon verschont. Bisweilen sind sie rot und entzündet und jucken, doch bessert sich dies nach der Geburt wieder, und schon nach wenigen Monaten sind sie silbrig in der Farbe und kaum mehr zu erkennen. Ob man zu Dehnungsstreifen neigt oder nicht, ist wohl größtenteils genetisch bedingt. Diejenigen, die sich gesund ernähren (und folglich nicht zu schnell zunehmen) und zugleich ausreichend Sport treiben (sodass die Muskulatur kräftig bleibt), neigen seltener dazu.

Sich regelmäßig einzucremen verhindert Dehnungsstreifen leider nicht, aber es wird Ihrem Körper selbstverständlich auch nicht schaden. Im Gegenteil – regelmäßiges Eincremen beugt Juckreiz vor, und darüber hinaus kann man sich dabei ausgiebig dem wachsenden Bäuchlein widmen. Es sind unzählige teure Öle auf dem Markt, deren Wirksamkeit gegenüber einer Bodylotion jedoch nicht unbedingt besser ist.

Wenn Sie nach der Geburt tatsächlich extrem unglücklich sind mit Ihren Dehnungsstreifen, reden Sie mit einem Arzt – es gibt nämlich durchaus Möglichkeiten, sie zu behandeln.

29 Gefühle in der *Schwangerschaft*

Fast allen Schwangeren machen starke Stimmungsschwankungen zu schaffen. Nicht selten sind diese sogar eines der ersten Symptome und können einen ziemlich aus der Bahn werfen, wenn man zu dem Zeitpunkt noch nichts von der Schwangerschaft weiß. Warnen Sie Ihren Partner am besten vor, aber keine Sorge, man ist nicht auf ewig ein Häufchen Elend (machen Sie sich allerdings darauf gefasst, dass Geschichten über notleidende Kinder Sie auch als Mama extrem aufwühlen).

> »Eines der ersten Anzeichen bei mir war, dass ich bei einem … und jetzt kommt's … Werbespot heulen musste! Von da an konnte ich mir keine romantischen Komödien mehr ansehen und schon gar nichts mit kranken Kindern!« *MARINA*

Schlechte Laune in der Schwangerschaft ist weit verbreitet, besonders im fortgeschrittenen Stadium. Wen überrascht es, wo das alltägliche Leben doch von Tag zu Tag schwerer zu meistern ist? Man fühlt sich fett, aufgebläht, rennt ständig aufs Klo, und wenn man mal gerade nicht muss, hat man wenig Energie, etwas Lustiges zu unternehmen. Wenn man alles ein wenig langsamer angeht, wird auch die Laune wieder steigen. Weisen Sie aber lieber auch die Ihnen nahestehenden Menschen darauf hin, dass vorrangig die Hormone schuld an Ihrer Unzufriedenheit sind und dass Sie sich schonen müssen.

> »Gegen Ende meiner ersten Schwangerschaft entdeckte ich einmal einen ›Mutter-Kind-Parkplatz‹ vor dem Supermarkt, nachdem ich endlos nach einer freien Lücke gesucht hatte. Der war perfekt, um mit meinem dicken Bauch aussteigen zu können. Plötzlich hielt mich ein Parkplatzaufseher auf, der sich vorsichtig erkundigte: ›Entschuldigen Sie, aber haben Sie ein Kind bei sich?‹ Ich drehte mich um und funkelte ihn wütend an. ›Sieht man doch wohl, dass mein Kind noch in der Gebärmutter steckt.‹ Dem übereifrigen Kerl klappte die Kinnlade runter bis zum Boden. Ich war zufrieden mit meiner Interpretation der Regeln, auch wenn meine Manieren zu wünschen übrig ließen.« *MARINA*

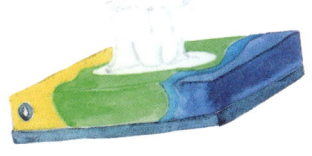

30 Sex in der *Schwangerschaft*

Wie oft schwärmen werdende Mütter von ihrer ach so aktiven Libido und dem tollen Sex während der Schwangerschaft. Doch diese Höhenflüge kennt nicht jede Frau, und selten bleibt es die ganze Zeit über so. Für viele Frauen, die im ersten Trimenon von grenzenloser Übelkeit und Erschöpfung geplagt werden, steht Sex nicht unbedingt ganz oben auf der Liste. Erst wenn die unangenehmen Symptome im zweiten Drittel nachlassen, kann man die erhöhte Empfindsamkeit genießen, die die Hormonumstellung in der Schwangerschaft mit sich bringt. Leider stellt sich dann oft im letzten Abschnitt auch schon wieder Ermüdung ein, und der wachsende Bauch ist einem immer mehr im Weg.

Außerdem unterscheidet sich der Sex von Paar zu Paar – in erster Linie, weil man ja sonst auch unterschiedlich oft und unterschiedlich zufriedenstellenden Sex hat. Im Allgemeinen kann man sagen, dass das, was der Mutter guttut, auch dem Kind gut bekommt – versuchen Sie den Sex also zu genießen, aber erzwingen Sie nichts.

Sofern der Arzt nicht explizit davon abrät, ist Sex nicht nur absolut sicher für Mutter und Kind, sondern tut allen Beteiligten gut. Dem Baby ist ja nicht bewusst, was sich da abspielt, und auch der atemberaubendste Orgasmus wird keine vorzeitigen Wehen auslösen. Und was das Beste ist: Sex ist wohl die vergnüglichste und schönste Form von sportlicher Betätigung, also halten Sie sich bitte nicht zurück, sondern nutzen Sie die Zeit, solange es noch geht.

> »Nach unserer dritten Kursstunde gingen wir alle zusammen einen Kaffee trinken und unterhielten uns darüber, wie wir den Sex in der Schwangerschaft erlebten. Die einen fanden es toll und waren weit aktiver als üblich, während andere überhaupt keine Lust mehr hatten. Es lag an einer Mischung aus Mattheit, schlechtem Körpergefühl und natürlich den Hormonen. Wir hatten uns im Kurs darüber unterhalten, wie sehr eine Schwangerschaft das Sexleben doch verändert, und wie sich herausstellte, tat es das bei jeder auf eine andere Weise. Das Wichtigste ist, mit dem Partner zu reden. Nachdem unsere Kinder auf der Welt waren, fingen wir alle zu unterschiedlichen Zeiten wieder mit dem Sex an, und für jede von uns wurde es irgendwann wieder zur Normalität, obwohl wir alle Bedenken gehabt hatten.« ANONYM (AUS RÜCKSICHT AUF DIE ANDEREN)

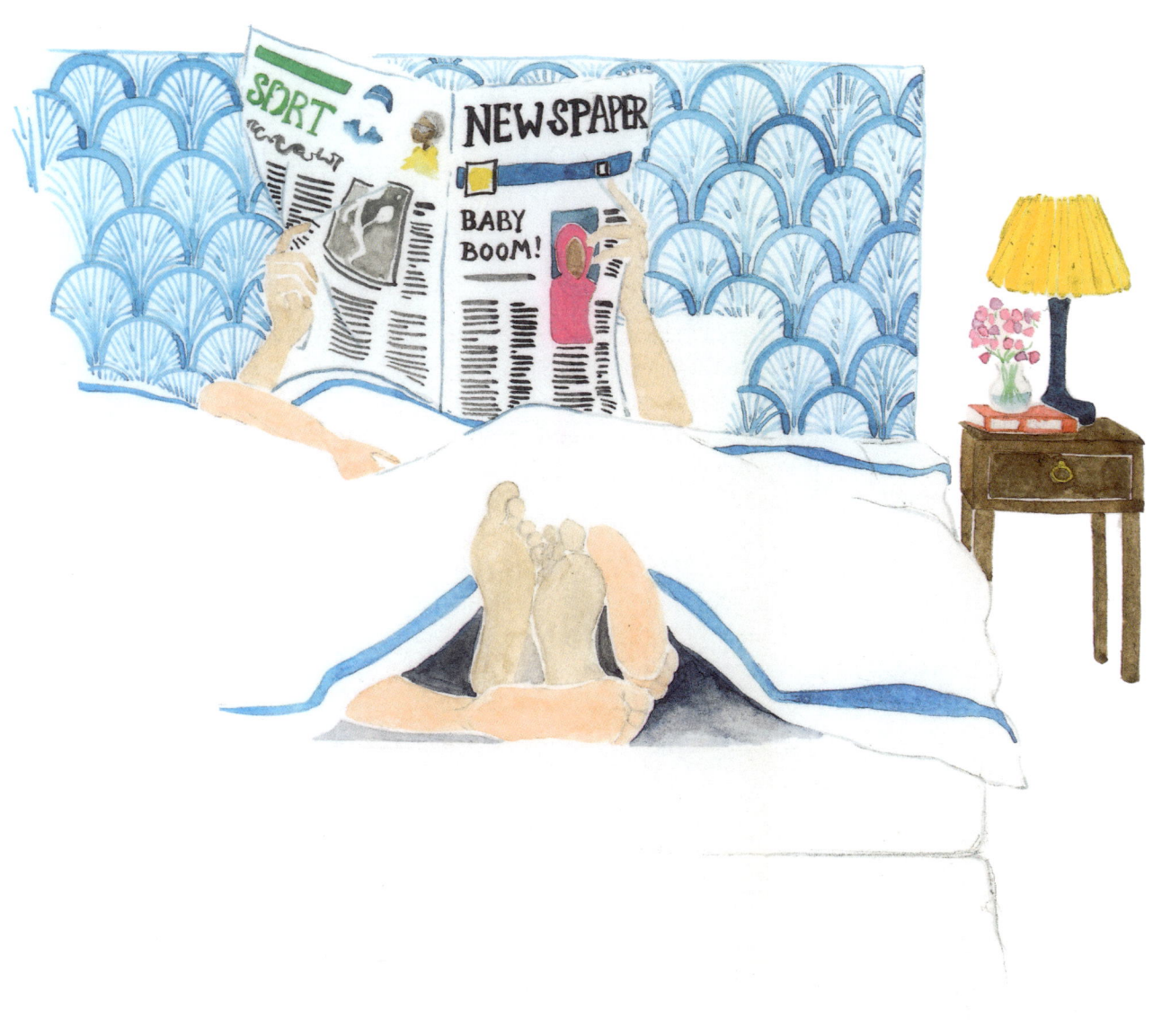

31

Sie und Ihr Baby im
7. Monat (Wochen 27–30)

Endlich haben Sie den letzten Schwangerschaftsabschnitt erreicht; von jetzt an geht es allein darum, dass Ihr Baby ordentlich wächst – und sich bereit macht für die Welt da draußen. Auch Ihr Bauch wächst unvermeidlich weiter! Jede Mutter wünscht sich ein reifes, gesundes Baby, also geben Sie Ihrem Körper die Chance, dafür zu sorgen, dass es gut gedeiht, und treten Sie ein wenig kürzer.

Wie Sie sich fühlen

- Das typische Strahlen lässt allmählich nach.
- Möglicherweise wird der Bauch nun gelegentlich hart; es handelt sich um sogenannte Braxton-Hicks-Kontraktionen – ein Zeichen dafür, dass der Körper sich auf die bevorstehende Geburt vorbereitet. Manche bemerken diese Übungswehen kaum, andere empfinden sie als eher unangenehm und denken, die Wehen hätten vorzeitig eingesetzt.
- Sehr wahrscheinlich leiden Sie immer öfter unter Müdigkeit, besonders, wenn Sie nachts schlecht schlafen. Der immer größere Bauch macht einen träge und unbeweglich. Schlafen Sie auch tagsüber möglichst oft.
- Vielleicht neigen Sie zu Kurzatmigkeit.
- Schwellungen an den Händen, Füßen und Beinen sind in dieser Phase völlig normal. Vergessen Sie nicht, Ihre Ringe abzunehmen, solange es noch geht!
- Auch Blähungen und Völlegefühl sind in diesem Abschnitt an der Tagesordnung. Das Baby drückt auf die inneren Organe und auch das Verdauungssystem wird immer träger. Die Nahrung braucht länger, um ihren Weg durch Magen und Darm zurückzulegen. Die Folge sind Bauchschmerzen und häufiger auch Verstopfung.
- Auch das lästige Sodbrennen gehört zu den Freuden der Schwangerschaft. Der Magenpförtner schließt nicht mehr so gut, sodass Magensäure nach oben wandert und ein unangenehmes Brennen in der Brust verursacht, vor allem im Liegen. Versuchen Sie im Bett eine etwas erhöhte Position einzunehmen, essen Sie lieber weniger und dafür öfter und trinken Sie vor jeder Mahlzeit Milch. Sollte dies alles nicht helfen, sprechen Sie mit Ihrem Arzt über die Einnahme eines (für Schwangere geeigneten) Medikaments.

> *»Es sind die kleinen Dinge, die nerven. Eines Morgens lag ich im Bett und hörte, wie mein Mann pinkeln ging. Das schien ungefähr fünf Minuten zu dauern, und ich hatte nur noch einen Gedanken: ›Das ist ja so was von unfair.‹ Ich war doch tatsächlich eifersüchtig auf das Fassungsvermögen seiner Blase!«* MARINA

Ernährung im dritten Trimenon

Im letzten Schwangerschaftsdrittel ist es besonders wichtig, dass man viel Kalzium über Nahrung und Getränke zu sich nimmt. Dies dient der Reifung und Verhärtung des kindlichen Skeletts. Kalziumreiche Lebensmittel sind Milch, Käse, Joghurt, Sardinen, grünes Gemüse sowie Müsli, Brot und Orangensaft.

Vorsorgeuntersuchungen

In diesem Monat wird wie üblich der Blutdruck gemessen und ein Urintest durchgeführt. Darüber hinaus werden die Größe des Babys, seine Position und die Herzfrequenz überprüft. Im dritten Trimenon achten Ärzte verstärkt auf den Blutdruck und die Urinwerte, da diese Aufschluss darüber geben können, ob Sie eine Präeklampsie entwickeln (siehe Seite 38).

Außerdem wird nun zu einem Glukosetoleranztest geraten, um Schwangerschaftsdiabetes auszuschließen. Doch selbst, wenn das Ergebnis positiv ausfällt, sollten Sie sich keine allzu großen Sorgen machen. Sie werden dann etwas intensiver betreut. Oft hilft schon eine Ernährungsumstellung, und nach der Geburt löst sich das Problem meist von allein. Im Falle eines negativen Rhesusfaktors verabreicht man Ihnen in dieser Phase eventuell eine Anti-D-Spritze (siehe Seite 49).

Ihr Baby

Mit 7 Monaten ist Ihr Baby so gut wie vollständig entwickelt.
Sollte es jetzt zur Welt kommen, hätte es bereits gute Überlebenschancen.

In dieser Phase ist das Baby noch recht aktiv, man spürt viele kräftige Bewegungen. Jedes Kind hat ein anderes Bewegungsmuster, daher lässt sich nicht sagen, wie oft am Tag man etwas spüren sollte.

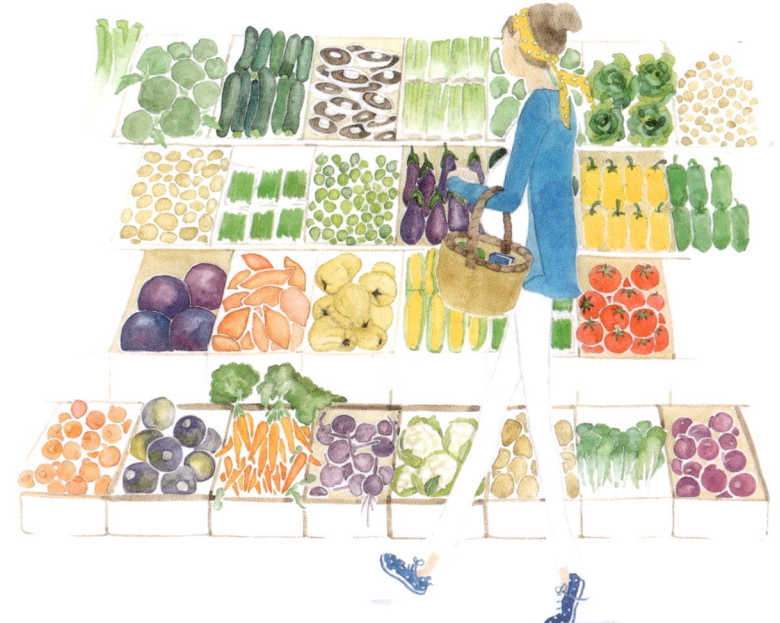

Am besten legen Sie immer den für Ihr Baby typischen Maßstab an. Wenn sich an seinem üblichen Bewegungsmuster deutlich etwas ändert, sollten Sie Ihre Hebamme oder den Arzt aufsuchen (weitere Tipps Seite 59).

Das Gehirn des Babys entwickelt sich immer weiter, und Studien deuten darauf hin, dass sich in dieser Phase bereits die vereinfachte Form eines Gedächtnisses entwickelt. Es kann nun die Augen öffnen und schließen, und es nimmt vermehrt Dinge wahr! Möglicherweise betrachtet es seine Hände, seine Füße oder die Nabelschnur, die an ihm vorübertreibt. Es verfügt über einen Saugreflex und nuckelt vielleicht schon am Daumen.

Das Gehör ist gut entwickelt, es ist bereits an Geräusche wie Ihren Herzschlag, Ihre Atmung, Ihre Verdauungsgeräusche und Wasserrauschen sowie an Geräusche von der Außenwelt gewöhnt. Es kann zwischen verschiedenen Stimmen unterscheiden und erkennt sie nach der Geburt wieder. Immer wieder stellen werdende Mütter fest, dass ihr ungeborenes Kind mit aufgeregten Tritten auf eine bestimmte Musik reagiert.

In der 30. Woche wiegt Ihr Baby ungefähr 1,3 Kilogramm und misst von Kopf bis Fuß etwa 41 Zentimeter.

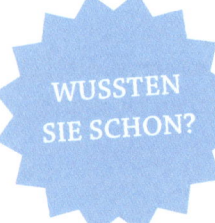

WUSSTEN SIE SCHON?

Im 7. Monat sind die Geschmacksknospen vollständig ausgebildet, und über das Fruchtwasser, das es trinkt, kann das Baby das Essen schmecken, das Sie zu sich genommen haben!

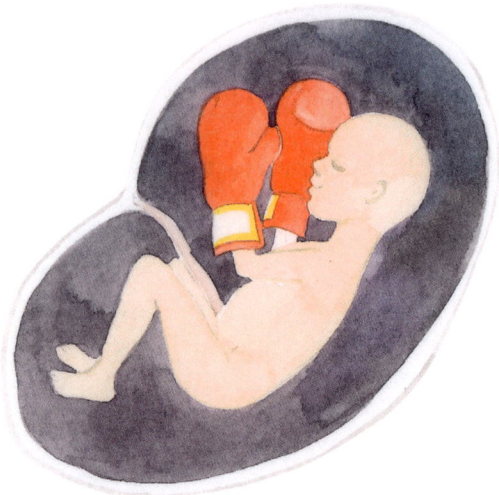

32 Schlaf in der *Schwangerschaft*

Da Schlaf in der Schwangerschaft so unheimlich wichtig ist, wundert man sich, wie häufig Schlafprobleme auftreten. Einige behaupten, die Natur bereite einen so auf die vielen schlaflosen Nächte vor, die nach der Geburt drohen, obwohl es doch zugegebenermaßen besser wäre, die werdende Mutter gut erholt ins Mamadasein starten zu lassen. Die gute Nachricht lautet: Es gibt ein paar recht einfache und sehr effektive Tricks, die helfen, den Teufelskreis der Schlaflosigkeit zu durchbrechen – so bekommen auch Sie wieder den erholsamen Schlaf, den Sie so dringend brauchen.

Tipps für einen gesunden Schlaf

- **Gewöhnen Sie sich ein Einschlafritual an.** So wird der Körper unbewusst auf den Schlaf vorbereitet. Vermeiden Sie jegliche anregende Tätigkeit. Stattdessen gönnen Sie sich lieber ein entspannendes Bad oder nehmen ein gutes Buch zur Hand (je langweiliger der Lesestoff, desto einschläfernder die Wirkung!). Am besten aber eignet sich Sex – der Schlaf »danach« ist oft der erholsamste. Immer zur gleichen Zeit zu Bett zu gehen und aufzustehen, selbst an den Wochenenden, sorgt für Routine, die den meisten Erwachsenen (und vor allem Babys) sehr zugutekommt.

- **Ihr Schlafzimmer ist nur zum Schlafen da (ob allein oder miteinander …).** Dort sollte weder gearbeitet noch ferngesehen werden. Achten Sie darauf, dass die Temperatur stimmt, gut gelüftet wurde (oder ist), und – falls Licht oder Lärm den Schlaf stören – benutzen Sie Ohrenstöpsel und eine Schlafbrille.

- **Verzichten Sie spätabends auf technische Geräte.** Das Schlafzimmer sollte eine handy- und computerfreie Zone sein. Es gibt Hinweise darauf, dass die Benutzung von Bildschirmen und Displays am späten Abend sich negativ auf den Schlaf auswirkt.

- **Essen Sie kurz vor dem Schlafengehen nicht zu schwer.** Nehmen Sie abends am besten etwas Leichtes zu sich, und essen Sie zur Not vor dem Schlafengehen noch eine Kleinigkeit; mit leerem Magen ins Bett zu gehen kann genauso ungemütlich sein wie mit vollem Magen.

- **Vermeiden Sie koffeinhaltige und anregende Getränke.** Mindestens sechs Stunden vor dem Schlafengehen sollten Sie weder Kaffee noch Schokolade zu sich nehmen, das sind wahre Schlafkiller.

- **Sport fördert Schlaf, daher seien Sie tagsüber aktiv.** Allerdings nicht unmittelbar vor dem Schlafengehen, denn die beim Sport ausgeschütteten Endorphine halten wach.

- **Tanken Sie tagsüber viel Frischluft und Tageslicht.** Außerdem können häufige Toilettenbesuche den Schlaf rauben – oft schon zu Beginn der Schwangerschaft. Trinken Sie tagsüber reichlich und dafür ab 18 Uhr etwas weniger, das schafft Abhilfe.

- **Gehen Sie erst ins Bett, wenn Sie müde sind.** Wenn man sich lange im Bett wälzt, sorgt das nur für Frust, den Schlaf fördert es nicht. Beachten Sie, dass Sie womöglich weniger Schlaf benötigen, als Sie denken. Beurteilen Sie Ihr Schlafbedürfnis danach, wie Sie sich fühlen, und nicht nach der Stundenzahl. Wenn man häufig müde ist, sollte man auch tagsüber zwischendurch schlafen, aber vermeiden Sie Nickerchen nach 15 Uhr.

- **Atem- und Visualisierungsübungen.** Wenn Sie es als Teil der Geburtsvorbereitung mit Hypnotherapie versuchen (siehe Seite 121), hilft Ihnen diese Entspannungstechnik vielleicht auch dabei, besser in den Schlaf zu finden. Schwirren Ihnen unzählige Gedanken durch den Kopf, machen Sie sich damit frei.

- **Leise Entspannungsmusik oder Radio.** Auf keinen Fall sollten Sie etwas hören, das Sie anregt. Sinn und Zweck ist es, die Gedanken von den alltäglichen Sorgen wegzulenken, damit der Schlaf die Oberhand gewinnt.

- **Weißes Rauschen.** Wenn Störgeräusche von außen Ihnen den Schlaf rauben, kann dieses Rauschen helfen, alles andere auszublenden.

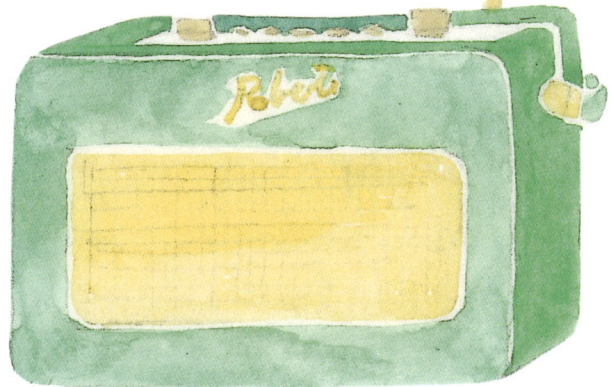

Bequeme Bettruhe

Je runder der Bauch wird, desto schwieriger wird es, längere Zeit bequem zu liegen. Wenn Sie feststellen, dass Sie an den Hüften oder an anderen Druckpunkten Schmerzen haben, versuchen Sie es mit einer weichen Matratzenauflage oder legen Sie Decken unters Laken. Möglicherweise ist es angenehmer, wenn Bauch und Körper eine zusätzliche Stütze haben. Viele Frauen schwören schon vor der Geburt auf sogenannte Stillkissen, doch auch eine zusätzliche Decke oder ein Kissen unter dem Bauch beziehungsweise im Rücken können helfen.

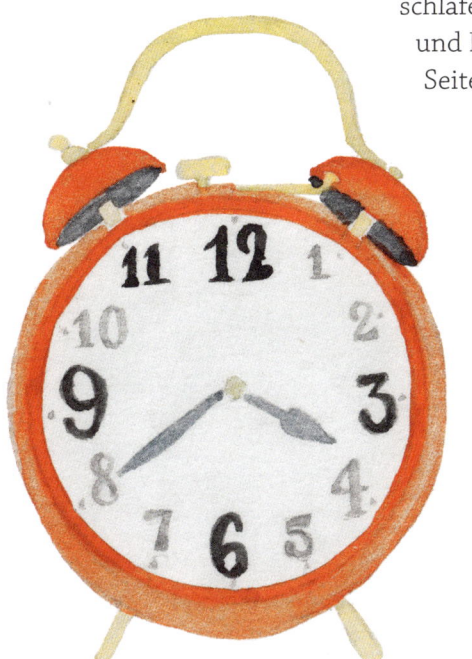

Im Idealfall gewöhnen Sie sich an, auf der linken Seite zu schlafen, Studien haben gezeigt, dass dies für Mutter und Kind das Beste ist. Aber auch die rechte Seitenlage ist in Ordnung. Doch selbst wenn Sie auf dem Rücken liegend aufwachen, besteht kein Grund zur Besorgnis! Sollte tatsächlich zu viel Druck auf die Vena cava ausgeübt werden (siehe Seite 46), fühlen Sie sich elend und wachen auf, ehe Ihr Kind in irgendeiner Weise darunter leidet.

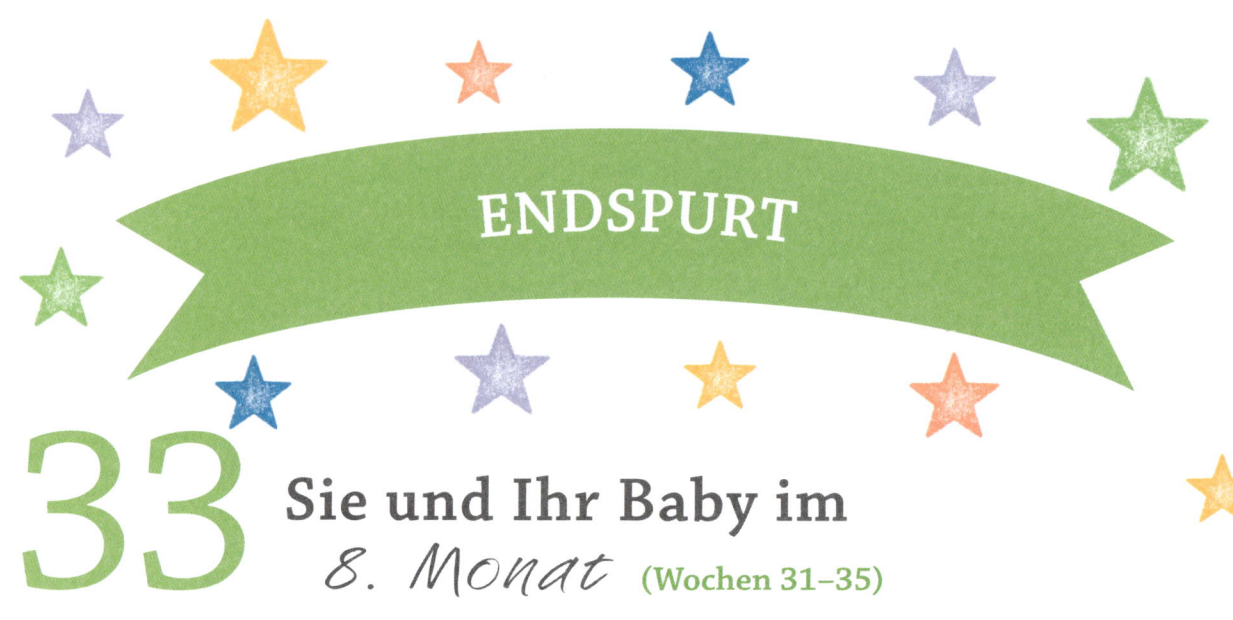

ENDSPURT

33 Sie und Ihr Baby im *8. Monat* (Wochen 31–35)

Sie befinden sich auf der Zielgeraden. Der letzte Monat kann beschwerlich sein, doch dafür erwartet Sie das schönste Geschenk, das man auf Erden bekommen kann.

In den letzten Monaten legen die meisten werdenden Mütter noch einmal bis zu 5 Kilogramm an Gewicht zu. Im Bauchraum muss nun dreimal so viel untergebracht werden wie sonst. Möglicherweise treten Blähungen, Völlegefühl, Verstopfung, Kurzatmigkeit, Tollpatschigkeit, Vergesslichkeit und häufiger Harndrang auf. Da überrascht es kaum, dass Frauen in dieser Phase etwas launisch sind. Doch Kopf hoch: Das Ende ist in Sicht!

Wie Sie sich fühlen

- Ob es Ihnen gefällt oder nicht, Sie werden nun etwas kürzertreten müssen. Die Schwangerschaft verlangt dem Körper einiges ab. Sie leiden vielleicht unter Kopfschmerzattacken, die Gliedmaßen sind geschwollen, insbesondere Hände und Füße. Lassen Sie auch mal fünf gerade sein, heben Sie nicht mehr schwer, gönnen Sie sich öfter ein Taxi und nehmen Sie Hilfe von Freunden an. Und egal, wie viel Sie gerade zu tun haben: Legen Sie zwischendurch die Beine hoch. Ihr Körper wird es Ihnen danken.
- Vielleicht haben Sie Schmerzen unterhalb der Rippen, weil die Gebärmutter nach oben drückt oder Ihr Kind Ihnen kräftige Tritte verpasst! Bei anhaltenden Schmerzen gehen Sie bitte zu einem Physiotherapeuten.
- Die Vorsorgeuntersuchungen finden nun in kürzeren Abständen statt, der Arzt oder die Hebamme überprüft regelmäßig die Position des Kindes, seine Größe und den Herzschlag sowie – um eine drohende Präeklampsie auszuschließen – Ihren Blutdruck und Ihren Urin.

- Sind Sie Rhesus-negativ (siehe Seite 49), wird Ihnen um die 34. Woche herum eine weitere Anti-D-Spritze verabreicht.
- Gibt es Bedenken wegen der Größe und Lage des Kindes oder der Lage der Plazenta, besteht die Möglichkeit, noch einmal einen Ultraschall durchzuführen. Sieht der Arzt keine Veranlassung dazu, aber Sie kommen nicht gegen Ihre Neugierde an, können Sie auf private Kosten um einen weiteren Ultraschall bitten.

Ihr Baby

Je größer das Kind wird, desto weniger Spielraum hat es, daher verändert sich das Bewegungsmuster allmählich. Viele Frauen stellen gegen Ende der Schwangerschaft fest, dass sie seltener Kindsbewegungen spüren. Trotzdem sollten diese regelmäßig sein. Da das Baby nun schon richtig groß ist, sehen Sie vielleicht sogar von außen, wie es sich in der Gebärmutter bewegt!

Die kindlichen Organe sind nun alle vollständig ausgebildet, mit Ausnahme der Lunge. Diese reift zwischen der 30. und der 35. Woche in rasantem Tempo heran und ist erst ab der 36. Woche endgültig bereit für den Außeneinsatz. Trotzdem ist ein Baby, das vor der 36. Woche geboren wird, überlebensfähig – es wird nur ein klein wenig Unterstützung beim Atmen brauchen. Gehirn und Nervensystem sind ebenfalls fertig entwickelt, die Knochen verfestigen sich (mit Ausnahme der Schädelknochen) immer mehr. Jetzt muss der Fötus nur noch ein wenig wachsen. Nach wie vor ist er von der wächsernen weißen Käseschmiere bedeckt, die seine Haut schützt und ihn schön warm hält. Das flaumige Lanugohaar allerdings fällt nun allmählich aus. Wird es ein Junge, senken sich die Hoden um diese Zeit herum nach unten in den Hodensack ab.

Gegen Ende der 35. Woche wiegt Ihr Baby um die 2,3 Kilogramm und ist etwa 46 Zentimeter lang.

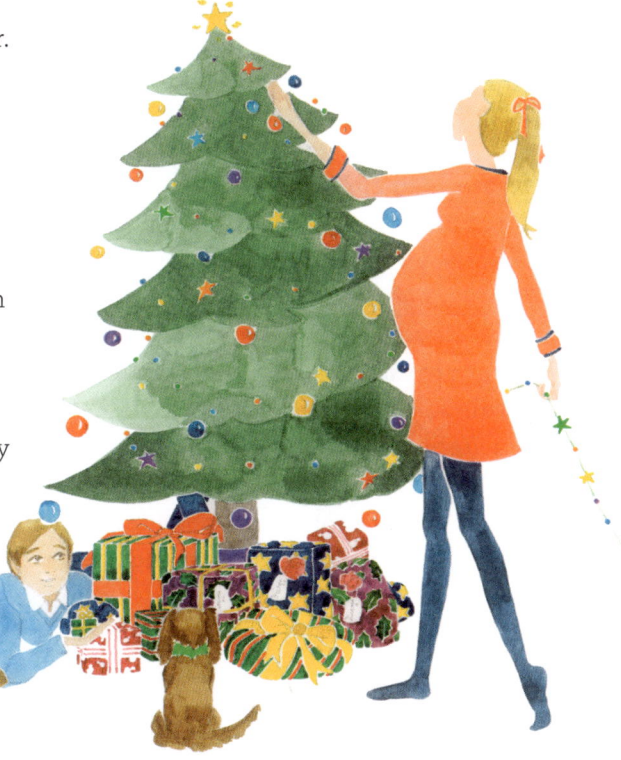

Der Geburtsplan

Jetzt ist es an der Zeit, sich einen genauen Geburtsplan zu überlegen und ihn schriftlich für die Geburtshelfer festzuhalten. Viele junge Frauen machen sich endlos Gedanken, wofür sie sich entscheiden sollen und wie sie dafür sorgen, dass man sich daran hält. In Hebammenkreisen wird viel darüber gewitzelt, dass ein extrem ausgeklügelter Geburtsplan es umso wahrscheinlicher macht, dass bei der Geburt später gar nichts nach Plan läuft. Doch was die Erstellung eines Geburtsplans so wichtig macht, ist nicht das Endergebnis, sondern das Wissen, das man sich bei der Recherche dazu aneignet. Als Schwangere sollte man Bescheid wissen über die genauen Geburtsabläufe und darüber, welche Möglichkeiten einem offenstehen. Allerdings raten wir dringend davon ab, einen solchen Plan als unumstößlich zu betrachten. Wenn es dann nämlich anders läuft, ist man zwangsläufig enttäuscht.

Eine vernünftige Herangehensweise wäre beispielsweise die folgende:

> **Mein Geburtsplan**
>
> »Am liebsten würde ich das Kind im Geburtsbecken zur Welt bringen, im Hintergrund läuft Enya, gedämpftes Licht und mein Mann streichelt mir liebevoll über den Kopf und flüstert mir aufmunternde Worte ins Ohr. Da es für mich aber das erste Mal ist und ich nicht weiß, wie lange die Wehen dauern werden und wie ich darauf reagiere, und weil ich auch die Lage meines Kindes nicht kenne, würde ich mir von meiner Hebamme Folgendes wünschen: Sie sollte mich zwar ermuntern, mich an meinen Geburtsplan zu halten, aber wenn sie oder ich zu irgendeinem Zeitpunkt das Gefühl haben, dass es nicht das Richtige ist – sei es, weil ich oder mein Baby in Gefahr sind oder es mir einfach zu viel ist –, werden wir uns einen anderen Weg überlegen.«

Wenn man berücksichtigt, dass man zur Not von seinem Plan abweichen muss, lohnt es sich, darüber nachzudenken, wie die Geburt idealerweise ablaufen soll. Dazu gehört auch, sich im Vorfeld darüber zu informieren, welche Möglichkeiten die von Ihnen gewählte Klinik oder das Geburtszentrum bieten. Außerdem müssen Sie bereits im Vorfeld über die einzelnen Wehenphasen und Geburtsoptionen Bescheid wissen und daher unbedingt weiterlesen bis einschließlich Kapitel 50.

34 Babys *Erstausstattung*

Shoppen fürs Baby gehört zu den schönsten Erledigungen, die in einer Schwangerschaft so anstehen. Sicher, die Läden werden auch nach der Geburt noch geöffnet haben, doch lohnt es sich frühzeitig zu überlegen, was man wirklich braucht, und es in Ruhe zu besorgen.

Leider ist so eine Erstausstattung nicht gerade billig, und vieles benötigt man nur für kurze Zeit. Fragen Sie daher Freundinnen oder Verwandte, ob Sie sich bestimmte Sachen borgen können, oder suchen Sie im Internet nach Secondhand-Angeboten. Allerdings lohnt es sich, in eine neue Matratze und eine neue Babyschale zu investieren. Falls Sie diese doch gebraucht kaufen, dann bitte nur von Leuten, denen Sie vertrauen. Es kann nicht für die Sicherheit eines Autositzes garantiert werden, wenn dieser schon einmal in einen Unfall involviert war, und eine Beschädigung ist von außen nicht immer zu erkennen. Und gebrauchte Matratzen können Schimmelsporen oder Hausstaubmilben beherbergen und verschmutzt sein – auch wenn man es auf den ersten Blick nicht sieht.

Beim Kauf eines Kinderwagens können wir Ihnen leider nicht behilflich sein; es gibt Hunderte von Modellen, und jedes hat seine Vor- und Nachteile. Da der Wagen allerdings die vorerst größte Investition sein wird, lassen Sie sich Zeit, den für Ihre Zwecke am besten geeigneten auszuwählen (es kann durchaus auch ein gebrauchter sein). Überlegen Sie sich genau, wie und wo Sie ihn benutzen werden und ob Sie ihn oft zusammenklappen und heben müssen – zudem sollte er gut in den Kofferraum Ihres Autos passen. Bedenken Sie auch, dass Sie eine Abstellmöglichkeit im Haus oder Hausflur brauchen. Lassen Sie sich nicht von trendigen Designs blenden, sondern berücksichtigen Sie ausschließlich die praktischen Aspekte. Lässt er sich nämlich nicht leicht bedienen, werden Sie es später bitter bereuen.

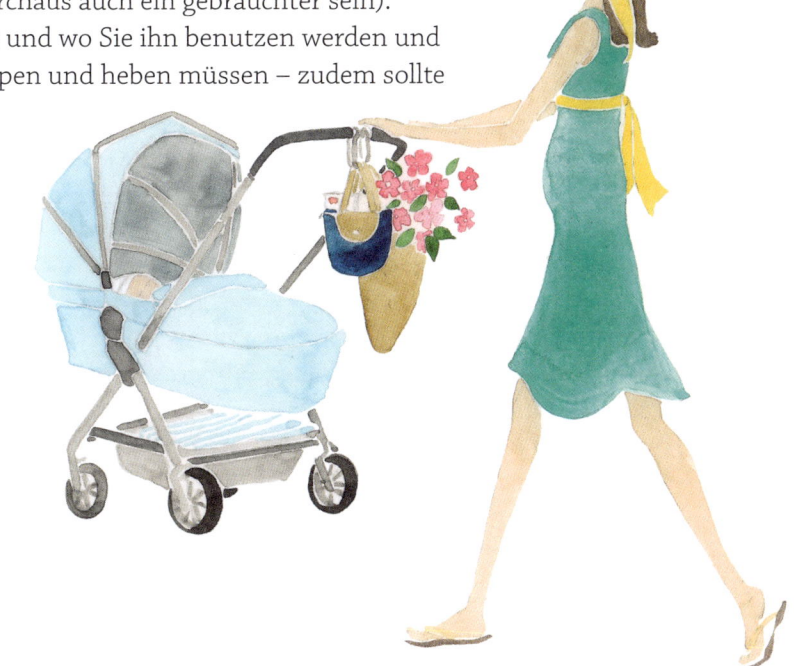

Schlafen

Unverzichtbar:

- 2 Schlafsäcke (einer wird immer in der Wäsche sein)
- 2 Tücher zum Pucken oder Pucksäcke
- 2 Laken + 2 wasserundurchlässige Matratzenschoner
- mindestens 10 Mulltücher
- Strickdecke aus Baumwolle

Optional:

- Wolldecke (im Winter für draußen)

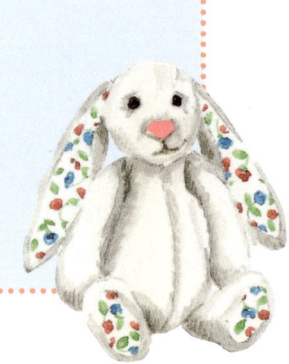

 ## Spielen

Unverzichtbar:

- diverse Mobiles (für Wickelkommode, Bettchen und/oder Stubenwagen)
- Kuscheltier oder -decke

Optional:

- Schaffell oder Krabbeldecke für den Boden
- Spielbogen
- Wippe

 ## Auf Reisen

Unverzichtbar:

- Reisebettchen inklusive Matratze, Matratzenschoner und Laken

Optional:

- Universal-Verdunkelung

Kinderzimmer

Unverzichtbar:
- Babybettchen mit Matratze
- Wickeltisch mit Wickelauflage
- Einweg-Unterlagen oder Handtücher für den Wickeltisch
- Windeleimer

Optional:
- Heizstrahler für den Wickeltisch
  (im Winter)

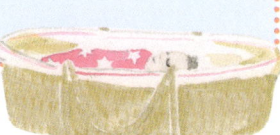

 ## Babyhygiene

Unverzichtbar:
- Baby-Nagelschere
- Waschschüsseln
- Haarbürste
- Wattepads
- Sicherheits-Wattestäbchen (für Bauchnabel)
- Windeln (Größe 1)
- Windelbeutel
- Wundsalbe
- Sterile Wundauflage (zur Nabelpflege)

Optional:
- Babyöl/Baby-Massageöl
- Antibakterielles Handgel

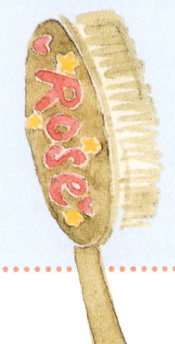

★ Unterwegs

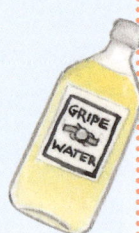

Unverzichtbar:
- Kinderwagen
- Babyschale fürs Auto

Optional:
- Babytrage oder Tragetuch
- Wickeltasche
- Sonnen- und Regenschutz für den Kinderwagen
- Sonnenschutz und Baby-Rückspiegel fürs Auto
- Lammfell für den Kinderwagen
- Befestigungssystem für die Babyschale im Auto

★ Baden

Unverzichtbar:
- Badewanne oder Badesitz
- 2 Schwämme oder Waschlappen (einen für »oben«, einen für »unten«, siehe Seite 183)
- 2 Kapuzenhandtücher
- Babyshampoo und -waschlotion

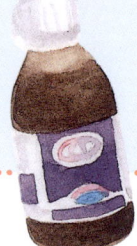

Optional:
- Badespielzeug
- Badeeimer (für Neugeborene)

★ Sicherheit

Unverzichtbar:
- Babyphone (eventuell mit Temperaturanzeiger)
- Treppengitter (sobald das Baby zu krabbeln beginnt)
- Rauchmelder
- Löschdecke

Optional:
- Babyfon mit Kamera und/oder Bewegungssensor

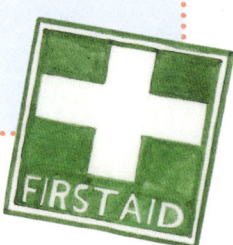

Kleidung

Unverzichtbar:

- *Baumwollmütze bzw. Wollmütze (im Winter)*
- *10 Lätzchen oder Spucktücher*
- *6 kurz- und 3 langärmelige Bodys (im Sommer)*
- *6 lang- und 3 kurzärmelige Bodys (im Winter)*
- *6 Strampler*
- *Neugeborenenfäustlinge*
- *2 Strickjäckchen*

Optional:

- *2 Schlafanzüge (mit Knöpfen im Schritt fürs einfache Windelwechseln)*
- *Ganzkörper-Fleece (im Winter)*

Siehe zur Babykleidung auch die Seiten 219 bis 221.

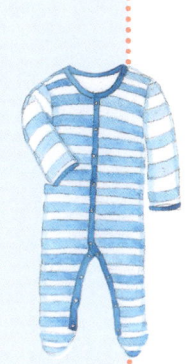

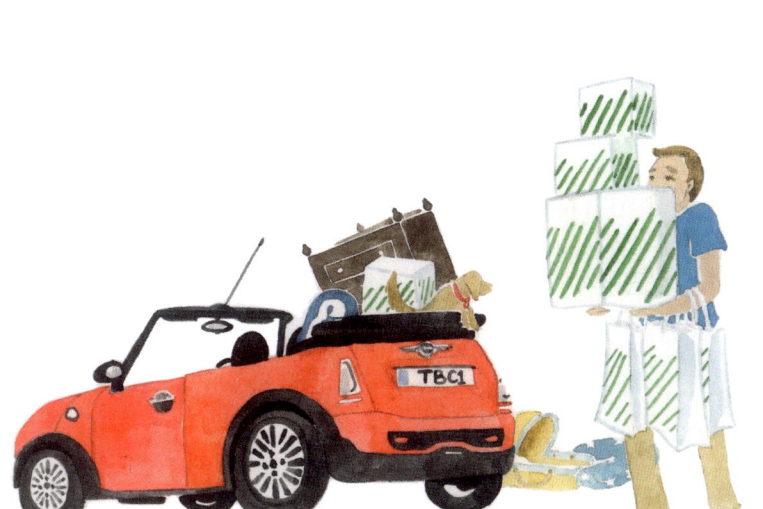

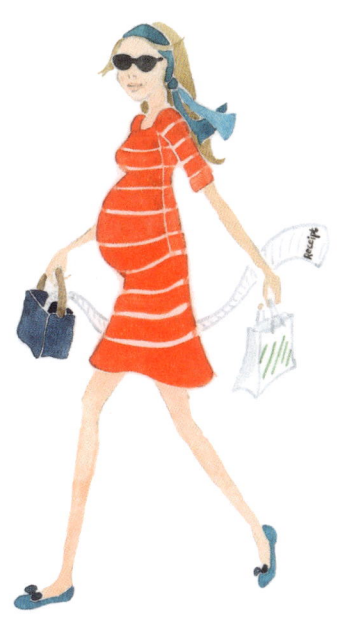

35 Erste-Hilfe-Set für Sie
und Ihr Baby

Es lohnt sich, schon vor der Ankunft des Babys eine kleine Hausapotheke zusammenzustellen. Natürlich hat man im Prinzip jederzeit die Möglichkeit, loszuziehen und sich das zu besorgen, was man gerade braucht, aber was machen Sie um drei Uhr morgens, wenn das Baby Schmerzen oder Fieber hat, oder in dem Moment, wenn Ihr Kind von einer Biene gestochen wird? Mit etwas Glück werden Sie anfangs nicht viel benötigen, doch je älter das Baby wird, desto wahrscheinlicher wird es, dass es sich verletzt oder krank ist. Wenn man für alle Fälle gewappnet ist, kann man als Mutter jedenfalls gleich viel entspannter sein ...

Wichtige Hinweise zur Verabreichung von Medikamenten

Bitte beachten Sie, dass Babys sehr sensibel auf gewisse Arzneien reagieren. Lesen Sie unbedingt vorab den Beipackzettel und vergewissern Sie sich, dass das Medikament auch wirklich bereits für Säuglinge geeignet ist! Der Großteil der Produkte darf erst ab einem bestimmten Gewicht des Kindes verabreicht werden, daher sollten Sie sich in jedem Fall an die Empfehlungen halten, die auf der Packung angegeben sind! In Zweifelsfällen fragen Sie Ihren Arzt oder Apotheker.

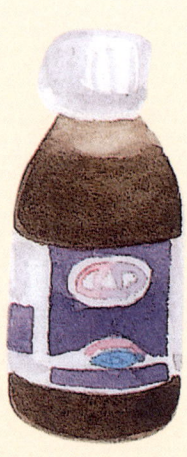

Bitte ziehen Sie immer erst einen Arzt zurate, ehe Sie Ihr Kind behandeln. Einen Erste-Hilfe-Kasten sollte man zwar zwingend im Haus haben, aber wenn das Baby krank ist oder verletzt, sollten Sie in jedem Fall professionelle Hilfe in Anspruch nehmen!

>>*Welche Art von Thermometer eignet sich für Babys am besten?*<<
Thermometer kommen bei Kindern häufig zum Einsatz, daher
lohnt es sich, in ein Qualitätsprodukt zu investieren. Wichtig ist,
dass sich die Temperatur ganz einfach messen lässt. Wenn Sie im
Krankheitsfall einen Arzt aufsuchen, wird er Sie als Erstes fragen,
wie es mit der Temperatur des Kindes aussieht. Und wenn es ein
klein wenig blass wirkt, ist es hilfreich, sich zu vergewissern, dass
kein Fieber vorliegt. Auch in der Schwangerschaft ist ein Thermometer hilfreich, da jedes Fieber Anzeichen für eine Infektion ist,
die schnellstmöglich behandelt werden muss.

Die meisten Ärzte verwenden Thermometer für die Ohren; sollten
Sie sich für ein solches entscheiden, wählen Sie lieber ein teureres
Produkt, da die günstigen oft ungenau sind. Ohrthermometer
eignen sich für Babys besonders gut, weil man auch im Schlaf Fieber
messen kann, ohne sie zu wecken.

 ## Die Hausapotheke

Grundausstattung:
- Thermometer
- Erste-Hilfe-Handbuch

Medikamente:
- Paracetamol für Kinder
- Ibuprofen für Kinder
- Mittel gegen Koliken (z. B. Kümmelzäpfchen)
- Globuli und/oder Salbe gegen Zahnungsbeschwerden
- Elektrolyt-Glukose-Lösung bei Durchfall

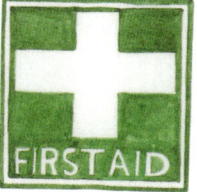

Bei Husten, Erkältung und Rotznasen:

- Nasensekret-Sauger
- Nasenspray und/oder abschwellende Nasentropfen
- Nasendusche
- Erkältungsbalsam für Babys
- Luftbefeuchter

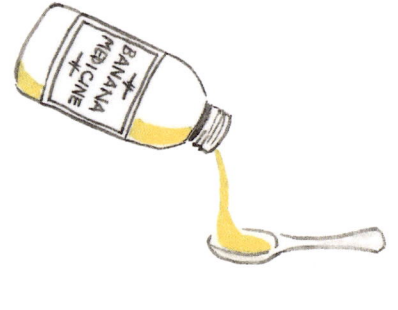

Bei Schnitt-, Brand- und Schürfwunden:

- Notfallset aus der Apotheke mit Kompressen, Verbandspflastern, Binden und Schere
- Desinfektionsspray
- Kühlpads
- Kinderpflaster in verschiedenen Größen
- Watte
- Kochsalzlösung
- Pinzette
- Händedesinfektionsgel
- Arnika (Salbe und Globuli)
- Wund- und Brandgel

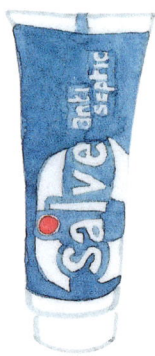

Bei Stichen und allergischen Reaktionen:

- Gel gegen Juckreiz
- Anti-Mücken-Spray
- Spray zur Kühlung

Erste Hilfe

Es wäre ratsam, schon vor der Ankunft des Babys einen Erste-Hilfe-Kurs zu besuchen, damit man die nötigen Grundkenntnisse hat, um einen Notfall zu erkennen und Erste Hilfe zu leisten. So ist man bei Unfällen und Notfällen in Baby- und Kleinkindalter gut gewappnet. Auch Ihr Partner und alle, in deren Obhut Sie das Kind geben, sollten einen solchen Notfallkurs besucht haben. Zu wissen, wie man ein Kind vor dem Ersticken rettet oder wie man Wiederbelebungsmaßnahmen durchführt, kann im Extremfall über Leben oder Tod entscheiden.

36 Vorbereitung auf die *Ankunft des Babys*

Irgendwann im Laufe des letzten Trimenons sollte man sich Gedanken darüber machen, wie es werden wird, wenn das Baby da ist. Dann hält man plötzlich das Wertvollste in der Hand, was man sich vorstellen kann, und stellt fest, dass keine Gebrauchsanleitung beiliegt.

Wenn Sie aus dem Krankenhaus entlassen werden, werden Sie noch etwas kraftlos sein, von Gefühlen überwältigt und ziemlich sensibel. Falls Ihnen also irgendjemand seine Hilfe anbieten sollte, nehmen Sie diese bitte unbedingt an.

Wobei man Ihnen helfen kann

- **Kochen:** Das Letzte, worauf Sie jetzt Lust haben werden, ist, am Herd zu stehen. Vermutlich haben Sie aber seit der Geburt nicht mehr richtig gegessen, daher können Sie ein nahrhaftes Mahl gut gebrauchen. Wenn eine Freundin oder ein Familienmitglied anbietet, für Sie zu kochen, dann nehmen Sie das Angebot an. Sie können aber auch schon in der Zeit vor der Geburt Mahlzeiten vorbereiten und einfrieren.

- **Putzen:** Nach einer Geburt hat man in der Regel Schmerzen, daher sollte man sich das Aufräumen, Staubwischen und Saugen unbedingt sparen.

- **Wäsche waschen:** Sie werden nicht glauben, welche Berge an Wäsche nun auf Sie zukommen. Babys spucken viel und haben ständig volle (und undichte) Windeln, daher bleibt einem häufiges Kleiderwechseln nicht erspart. Dasselbe gilt für Sie selbst (auch weil dem Baby nicht nur beim Bäuerchen die Milch hochkommt); vermutlich müssen Sie jetzt jeden Tag den Schlafanzug wechseln und häufig auch die Bettwäsche, weil Sie nachts stark schwitzen (siehe Seite 178).

- **Selbstvertrauen aufbauen:** Frischgebackene Eltern fühlen sich oft hilflos und haben das Gefühl, das Baby nicht richtig versorgen zu können. Da ist es schön, jemanden zu haben, den man um Rat fragen kann. Jetzt sind vor allem die Großmütter gefragt, denn sie haben das alles ja selbst einmal durchgemacht.

- **Beistand:** Als junge Mutter ist man oft recht einsam. Man verbringt Stunden damit, das Baby zu füttern, es Bäuerchen machen zu lassen, ihm die Windeln zu wechseln und es zum Schlafen zu bringen. So schön die erste Zeit mit dem Neugeborenen ist, tut es unheimlich gut, sich zwischendurch auch mal mit einem Erwachsenen unterhalten zu können. Wenn Sie jemanden haben, der hin und wieder vorbeischaut und hilft, hebt das die Stimmung gewaltig.

> »Als meine Tochter zur Welt kam, schaute meine Freundin Susan mit Essen für die nächsten drei Tage vorbei. Das war das beste Geschenk, das ich zur Geburt bekommen habe – weil ich nicht erst nachdenken, einkaufen und dann kochen musste; ich habe es einfach genossen.« ALEX, KURSTEILNEHMERIN

 Wo man Hilfe bekommt

- **Väter:** In Deutschland haben auch Väter Anspruch auf Elternzeit und können diese sogar zeitgleich mit der Partnerin nehmen. Es ist sehr wichtig, dass auch der Vater sich Zeit nimmt, um das neue Familienmitglied kennenzulernen und die Partnerin zu unterstützen, daher sollte man ihn ruhig darum bitten, sich nach der Geburt (und auch im weiteren Verlauf der Erziehung!) freizunehmen.
- **Eltern und Geschwister:** Viele junge Frauen stellen fest, dass die Beziehung zur eigenen Mutter sich nach der Geburt einschneidend verändert. Die täglichen Herausforderungen schaffen eine völlig neue Grundlage des Respekts für das, was die eigene Mutter geleistet hat. Wöchnerinnen müssen selbst bemuttert werden, daher ist es keine schlechte Idee, wenn ein Elternteil oder Familienmitglied vorbei- kommt, um mit dem Baby und im Haushalt zu helfen.
- **Doula:** Diese wundervollen Frauen können vor, während oder nach der Geburt eine unentbehrliche Stütze sein, besonders für Alleinerziehende. Sie helfen nicht nur mit dem Kind, sie kochen auch, machen sauber, stehen einem mit Rat und Tat zur Seite und kümmern sich um eventuell vorhandene Geschwisterkinder. Um als Doula tätig zu werden, muss man selbst schon ein Kind geboren haben und hat im Idealfall eine Ausbildung absolviert. Da diese in Deutschland aber noch keine Pflicht ist, lässt man sich am besten eine Doula empfehlen oder sucht über ein Doula-Netzwerk oder einen Verein.
- **Nanny:** Hier handelt es sich meist um Zugehfrauen (manchmal auch Kinderkran- kenschwestern oder Nachsorgehebammen), die sich auf die Säuglingspflege und die Unterstützung junger Mütter spezialisiert haben. Nannys leben mit den jungen Familien unter einem Dach, gern im Zimmer des Babys, die Abrechnung erfolgt tageweise. Sie kümmern sich nicht nur um Mutter und Kind, sondern übernehmen gelegentlich auch Arbeiten im Haushalt. Welche Rolle ihnen genau zufällt, muss vorab geklärt werden. In der ihr zur Verfügung stehenden Zeit bringt sie der jungen Mutter bei, wie man sich um das Neugeborene kümmert, spricht ihr Mut zu und hilft ihr beim Stillen oder Füttern mit der Flasche. Eine Nanny ist eine tolle Hilfe,

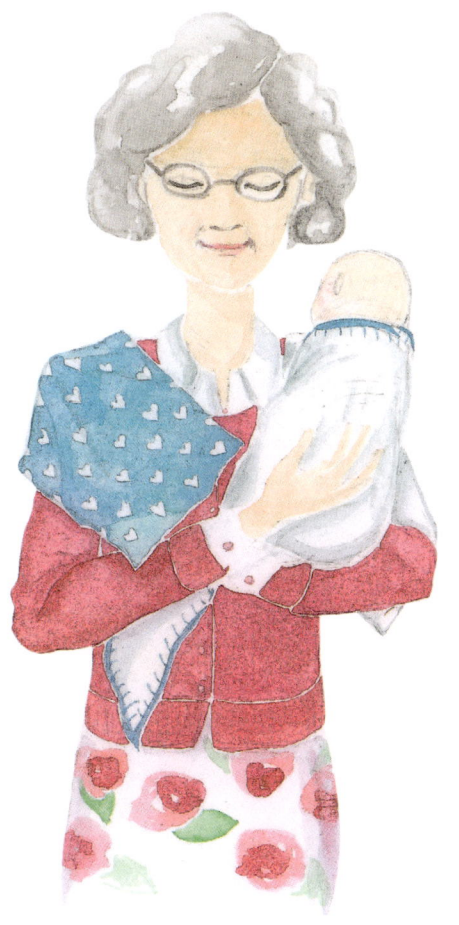

hat aber ihren Preis. Sie begleitet die junge Mutter meist über einen festgelegten Zeitraum, ist aber oftmals flexibel und kommt gern auch nur für ein paar Tage. Bisweilen kann man sie auch für einen kurzen Hausbesuch rufen, wenn das Kind schon größer ist, um Hilfestellung zu leisten oder Tipps bei Schlafproblemen zu geben. In Deutschland nimmt die Zahl der professionellen Nannys seit einigen Jahren stetig zu. Trotzdem ist diese Form der Kinderbetreuung immer noch eher ungewöhnlich (und auch sehr teuer).

- **Night Nanny:** In den USA, in Großbritannien und in Frankreich sind sogenannte Night Nannys bereits keine Seltenheit mehr. Sie kommen für eine 12-Stunden-Schicht, normalerweise ab 19 Uhr, um sich um das Kind zu kümmern. Weil sie nur nachts da sind, übernehmen sie keine weiteren Aufgaben. Für diejenigen, die tagsüber lieber mit dem Kind allein und ungestört sind, ist so eine Night Nanny eine gute Alternative, und: Man bekommt genügend Schlaf. Allerdings ist für viele Mütter in Deutschland die Vorstellung, die Betreuung eines Neugeborenen für eine ganze Nacht jemand anderem als sich selbst anzuvertrauen, sehr befremdlich. Unter anderem deshalb gestaltet sich die Suche nach qualifizierten Night Nannys in Deutschland und Österreich sehr schwierig. In anderen Ländern, auch in der Schweiz, gibt es dafür bereits spezialisierte Agenturen.

Derzeit kann sich prinzipiell jede Frau als Doula, Nanny oder Night Nanny bezeichnen, es gibt keine Berufsgenossenschaft oder Vereinigung, die auf die Qualifikation und Ausbildung achtet. Daher sollte man sich die Referenzen genau ansehen und sichergehen, dass sie in Sachen Erste Hilfe auf dem neusten Stand ist.

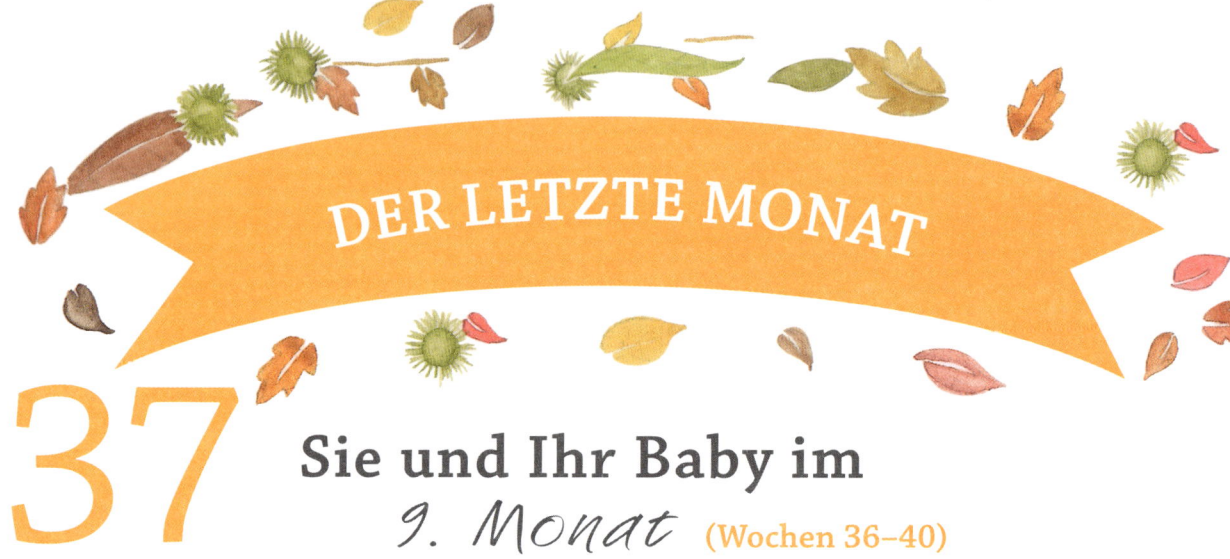

DER LETZTE MONAT

37 Sie und Ihr Baby im *9. Monat* (Wochen 36–40)

Viele haben das Gefühl, die Schwangerschaft dauert mindestens einen Monat zu lang, oft hat man in der 37. Woche schon genug und kann es kaum erwarten, den kleinen Menschen endlich kennenzulernen. Von der 37. Woche an gilt das Baby als ausgetragen, daher sollte man für seine Ankunft gewappnet sein. Allerdings ist für das Kind jede weitere Woche, die es im Mutterleib heranwächst, absolut wertvoll, also üben Sie sich in Geduld, und genießen Sie die letzten ruhigen Wochen.

Zwischen der 35. und der 37. Woche sollten Sie sich überlegen, ob Sie sich auf B-Streptokokken testen lassen. Näheres dazu auf Seite 129.

 Wie Sie sich fühlen

- Höchstwahrscheinlich mangelt es Ihnen zunehmend an Energie, jede Bewegung bedeutet eine immense Anstrengung.
- Mittlerweile sollten Sie im Mutterschutz sein, und vielleicht überkommt Sie jetzt ein starker Nestbautrieb – alles soll perfekt sein für die Ankunft des Babys. Übertreiben Sie es aber bitte nicht. Sie brauchen nicht jedes einzelne Mulltuch zu bügeln oder das Babyzimmer ein viertes Mal zu saugen. Trotzdem ist es gut, wenn man vorbereitet ist, dann kann man sich ganz entspannt der Vorfreude hingeben.
- Die hormonellen Veränderungen gegen Ende der Schwangerschaft sorgen dafür, dass die Brüste (noch stärker!) anschwellen, möglicherweise produzieren Sie bereits geringe Mengen an Vormilch, das sogenannte Kolostrum. Diese Vormilch kann jederzeit unerwartet austreten, zum Beispiel wenn man ein Baby weinen hört oder beim Sex. Möglicherweise stellen Sie auch verstärkten vaginalen Ausfluss fest.
- Obwohl Sie todmüde sind, leiden Sie jetzt möglicherweise unter Schlaflosigkeit und werden nachts wiederholt wach, weil Sie Schmerzen haben oder auf Toilette müssen.

Wir sind schwanger!

- Man spürt nun womöglich, wie der Kopf des Babys im Becken immer tiefer wandert. Das Kind bringt sich in Position. Von diesem Moment an scheint sich der Umfang des Bauches zu verringern, und der Druck auf Rippen und Zwerchfell lässt nach. Dafür drückt das Baby auf die Blase und den Damm – manche Frauen haben sogar das Gefühl, es plumpst jeden Moment heraus. Machen Sie sich bitte nicht zu viele Gedanken darüber, ob sich Ihr Baby nun in Geburtsposition befindet oder wann es endlich so weit ist. Bei einigen Frauen geschieht dies schon mehrere Wochen vor der Geburt, bei anderen senkt sich das Kind erst, wenn die Wehen eingesetzt haben.

TIPP

Wenn der Geburtstermin näher rückt, lohnt es sich, mit einem Homöopathen über die Verabreichung von Arnika zu reden. Arnika soll Schmerzen nach der Geburt verringern, aber um den besten Effekt zu erzielen, sollte man mit der Einnahme schon vor der Geburt oder mit Einsetzen der Wehen beginnen.

 Ihr Baby

Ihr Baby ist nun vollständig entwickelt und bereit für die Welt außerhalb des Bauches. Sein Darm ist voll funktionstüchtig und enthält eine dunkelgrüne klebrige Substanz, das sogenannte Mekonium oder Kindspech. Es ist der erste Stuhl des Neugeborenen.

> **»Was ist Mekonium?«**
> Mekonium besteht aus Sekreten der kindlichen Darmschleimhäute, der Gallenblase und der Leber sowie aus abgestorbenen Hautzellen und den Überresten jener Behaarung, die das Baby eine gewisse Zeit bedeckt – dem sogenannten Lanugohaar.

In diesem letzten Monat überprüft der Arzt oder die Hebamme, ob sich das Baby in der richtigen Position, also in Schädellage befindet, und ob es sich bereits ins Becken gesenkt hat.

Hat sich das Baby nach der 36. Woche immer noch nicht mit dem Kopf nach unten gedreht, besteht zwar nach wie vor die Chance darauf, doch die Wahrscheinlichkeit wird geringer, da ihm immer weniger Platz zur Verfügung steht. Unter Umständen spricht Ihr Arzt oder Ihre Hebamme mit Ihnen über die Möglichkeit einer Drehung von außen (siehe Kasten auf der folgenden Seite).

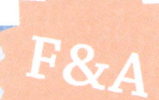

»Was, wenn mein Baby in der Steißlage bleibt?«

Wenn ein Baby sich in Steißlage befindet, bedeutet das, dass es mit dem Kopf nach oben im Becken sitzt. In der 35. Woche besteht weiterhin die Chance, dass es sich spontan doch noch in Schädellage dreht. Nach der 37. Woche allerdings wird dies immer unwahrscheinlicher.

In diesem Fall bietet man Ihnen eventuell eine sogenannte äußere Wendung an. Dieser Begriff aus der Geburtshilfe besagt, dass Arzt oder Hebamme versuchen, das Baby durch sanften Druck von außen zu drehen. Dies sollte am besten im Krankenhaus geschehen und gut überwacht werden. In 50 bis 60 Prozent der Fälle ist die Wendung erfolgreich.

Auch wenn eine vaginale Geburt aus der Steißlage durchaus möglich ist und sich einige Krankenhäuser darauf spezialisiert haben, haben Studien gezeigt, dass in diesem Fall ein Kaiserschnitt der sicherste Weg ist.

Es gibt gewisse (begrenzte) Hinweise darauf, dass Akupunktur und Moxibustion (eine Methode aus der Traditionellen Chinesischen Medizin, bei der Kräuter verbrannt und dabei bestimmte Akupressurpunkte stimuliert werden) das Baby zu einer Drehung bewegen.

Der Großteil der Babys wiegt mit 40 Wochen um die 3,5 Kilogramm, wobei Jungs in der Regel mehr wiegen als Mädchen. Die durchschnittliche Länge von Kopf bis Fuß beträgt 50 Zentimeter, vom Scheitel bis zum Steiß ungefähr 38 Zentimeter.

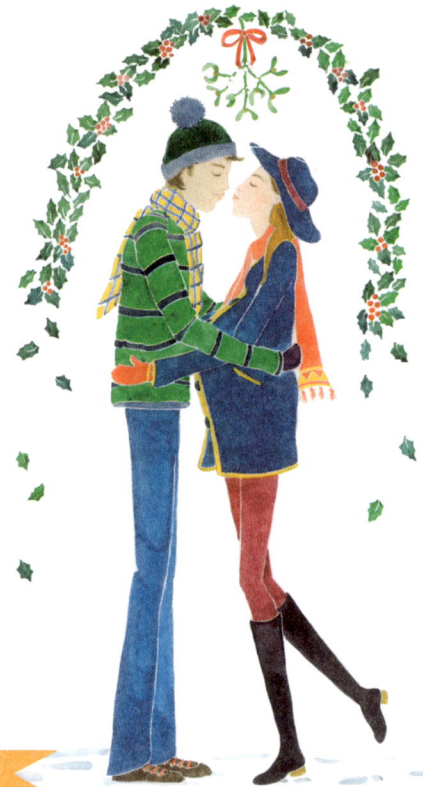

38 Vorbereitung aufs *Mamasein*

Vermutlich tun auch Sie derzeit das, was werdende Mütter in der Regel so tun – Sie denken ausschließlich an Ihr Baby! So wichtig diese Vorfreude auch ist, lohnt es sich, auch ein wenig Zeit darauf zu verwenden, sich aufs Muttersein vorzubereiten. Eine Geburt ist ein einschneidendes Erlebnis, daher sollten Sie sich um sich selbst genauso sorgen wie um Ihr Baby.

Dammmassage

Zahlreiche werdende Mütter fürchten einen Dammriss oder Dammschnitt (Episiotomie, siehe Seite 140). Forschungsergebnisse zeigen, dass regelmäßige Massagen ab ungefähr 5 Wochen vor der Geburt das Risiko einer Schädigung des Damms (Perineum) verringern. Zudem sind viele Frauen glücklich, etwas tun zu können, was möglicherweise hilft. Bei der Massage des Damms (jener Region zwischen der hinteren Scheidenwand und dem After), ausgeübt mit sanftem Druck, wird das Gewebe in Vorbereitung auf die Geburt gedehnt.

Im Folgenden finden Sie eine einfache Anleitung:

1. Legen Sie sich auf die Seite und schieben Sie einen oder beide Daumen in den hinteren Bereich der Vagina.
2. Benutzen Sie ein natürliches, duftneutrales Öl als Gleitmittel (etwa Oliven- oder Sonnenblumenöl aus der Küche).
3. Massieren Sie das Gewebe 5 bis 10 Minuten behutsam, aber mit festem Druck.
4. Sie sollten keine Schmerzen spüren, nur ein (leicht) stechendes Gefühl der Dehnung. Ganz ähnlich wird es sich anfühlen, wenn das Baby sich nach draußen schiebt.

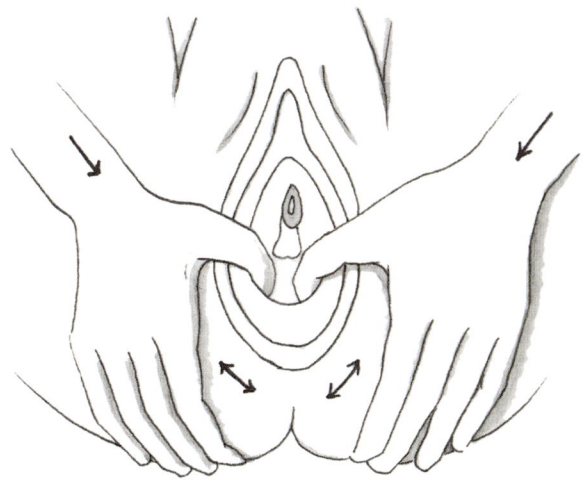

»Ich habe während der Schwangerschaft den EPI-NO verwendet – im Grunde ein Ballon, den man in die Vagina einführt und aufpumpt, sodass das Gewebe sanft gedehnt wird. Über einen Zeitraum von 3 Wochen pumpt man ihn immer weiter auf, bis man bei 10 Zentimetern angelangt ist, der durchschnittliche Durchmesser eines Babykopfs. Es gibt noch keine Studien, die eine Wirkung hinreichend belegen, doch hat mir das Ganze das nötige Selbstvertrauen gegeben, dass mein Baby durchpasst. Aus meiner völlig unwissenschaftlichen Perspektive war es absolut nachvollziehbar: Ich kann auch meine Zehen nicht berühren, aber wenn mir 3 Wochen Zeit blieben, um mich ganz langsam zu dehnen, würde ich es wohl ohne größere Probleme schaffen.«
MARINA

 ### Was trage ich nach der Geburt?

Wenn Sie planen zu stillen, werden Sie, sobald Ihr Kind auf der Welt ist, von einem Tag zum anderen auf Ihre Funktion als Milchmaschine reduziert. Um mit dieser neuen Rolle klarzukommen, bedarf es einiger Vorbereitung. Mehrere Still-BHs sind ein Muss – ab der 37. Woche können Sie dafür Maß nehmen lassen. Sobald die Milch einschießt, wachsen die Brüste noch einmal ein ganzes Stück, daher sind diese BHs noch viel größer, als Sie vielleicht denken. Wir empfehlen den Kauf von mindestens vier Exemplaren, da sie schnell verschmutzt und verschwitzt sind.

Außerdem erleichtern Stilloberteile das Leben. Sie verfügen über eine verdeckte Öffnung, sodass man dem Kind ganz diskret die Brust geben kann. Im Internet wird man schnell fündig, und es lohnt sich, in ein paar Exemplare zu investieren, bevor das Baby kommt.

Denken Sie daran, dass Sie nach der Geburt erst einmal noch aussehen werden, als wären Sie im 6. Monat schwanger. Auch wenn der Bauch schnell zurückgeht, tragen die meisten Frauen noch mehrere Wochen, wenn nicht gar Monate weiter Umstandsklei-dung. Leggings eignen sich bestens für diese Zeit – in den ersten Wochen sollte in jedem Fall die Bequemlichkeit und nicht das modische Aussehen im Vordergrund stehen.

4 bis 6 Wochen lang muss man noch mit Blutungen rechnen, ganz gleich ob man einen Kaiserschnitt hatte oder eine natürliche Spontangeburt (siehe Seite 163). Anfangs sind sie stärker als eine gewöhnliche Monatsblutung. Normale Binden eignen sich daher nicht, stattdessen sollte man sich mit dickeren Wöchnerinnenvorlagen eindecken (seien Sie gewarnt: Die sind wirklich richtig dick!). Für die ersten Nächte empfehlen wir sogar besonders saugstarke Inkontinenzeinlagen.

Einkaufsliste für frischgebackene Mamas

- 4 Still-BHs
- 2 Stillnachthemden
- Stilleinlagen
- Brustwarzensalbe
- Stillhütchen
- Stilloberteile
- Stillschal
- Leggings
- Gelpad zum Kühlen des Damms
- 20 Wöchnerinnen-Slips
- Inkontinenzeinlagen
- Wöchnerinnenvorlagen
- wasserundurchlässige Unterlagen für die Matratze

F&A

»Bin ich es Arzt oder Hebamme schuldig, dass ich mich da unten rasiere?«
Ob man sich wachsen oder rasieren sollte, ist unter Schwangeren eine der am häufigsten diskutierten Fragen. Die einhellige Antwort aller von uns befragten Ärzte und Hebammen lautete Nein! Sie sind es nämlich gewohnt, jeden Tag diesen Bereich der menschlichen Anatomie zu sehen – für sie ist das nichts anderes, als würden sie auf einen Computerbildschirm schauen. Die meisten Frauen sind untenrum behaart – es ist etwas ganz Natürliches, daher belassen es die meisten auch so.

Wenn Sie sich rasiert allerdings wohler fühlen, dann tun Sie sich um Himmels willen keinen Zwang an. Doch sollten Sie im Hinterkopf behalten, dass nach einer Behandlung mit Wachs das Nachwachsen der Härchen zu Juckreiz und unangenehmen Empfindungen führen kann. Und glauben Sie uns, das ist gewiss das Letzte, was Sie nach einer Geburt gebrauchen können! Daher raten wir in der Regel dazu, sich rund um die Geburt keine Gedanken über eine Intimrasur zu machen und das Geld stattdessen für eine entspannende Massage zu verwenden!

39 Packliste für *die Klinik*

Die Tasche, die Sie ins Krankenhaus mitnehmen, sollten Sie spätestens in der 37. Woche gepackt haben. Denn zu diesem Zeitpunkt ist das Kind fertig ausgetragen und würde nicht länger als Frühchen gelten, wenn es jetzt zur Welt käme. Die Liste unten mag extrem lang erscheinen, aber wir haben wirklich gründlich nachgedacht, was man für die Zeit während und nach der Geburt *wirklich* braucht. Wie Sie als Mutter immer wieder feststellen werden, ist es das Beste, stets auf alles vorbereitet zu sein.

Am besten nimmt man zwei Taschen mit: eine für die Geburt und eine für die Zeit danach – wenn man geduscht ist und sich saubere Kleidung angezogen hat –, sodass man sich wieder wie ein ganzer Mensch fühlen kann.

Kliniktasche 1

- Traubenzucker und (nicht sprudelnde) Sportdrinks (prima für den schnellen Energiekick zwischendurch und als Ersatz für ausgeschwitzte Mineralien und Salze)
- Snacks – höchstwahrscheinlich wird man nicht viel essen, aber während der Geburt ist es wichtig, bei Kräften zu bleiben. Denken Sie auch an eine Kleinigkeit für Ihren Partner.
- Eine Flasche Wasser (am besten mit Sportverschluss) – man sollte immer wieder einen Schluck trinken, damit man nicht dehydriert.
- Kühlspray und/oder Handtuch
- Wöchnerinnenvorlagen
- Kurzes Nachthemd (nicht zu teuer, da es danach vielleicht ruiniert ist)
- Haargummis und -spangen (damit Ihr Haar nicht ins Gesicht hängt)
- Musik oder Hypnobirthing-CD und Kopfhörer
- Kissen mit Bezug (sodass Sie es als Ihres wiedererkennen)
- Buch/iPad oder etwas zur Unterhaltung (während einer PDA)
- Lippenpflege
- billige Hausschuhe oder Flipflops (falls etwas »daneben«geht)
- TENS-Gerät (siehe Seite 122)
- homöopathische bzw. naturheilkundliche Mittel (z. B. Arnika-Globuli oder Rescue-Tropfen)
- Handy inklusive Ladegerät
- Fotoapparat
- Kleingeld für den Parkplatz

Kliniktasche 2

Für das Baby:

(Diese Liste geht von einer Nacht im Krankenhaus aus.)

- Kleidung (2 Bodys, 2 Strampler, ein Jäckchen, Decke und Mütze – alles je nach Jahreszeit)
- Neugeborenenwindeln (Größe 1) und Wattepads
- Schnuller
- Babyschale fürs Auto – machen Sie sich schon vorab damit vertraut, wie man ein Baby hineinsetzt und den Sitz im Auto befestigt.

Für Sie:

- Bequemes Nachthemd mit Knopfleiste zum Stillen
- kurzer Morgenrock
- 2 Still-BHs
- Stilleinlagen
- Brustwarzensalbe
- Wöchnerinnenvorlagen/Inkontinenzeinlagen
- Gelpads zur Kühlung des Damms (siehe Seite 107)
- Duschgel, Shampoo, Bodylotion
- Antiseptische Tücher
- Ohrstöpsel und Augenmaske
- Arnika-Globuli (mit der Einnahme beginnt man am besten schon in der Woche vor dem errechneten Geburtstermin und nimmt sie bis zu 10 Tage nach der Geburt, damit der Körper sich erholen kann)
- Zahnbürste und Zahncreme
- Make-up
- Kleidung für den Heimweg (am besten Umstandskleidung, siehe Seite 106)

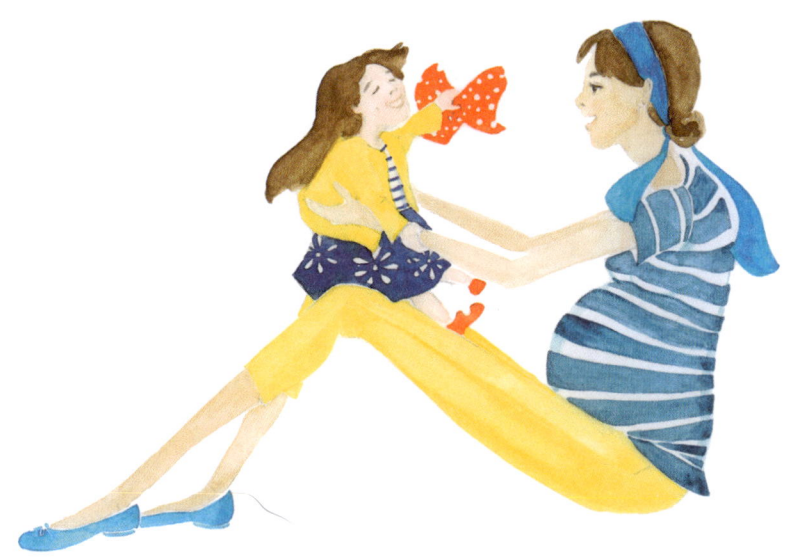

>»Fotos sollen ja Erinnerungen bewahren, und als mein Sohn geboren wurde, war ich guter Dinge, dass das mütterliche Strahlen mich auf dem Bild gut aussehen lassen würde. Doch nach drei Tagen Wehen konnte ich das vergessen. Dieses erste Foto ist etwas so Besonderes für mich, dass ich es am liebsten rahmen und aufhängen würde – da ich aber derart abgekämpft aussehe, kommt das nicht in die Tüte! Daher empfehle ich, ein klein wenig Make-up einzupacken – denn wenn man halbwegs anständig aussieht, fühlt man sich gleich um einiges besser.« MARINA

Vergessen Sie Ihre Krankenhausunterlagen nicht
Am besten ist es, die Unterlagen fürs Krankenhaus im letzten Trimenon stets bei sich zu haben. Wenn man dann frühzeitig in die Klinik muss, erleichtert das dem Krankenhauspersonal die Arbeit, und man kann sich schneller und effektiver um Sie kümmern.

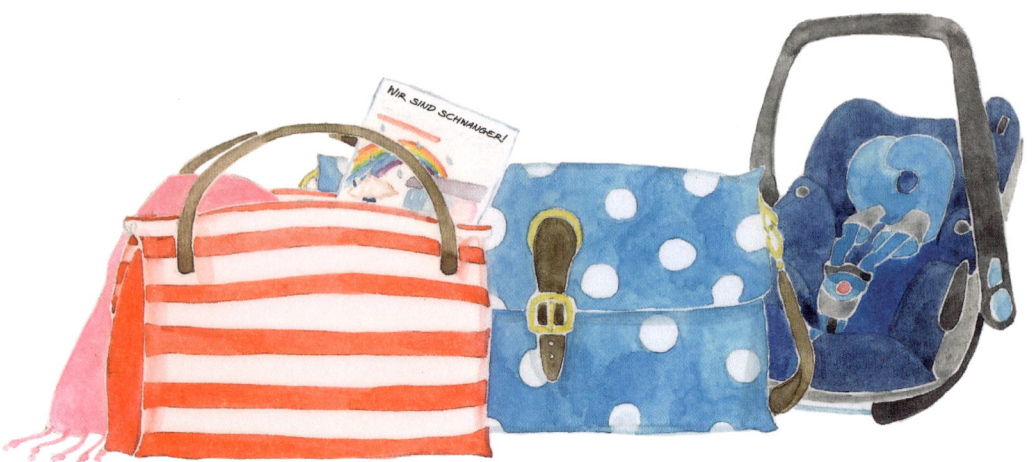

Wir sind schwanger!

40 Wenn das Baby *auf sich warten lässt*

Auch wenn eine Schwangerschaft in der Regel 40 Wochen dauert, werden es bei Erstgebärenden nicht selten 41 Wochen, bis das Kind kommt. Jede werdende Mutter nimmt eine Verzögerung anders wahr. Viele können es kaum erwarten, ihr Baby endlich kennenzulernen, und empfinden jeden weiteren Tag als Qual. Frauen, die bereits ein Kind oder mehrere zur Welt gebracht haben, wissen, dass es »leichter reingeht als raus«, und sind froh über jede weitere Woche, in der sie noch die Füße hochlegen können.

Ausgetragen ist das Kind offiziell bereits in der 37. Woche, doch die meisten Babys werden erst nach der 40. geboren. Ärzte sind sich darin einig, dass es für das Baby selbst das Beste ist, möglichst volle 40 Wochen im Mutterleib zu bleiben – es sei denn, medizinische Gründe sprechen dagegen.

Ist man über die 40. Woche hinaus, nehmen einige Risiken zu, daher wird ab diesem Zeitpunkt noch öfter untersucht. Nach spätestens 10 bis 14 Tagen wird die Geburt in der Regel eingeleitet, da die Risiken einer weiteren Übertragung die Risiken einer Einleitung bei Weitem überwiegen (siehe Seite 114 zum Thema Geburtseinleitung).

Jenseits der 40. Woche ist es besonders wichtig, dass die Kindsbewegungen überwacht werden. Sind Sie aus irgendeinem Grund in Sorge, sollten Sie umgehend Ihren Arzt oder Ihre Hebamme aufsuchen.

F&A

»Ich habe gehört, man kann ein Kind problemlos noch in der 43. Woche gebären. Stimmt das?«
Zwar gibt es durchaus Fälle, in denen ein Kind in der 43. Woche gesund zur Welt kam, allerdings verdoppelt sich das Risiko einer Totgeburt zwischen der 42. und der 43. Woche. Die meisten Ärzte sind sich darin einig, dass dies ein hinreichender Grund für eine rechtzeitige Einleitung ist.

Natürliche Wege der Geburtseinleitung – Fakt oder Fiktion?

Die meisten Schwangeren, die über Termin sind, beschäftigen sich mit natürlichen Mitteln zur Anregung der Wehentätigkeit. Was aber hilft wirklich?

- **Currypulver:** Curry ist wie Rizinusöl ein wunderbares Abführmittel, und wenn der Darm durchgepustet wird, kann dies tatsächlich auch ein Auslöser für Wehen sein. Allerdings muss das Curry dazu derart feurig sein, dass man Durchfall bekommt – und in der 40. Schwangerschaftswoche ist darauf so gut wie keine Frau scharf.

- **Sex:** Leider wird ein kleiner Quickie am Nachmittag nicht reichen, um Wehen auszulösen. Obwohl Sperma tatsächlich Prostaglandine enthält, die in hoher Dosierung den Muttermund weich machen, bräuchte es schon Unmengen an Sperma, um einen Effekt zu erzielen wie das Vaginalgel, mit dessen Hilfe Geburten eingeleitet werden! Die meisten Schwangeren würden in der 40. Woche wohl einem kleinen Zäpfchen den Vorzug geben, um nicht 20-mal am Tag Sex haben zu müssen …

- **Stimulierung der Brustwarzen:** Dabei wird das Hormon Oxytocin ausgeschüttet, das dafür sorgt, dass die Gebärmutter sich zusammenzieht. Eine neuere Studie hat bestätigt, dass eine ein- bis dreistündige Warzenmassage die Chance auf eine plötzliche Wehentätigkeit erhöht. Wenn Sie also die nötige Zeit und Energie haben, nur zu. Allerdings sollte man die Finger von den Brustwarzen lassen, sobald die Kontraktionen beginnen. Wund sollten sie nicht werden, denn ihnen kommt in den nächsten Wochen und Monaten ja eine besondere Aufgabe zu.

- **Himbeerblättertee, Nachtkerzenöl oder Ananas:** Alle diese pflanzlichen Mittel sollen den Muttermund weich machen und zu regelmäßigen Wehen führen. Jedoch konnten neuere Studien keinerlei Beweise für ihre Wirksamkeit finden.

- **Eipollösung:** Hierbei versucht die Hebamme den Muttermund zu weiten und die Eihäute vom Rand der Gebärmutter zu lösen. Dies soll eine Ausschüttung von Prostaglandinen zur Folge haben und somit Wehen auslösen. Diese Methode kann zwar ab der 38. Woche sicher durchgeführt werden, ist aber erst ab der 40. Woche sinnvoll und kann sehr schmerzhaft sein. Ihre Wirksamkeit ist höchst umstritten.

- **Akupunktur und Fußreflexzonenmassage:** Es gibt immer wieder Frauen, die behaupten, diese Methoden hätten bei ihnen Wehen ausgelöst. Doch lässt sich nicht mit Sicherheit beweisen, ob tatsächlich ein ursächlicher Zusammenhang bestand, und bisher gibt es keine Studien, die die Wirksamkeit der Methoden belegen.

- **Homöopathie:** Eine Reihe von homöopathischen Mitteln, eingenommen ab der 36. Woche, sollen die Geburtsdauer verkürzen, auch wenn es hierfür keine wissenschaftlichen Beweise gibt. Wenn Sie dem Ganzen eine Chance geben wollen, lassen Sie sich von einem Homöopathen Ihres Vertrauens beraten.

- **Spaziergänge:** In aufrechter Haltung und aktiv zu bleiben kann helfen, den Kopf des Babys nach unten in eine gute Geburtsposition zu bringen. Aber übertreiben Sie es bitte nicht.

- **Entspannung:** Das Beste, was Sie tun können, wenn die Wehen auf sich warten lassen, ist vermutlich, nicht die Geduld zu verlieren. Sagen Sie sich, dass das Baby schon kommen wird, wenn es bereit ist, und machen Sie sich nicht verrückt.

> »Aufgrund meiner langjährigen Erfahrungen mit Patientinnen kann ich sagen, dass viele Babys zu spät kommen, weil die Mutter nicht entspannt genug und offenbar noch nicht bereit dazu ist. Auch einige Studien deuten darauf hin.« CHIARA

In den meisten Fällen sind alle diese natürlichen Methoden erst ab der 40. Woche wirksam, daher raten wir, sich zum Ende der Schwangerschaft hin viel auszuruhen, zu entspannen und es sich einfach gut gehen zu lassen.

WUSSTEN SIE SCHON?

Möglicherweise liegt der Zeitpunkt, wann das Baby kommt, zum Teil in den Genen verankert. Studien haben gezeigt, dass Geburten vor der 39. Woche bei südasiatischen und afrikanischen Frauen häufiger vorkommen als bei Frauen aus Europa.

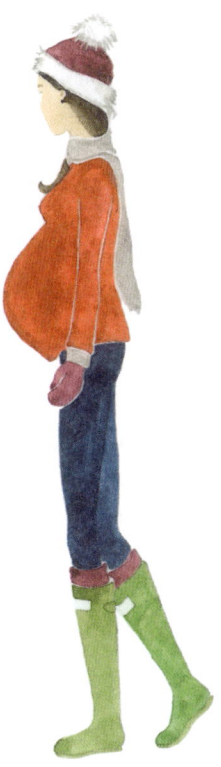

41 Geburtseinleitung

Außergewöhnlich viele Schwangere fürchten sich vor einer künstlichen Geburtseinleitung, da man immer wieder Horrorgeschichten darüber hört. Doch besteht in Wirklichkeit kein Grund zur Besorgnis; eine Einleitung löst lediglich Wehen aus, danach geht alles seinen natürlichen Gang. Tatsächlich ist bei zwei Dritteln aller eingeleiteten Geburten kein weiteres medizinisches Eingreifen nötig.

Es kann viele Gründe geben, die dafür sprechen, dass man ein Baby vor dem Termin holt. Daher ist es wichtig, darüber Bescheid zu wissen.

Gründe für eine Einleitung

- Bei Übertragung: Nach der 42. Woche verdoppelt sich das Risiko einer Totgeburt (siehe Seite 111).
- Wenn die Fruchtblase platzt, die Wehen aber ausbleiben: Die sterile Umgebung in der Gebärmutter ist nicht mehr gegeben, die Gefahr einer Infektion für Mutter und Kind steigt.
- Wenn das Baby nicht richtig gedeiht: Dies könnte ein Zeichen dafür sein, dass die Plazenta das Kind nicht mehr richtig versorgt (Plazentainsuffizienz).
- Bei Bluthochdruck oder einer Präeklampsie: Daraus könnte sich eine Eklampsie entwickeln, die für die Mutter lebensgefährlich werden kann.
- Bei Schwangerschaftsdiabetes: In solchen Fällen kommt es bei der Geburt häufiger zu Komplikationen, und die Kinder sind oft um einiges größer, daher ist der Arzt oder die Hebamme besonders wachsam und leitet die Geburt notfalls ein.
- Andere medizinische Indikatoren: Es gibt zahlreiche Umstände, unter denen ein Arzt oder eine Hebamme zu einer Einleitung rät. Man wird Sie vorab ausführlich aufklären, damit Sie die Beweggründe genau verstehen.

Wie läuft eine Einleitung ab?

Eine Einleitung besteht aus drei Phasen, man muss aber nicht zwingend alle drei durchlaufen. Sobald die Wehen einsetzen, geht alles ganz natürlich weiter. Eingegriffen wird dann nur noch, wenn es sein muss.

1. Phase Anwendung eines Vaginalgels, einer Tablette oder eines Pessars: Auf diese Weise werden vaginal Prostaglandine eingeführt, die den Muttermund weich machen. In der Regel dauert es seine Zeit, bis die Wirkung einsetzt.

2. Phase Eröffnung der Fruchtblase: Auch bekannt unter dem Begriff Blasensprengung. Sobald der Muttermund weich genug und vom Gel schon leicht geweitet ist, sollte die Hebamme die Fruchtblase öffnen können. Dazu pikst sie diese mit einem kleinen Haken an, in etwa so, als würde man einen mit Wasser gefüllten Ballon zum Platzen bringen. Manche Frauen empfinden das als unangenehm.

3. Phase Wehenstimulation: Wenn die Wehen nicht einsetzen oder nicht stark genug sind, verabreicht man das Hormon Oxytocin über einen Venentropf. Je größer die verabreichte Menge, desto stärker werden die Kontraktionen, weshalb die Ärzte sie überwachen und die Dosis notfalls anpassen. Nicht nur die Wehen, auch die Herzfrequenz des Babys muss nun durchgehend überwacht werden, und alle paar Stunden wird man Sie untersuchen.

Auch wenn das alles den Eindruck erweckt, als könnten Sie sich nicht mehr frei bewegen, sind Sie nach wie vor in der Lage, all das zu machen, was Sie sich für die Geburt an unterstützenden Maßnahmen vorgenommen hatten.

TIPPS
- Nach einer Einleitung kann es eine ganze Weile dauern, bis etwas geschieht. Entspannen Sie sich.
- Wenn die Wehen einsetzen, versuchen Sie sich ruhig an Ihren ursprünglichen Geburtsplan zu halten, ganz gleich, wo Sie sich befinden (z. B. durch gedämpftes Licht, wenige Menschen im Zimmer oder Entspannungsübungen).
- Wehen nach einer Einleitung können um einiges schlimmer sein als »normale«, daher kann eine PDA nötig werden (siehe Seite 123).
- Nach einer Einleitung kann eine Geburt länger dauern als üblich, daher sollten Sie jemanden bei sich haben, der Sie unterstützt.

42 Der Geburtsverlauf

Wir sehen eine Geburt gerne als eine Art Blind Date, bei dem man garantiert der Liebe seines Lebens begegnen wird. Viele Frauen können es kaum erwarten, die erste Wehe zu spüren, andere wiederum sind von zahlreichen Horrorgeschichten richtiggehend eingeschüchtert. Falls Sie zu Letzteren gehören, überlegen Sie sich Folgendes: Eine Geburt kann durchaus eine schmerzhafte Erfahrung sein, manche haben das Gefühl, die Kontrolle zu verlieren und es nicht zu schaffen. Doch wenn das Baby auf der Welt ist, sind alle diese Empfindungen wie weggeblasen, und man hält das größte Geschenk auf Erden in Händen.

Die Geburt unterteilt sich in vier Phasen, und bevor wir ins Detail gehen, wollen wir Ihnen einen kleinen Überblick über den Gesamtverlauf geben.

Mit Beginn der Wehen, die die Geburt einläuten, wird der Muttermund weich und weitet sich, sodass das Baby sich in den Geburtskanal senken und geboren werden kann. Der Gebärmutterhals ist während der Schwangerschaft fest verschlossen, damit das Baby gehalten wird. Sobald die Wehen einsetzen, weitet sich die Öffnung nach und nach bis auf 10 Zentimeter. Dann ist sie groß genug, um den Kopf des Babys hindurchzulassen.

Man darf allerdings nicht vergessen, dass die Geburt bei jeder Frau anders abläuft und genaue Prognosen daher schier unmöglich sind. Der folgende zeitliche Ablauf und die Einzelheiten sind daher nur grobe Anhaltspunkte und basieren darauf, wie eine Geburt normalerweise abläuft. Wir alle wissen, dass es immer gewisse Ausnahmen gibt – behalten Sie das bitte jederzeit im Hinterkopf! Damit wir aber überhaupt einen Überblick liefern können, haben wir hier stark verallgemeinert. Genaueres zu den einzelnen Phasen erfahren Sie auf den Seiten 128 bis 143.

1. **Die Eröffnungsphase:** Sie beginnt mit den ersten unregelmäßigen Wehen und dauert bis zur fast vollständigen Öffnung des Muttermunds auf etwa 8 Zentimeter. In dieser späteren, aktiven Eröffnungsphase erhöht sich die Wehenfrequenz langsam auf zwei bis drei Wehen in 10 Minuten, die jeweils 60 bis 90 Sekunden dauern. Auch ihr Rhythmus wird regelmäßiger. Spätestens jetzt sollte man in die Klinik fahren. Die Eröffnungsphase dauert bei Erstgebärenden ungefähr 10 bis 12 Stunden.

2. **Die Übergangsphase:** In dieser relativ kurzen, aber sehr anstrengenden Phase öffnet sich der Muttermund schließlich bis auf etwa 10 Zentimeter. Die Wehenfrequenz steigt nun häufig noch einmal. Außerdem werden die Wehen länger und stärker. Das Baby tritt ins Becken ein.

3. **Die Austreibungsphase:** Die Wehen sind nun sehr intensiv und lang anhaltend, die Abstände werden kürzer. Jetzt heißt es, das Baby herauszupressen.

4. **Die Nachgeburtsphase:** In dieser Phase löst sich die Plazenta und wird als sogenannte Nachgeburt geboren.

* Diese Zeitangaben sind grobe Durchschnittswerte, die von Geburt zu Geburt stark abweichen können.

Phase	Öffnung Muttermund	Wehen	Ungefähre Dauer*
Eröffnungsphase	Muttermund wird weich, öffnet sich auf etwa 8 cm	Unregelmäßig, später regelmäßig; Abstände: 3 – 15 Minuten	10 – 12 Stunden und länger
Übergangsphase	8 – 10 cm	Intensiv, länger anhaltend	wenige Minuten – 2 Stunden
Austreibungsphase		Intensiv, Abstände kurz	1 – 2 Stunden
Nachgeburtsphase		Weniger intensiv, aber spürbar	5 – 60 Minuten

43 Schmerzlinderung
während der Geburt

Jede Frau hat eine andere Einstellung zur Geburt. Manche wünschen sich schon in einem möglichst frühen Stadium eine Periduralanästhesie. Andere sind fest entschlossen, für diesen natürlichen Prozess keinerlei medizinische Mittel zuzulassen. Ganz gleich, wie der ursprüngliche Plan aussieht, entscheidend ist zu akzeptieren, dass jede Frau die Geburtsschmerzen anders empfindet. Wir raten deshalb, für alles offen zu bleiben.

Es gibt diverse Faktoren, die darüber entscheiden, welche Art von Schmerzlinderung sich anbietet:

- Dauer der Wehen
- Lage des Babys
- Größe des Babys
- Form des Beckens
- Wie gut sich eine Schwangere in der gewählten Umgebung entspannt
- Wie gut eine Schwangere mit Entspannungstechniken oder Hypnose vertraut ist
- Die Präferenzen der Schwangeren

Welche Form der Schmerzlinderung letzten Endes zum Einsatz kommt, hat nichts damit zu tun, wie tapfer eine Frau sich bei der Geburt schlägt oder ob sie eine gute Mutter sein wird. Bei vielen liegt es nicht an der Intensität der Schmerzen, dass sie sich für eine PDA entscheiden, sondern daran, dass sie nach stunden- oder tagelangen Wehen keine Kraft mehr haben. Wir raten daher, in puncto Schmerzlinderung bei der Geburt offen zu sein – und sich vorab genau darüber zu informieren, welche Möglichkeiten man hat.

Natürliche Mittel zur Schmerzlinderung

Was auch immer Sie persönlich vorziehen, wir empfehlen, sich mit Techniken vertraut zu machen, die uns seit Jahrhunderten in der Geburtshilfe zur Verfügung stehen und bereits Millionen Frauen geholfen haben. Wenn Sie die Möglichkeit haben, eine oder mehrere der folgenden Methoden anzuwenden, macht sich die investierte Zeit bezahlt. Wir haben schon erlebt, dass Frauen, die eigentlich auf eine PDA gesetzt hatten, zu ihrer Verwunderung feststellten, wie gut sie die Geburt allein mit einer Wanne voll Wasser und Hypnotherapie überstanden haben.

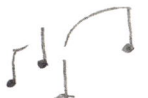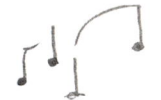

Ablenkung: Viele Frauen empfinden Ablenkung in der Eröffnungsphase als wunderbares Mittel zur Schmerzerleichterung. Musik, Kochen, ein Spaziergang oder ein lustiger Film eignen sich wunderbar dazu.

Massage: Manche Frauen wollen während der Geburt überhaupt nicht angefasst werden, andere empfinden es als eine Wohltat, berührt zu werden. Eine kräftige Massage im unteren Rückenbereich ist sehr beliebt.

Atemtechniken: Diese sollte man schon vor der Geburt üben. Studien haben gezeigt, dass ein langsames, tiefes Atmen (durch die Nase ein und durch den Mund aus) während der Wehen nicht nur den Schmerz lindert, sondern die Kontraktionen auf Dauer auch als weniger erschöpfend empfunden werden. Auch Angst lässt sich wunderbar wegatmen.

Wie man Wehen veratmet
- Atmen Sie langsam, tief und in gleich bleibendem Rhythmus.
- Konzentrieren Sie sich darauf, Ihre Muskulatur zu entspannen, insbesondere das Kinn, die Schultern und den Beckenboden.
- Atmen Sie durch die Nase ein und durch den Mund wieder aus.
- Üben Sie diese Atemtechnik schon während der Schwangerschaft, und bitten Sie Ihren Partner um Hilfe.
- Versuchen Sie, während der einzelnen Atemzüge mitzuzählen, und setzen Sie sich ein Ziel, zum Beispiel bis sechs beim Einatmen zu zählen, bis zehn beim Ausatmen.

»Ich habe mich schon vor der Geburt auf meine Atmung konzentriert, und es hat mir tatsächlich geholfen. Gegen Ende, als ich schon recht erschöpft war, musste man mich daran erinnern, gleichmäßig zu atmen. Letzten Endes hatte ich einen Notkaiserschnitt, deshalb war ich ziemlich in Sorge. Aber dann stellte ich fest, dass es mir durch konzentriertes Atmen gelang, ruhig zu bleiben, und tatsächlich versuche ich es seither auch im Alltag – wenn mein Baby weint oder wenn ich unter Flugangst leide. Es ist erstaunlich, wie sehr mir einfaches Atmen hilft, meine Angst unter Kontrolle zu halten, Stress zu reduzieren und Schmerzen einzudämmen.« LAURA, KURSTEILNEHMERIN

Visualisierungsübungen: Die innere Einstellung spielt eine entscheidende Rolle. Stellen Sie sich einen sicheren Ort vor, mit dem Sie schöne Erinnerungen verbinden.

Wasser (Dusche oder Badewanne): Wasser eignet sich ganz wunderbar zur Schmerzlinderung; jeden Tag begegnen wir Frauen, die auf diese simple Methode schwören. Sorgen Sie dafür, dass Ihr Bauch vollständig unter Wasser ist. Die Temperatur darf nicht zu hoch sein, doch sollte man immer wieder warmes Wasser nachlaufen lassen, damit es nicht zu kühl wird. Unter der Dusche lässt sich der warme Strahl gezielt auf schmerzende Stellen richten, das schafft Linderung.

Geburtsbecken oder Gebärwanne: Diese speziellen Wasserbehältnisse sind so geformt, dass man darin stehen und beweglich bleiben kann, während man von der relativen Schwerelosigkeit unter Wasser profitiert. Daher eignen sie sich auch sehr gut für die Austreibungsphase. Solange es keine anderweitigen Bedenken gibt, ist der Aufenthalt in einem solchen Becken unter der Geburt nicht zeitlich beschränkt. Manche Frauen steigen für die eigentliche Geburt lieber wieder aus der Wanne, aber es kommen auch viele Babys im Wasser zur Welt (je nachdem, wonach einem zu diesem Zeitpunkt ist).

> **»Ist die Geburt in einem Geburtsbecken denn sicher?«**
> Viele werdende Mütter machen sich Sorgen, das Baby könnte ertrinken, wenn es im Wasser geboren wird. Aber bedenken Sie, dass ein Baby bereits wunderbar an Wasser (in Form von Fruchtwasser) gewöhnt ist – der Atemreflex tritt erst in Aktion, sobald der Säugling kalter Luft ausgesetzt ist oder zum Atmen animiert wird. In der Gebärwanne oder dem Geburtsbecken herrscht eine gleichbleibende Temperatur (Körpertemperatur), und die Hebamme berührt das Baby während der Geburt möglichst wenig. Sie nimmt es höchstens zwischen den Beinen der Mutter in Empfang, damit diese es selbst aus dem Wasser heben und sich auf die Brust legen kann. Solange eine voll ausgebildete Hebamme bei einer Wassergeburt zur Seite steht, handelt es sich um eine sichere und wundervolle Geburtsmethode für Mutter und Kind.

Sobald die Hebamme irgendwelche Bedenken hat, wird sie Sie bitten, aus dem Wasser zu steigen. Wenn Ihr Herz an einer Wassergeburt hängt, denken Sie daran, dass sich diese Methode nur empfiehlt, solange sie dem Wohl von Mutter und Kind nicht schadet. Statt enttäuscht zu sein, konzentrieren Sie sich dann lieber auf die Tatsache, dass der Moment, da Sie Ihr Kind in den Armen halten, einfach magisch sein wird, ganz gleich, wie Sie es geboren haben.

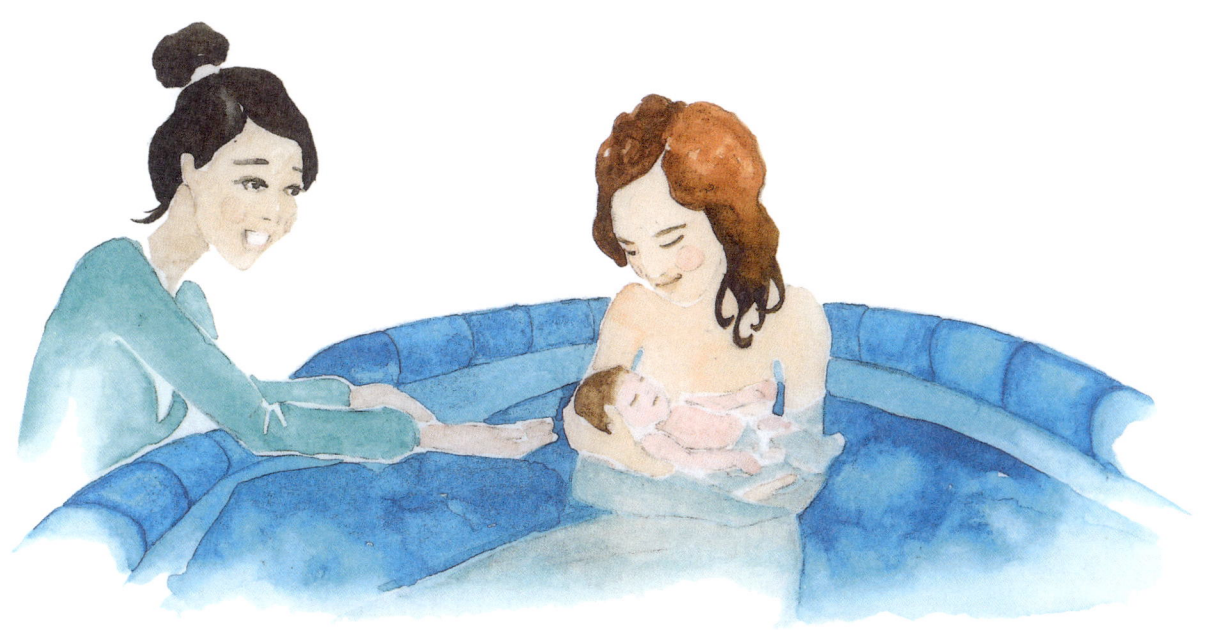

Hypnose (Hypnobirthing): Eine Theorie besagt, dass wir, kaum setzen die Wehen ein, zu Panik neigen und plötzlich der Fluchtinstinkt dominiert. Durch Selbsthypnose lassen sich diese Ängste überwinden. Wenn Angst nämlich durch Entspannung ersetzt wird, wird auch das Stresshormon (Adrenalin) durch erhöhte Mengen an Oxytocin, Prostaglandinen und Endorphinen ersetzt. Diese Hormone, die allesamt bei der Geburt eine Rolle spielen, sorgen dafür, dass die Muskeln sich entspannen. So werden die Wehen erträglicher, und es geht oftmals schneller. Hypnose ist zwar nicht jedermanns Sache, doch wenn Sie es versuchen möchten, sollten Sie darauf gefasst sein, dass die Vorbereitung einige Zeit in Anspruch nimmt. Erwarten Sie bitte nicht, dass die Geburt ein Spaziergang wird, nur weil Sie sich einmalig eine CD angehört haben … Je mehr Zeit Sie in die Einübung dieser Technik investieren, desto eher werden Sie davon profitieren.

Geburtsatmosphäre: Unterschätzen Sie nicht, wie wichtig ein angenehmes Ambiente für die Geburt ist! Wenn eine Frau sich in ihrer Umgebung nicht sicher und geborgen fühlt, verlangsamt sich der Geburtsvorgang. Dies wird immer wieder deutlich, wenn Frauen in die Klinik kommen – zu Hause schreiten die Wehen schnell voran, doch kaum sind sie im Krankenhaus, verlangsamt sich der Prozess. Wenn Sie schon aus Ihrem vertrauten Umfeld herausmüssen, empfehlen wir, sich ganz auf die Wehen zu konzentrieren. Setzen Sie Kopfhörer auf, schließen Sie die Augen und versuchen Sie es mit Visualisierungsübungen. Haben Sie keine Scheu, den Kreißsaal zu Ihrem eigenen kleinen Reich zu machen. Dimmen Sie das Licht, sorgen Sie dafür, dass es gut duftet, und hören Sie Musik. Und bitten Sie darum, dass man Sie möglichst wenig stört.

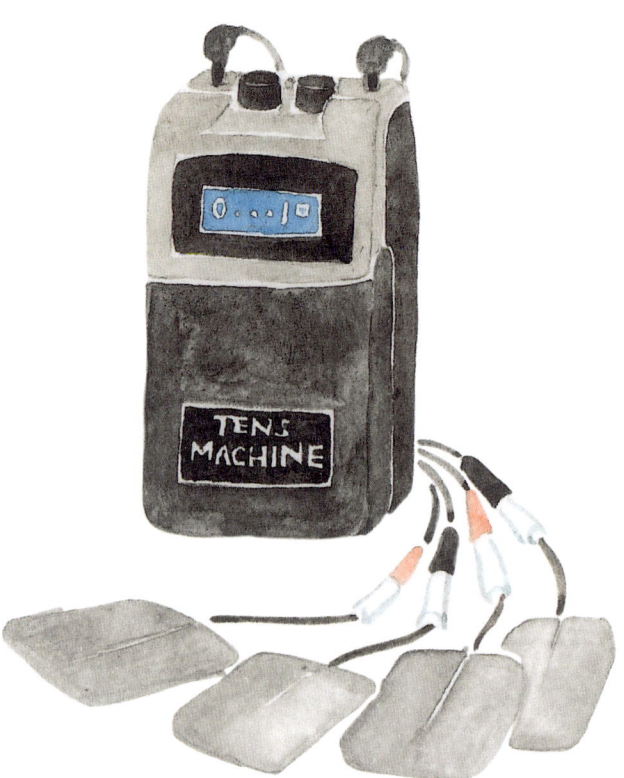

TENS-Gerät: Dieses kleine Wunderwerk hat tatsächlich schon vielen Frauen geholfen – einigen bei bestimmten Phasen, anderen während der gesamten Geburt. Kleine elektrische Impulse sollen über Elektroden am Rücken die Schmerzübertragung zum Gehirn beeinflussen, sodass der Schmerz gemindert wird. Diese Impulse aktiviert man während einer Wehe über einen Knopf. Allerdings sollten Sie sich unbedingt ein Gerät speziell für die Schwangerschaft zulegen, da die Methode auch in anderen Bereichen eingesetzt wird.

 ## Möglichkeiten der medikamentösen Schmerzlinderung

Paracetamol: Dieses einfache Medikament wird gerne unterschätzt, dabei kann eine normale Dosis (1000 mg), die alle sechs Stunden eingenommen wird, Schmerzen recht gut lindern. Allerdings muss man sich für einen effektiven Nutzen strikt an die regelmäßige Dosierung halten.

Lachgas: Ein Gasgemisch aus 50 Prozent Distickstoffmonoxid und 50 Prozent Sauerstoff, verkürzt gern als Lachgas bezeichnet, lindert den Wehenschmerz. Das Gas wird durch ein Mundstück eingeatmet und kann individuell dosiert werden.

Wie man Lachgas anwendet

- Es dauert einige Augenblicke, bis die Wirkung einsetzt, daher ist es ratsam, das Lachgas einzuatmen, sobald eine Wehe sich ankündigt.
- Hat man das Gefühl, eine Wehe baut sich auf, sollte man tief und gleichmäßig durch das Mundstück einatmen.
- Ebbt die Wehe wieder ab, setzt man auch das Mundstück ab.

Bei manchen Frauen löst Lachgas anfangs Übelkeit aus, eine Nebenwirkung, die aber mit der Zeit nachlässt. Dranbleiben lohnt sich!

Opioide (z. B. Pethidin): Diese Substanzen werden als Spritze verabreicht, um Schmerzen erträglicher zu machen. Sie machen schläfrig, beseitigen den Schmerz aber nicht vollständig, sodass man die Wehen zwar spürt, sich aber erholen kann. In der Austreibungsphase ist die Anwendung von Opioiden nicht mehr ratsam, da man sich sonst zu abwesend fühlt. Außerdem geht das Medikament über die Plazenta in den Kreislauf des Kindes über, was zwar keine Langzeitfolgen hat, es aber schläfrig macht, sodass es anfangs nicht trinken will.

Periduralanästhesie (PDA): Dies ist die einzige Methode, die den Schmerz gänzlich beseitigen kann. Eine PDA wird immer von einem Anästhesisten gelegt, und zwar als Lokalanästhesie in den Rückenmarkskanal. Über einen flexiblen Kunststoffschlauch (Periduralkatheter) kann die Dosis jederzeit angepasst werden (siehe Seite 124).

»Es gibt Frauen, die fragen sich, wie man eine Geburt ohne PDA überstehen kann! Allerdings hat es tatsächlich Vorteile, darauf zu verzichten. Ohne PDA benötigt man meist auch keine weiteren medizinischen Hilfsmaßnahmen wie einen Tropf, Katheder oder Dammschnitt. In Hebammenpraxen oder Geburtszentren kommt man ohne PDA aus; darüber hinaus gibt es hier oft Einzelzimmer, in die man sich nach der Geburt zurückziehen kann. Sind Mutter und Kind wohlauf, darf man kurz nach der Geburt wieder nach Hause gehen. So kann sich die kleine Familie bereits in den ersten Stunden ungestört kennenlernen, was auf einer Wöchnerinnenstation schier unmöglich ist. Und dafür verzichten viele Frauen gern auf eine PDA!« ELIDH PARSLOW UND LIZ NOONAN, BUMP-CLASS-HEBAMMEN

44 Periduralanästhesie (PDA)

Ob man sich eine PDA setzen lässt oder nicht, ist eines der am meisten diskutierten Themen unter werdenden Müttern. Einige sind überzeugt, dass es ein wichtiger Schritt auf dem Weg zum Mutterdasein ist, eine Geburt ohne PDA zu überstehen, während andere sich schon bei der ersten Wehe eine legen lassen wollen. Es gibt unzählige Horrorgeschichten über Geburten mit oder ohne PDA, von denen die meisten völlig überzogen sind. Am besten ist es deshalb, sich vorab mit den Fakten vertraut zu machen und sich erst dann festzulegen, wenn es so weit ist.

Die häufigsten Fragen zur PDA

»Was ist eine Periduralanästhesie?«

Bei einer PDA wird ein örtliches Anästhetikum in die Rückenmarksflüssigkeit injiziert, welches den Schmerz meist gänzlich verschwinden lässt.

»Wie oft kommt eine PDA zum Einsatz?«

In Deutschland wird diese Methode bei etwa 25 Prozent der Schwangeren eingesetzt, das sind weniger als in vielen anderen westlichen Industriestaaten (in den USA fast 60 Prozent).

»Wer setzt den Periduralkatheter?«

Die Nadel und der Schlauch werden immer von einem Anästhesisten gelegt, der auf PDAs spezialisiert ist.

»Wie wird die Nadel gelegt?«

Der Anästhesist bittet die Schwangere, sich an den Bettrand zu setzen und sich vorzubeugen. Der Rücken sollte so weit wie möglich nach unten gekrümmt sein. Dann wird die Stelle, an der die PDA gesetzt werden soll, örtlich betäubt. Dies kann ein leichtes Brennen erzeugen, was jedoch der einzige »Schmerz« während des gesamten Vorgangs sein sollte. Kurz darauf spürt man ein leichtes Drücken, während die verwendete Hohlnadel in jenen Bereich im Rückenmarkskanal vordringt, an dem das Medikament wirken soll. Ein dünner flexibler Schlauch wird nun über die Nadel eingebracht, welche anschließend wieder entfernt wird – sie wurde nur gebraucht, um den Schlauch in die richtige Position zu bringen. Der Schlauch wird am Rücken festgeklebt, dann wird über eine Katheterkupplung ein Filter angelegt, durch den das Medikament von nun an in der gewünschten Dosis verabreicht werden kann.

»Kann die PDA während einer Wehe gesetzt werden?«

Anästhesisten sind in der Regel erfahren darin, PDAs während der Wehen zu legen, deshalb braucht man keine Bedenken zu haben. Wichtig ist, dass man möglichst still hält, der Arzt versucht dann, die Kanüle in den Wehenpausen einzuführen. Sollte sich währenddessen dennoch eine Wehe ankündigen, setzen Sie den Arzt davon in Kenntnis.

»Was ist eine ›Walking PDA‹?«

Eine »Walking PDA« erlaubt der Frau, sich frei zu bewegen, da die Dosierung geringer ist als bei der herkömmlichen PDA. Der Schmerz ist dennoch weitestgehend ausgeschaltet. Man ist zwar nicht ganz so fit wie ohne, sollte sich aber im Bett bewegen und die Schwerkraft nutzen können (z. B. bei Einsatz eines Gebärhockers).

»Woher weiß ich mit PDA, wann ich pressen muss?«

Bei einer Lokalanästhesie verspürt man nicht den natürlichen Drang zu pressen, daher wird die betreuende Hebamme ankündigen, wenn es Zeit dafür ist.

»Wirkt sich die Anästhesie auf mein Baby aus?«

Da das Mittel bei einer PDA lokal verabreicht wird und nicht in den Blutkreislauf gelangt, wirkt es sich nicht auf den Körper des Kindes aus.

> *»Immer wieder begegne ich Patientinnen, die schon bei der ersten Wehe nach einer PDA verlangen, die Geburt dann aber auch ohne spielend leicht meistern. Und es gibt Frauen, die sind enttäuscht, wenn sie am Ende doch nicht ohne eine PDA auskommen. Dabei sollte es gar keine Rolle spielen, ob man sich eine PDA setzen lässt oder nicht, denn bei der Geburt eines Kindes geht es um so viel mehr als um die Frage, welche Form der Schmerzlinderung man zulässt. Man sollte das Ereignis genießen, ganz gleich was kommt.« CHIARA*

 Pro und Kontra Periduralanästhesie

Vorteile:

Sie sorgt für schmerzfreie Wehen, sodass die werdende Mutter sich ausruhen und auf das Pressen vorbereiten kann.

Risiken:

- Das Anästhetikum kann Nebenwirkungen haben. Jede Frau reagiert anders, am häufigsten aber wird ein Blutdruckabfall und – in der Folge – Schwindel und Übelkeit beobachtet. Außerdem kann es zu Juckreiz und Fieber kommen.
- Es besteht das Risiko, dass versehentlich die sogenannte Dura mater spinalis – ein Teil der Rückenmarkshaut – durchstochen wird. Dies kann zu starken Kopfschmerzen führen, die zwei bis vier Tage nach dem Eingriff auftreten (in der Regel aber nur im Stehen oder Sitzen, nicht im Liegen). Sprechen Sie mit Ihrem Arzt, er kann für Abhilfe sorgen.
- Eine PDA kann die Wehentätigkeit verlangsamen, sodass die Austreibungsphase länger dauert (wenn auch nicht viel – laut einer neueren Studie im Durchschnitt nur 13 Minuten). In dem Fall muss die Wehentätigkeit unter Umständen durch die Gabe von Oxytocin wieder angekurbelt werden.
- Manchmal gelingt das Legen einer PDA nicht auf Anhieb, etwa wenn die Wirkung nur einseitig auftritt – dann muss neu positioniert werden.
- Nicht selten muss ein Blasenkatheter gelegt werden, da die PDA sich auch auf die Blasenkontrolle auswirkt. Dies ist jedoch schmerzfrei und normalerweise völlig unkompliziert.

Weit verbreitete Mythen

»Muss ich mir Sorgen machen, ich könnte für immer gelähmt bleiben?«

Das Risiko, nach einer PDA gelähmt zu bleiben, ist verschwindend gering, denn dazu müsste das Rückenmark verletzt werden. Dieses zieht sich bis etwa zur Hälfte des Rückens, darunter zweigen unzählige Nervenfasern ab, die im Aussehen an einen Pferdeschweif erinnern. Im Bereich dieser Nerven wird die PDA gelegt. Daher kann es zwar sein, dass die Nadel eine dieser Fasern berührt (was sich dann anfühlt wie ein leichter Stromschlag in den Beinen), das Rückenmark wird dadurch aber nicht geschädigt. Es handelt sich hier zwar um eine recht vereinfachte Erklärung eines extrem komplizierten Teils unserer Anatomie, aber wir möchten Ihnen damit ja auch nur veranschaulichen, wie gering das Risiko einer dauerhaften Querschnittslähmung wirklich ist.

»Muss ich mich auf lebenslange Rückenschmerzen gefasst machen?«

Bei einer Untersuchung, die eine ganze Reihe von Studien mit einbezog, deutete nichts darauf hin, dass ein solches Risiko besteht.

»Erhöht die PDA das Risiko, dass bei mir ein Kaiserschnitt durchgeführt werden muss?«

Es gab tatsächlich Untersuchungen, die sich mit dieser These beschäftigten, doch geht man inzwischen davon aus, dass kein Zusammenhang besteht.

»Steigt bei einer PDA das Risiko, dass die Geburt durch Saugglocke oder Zange beendet werden muss?«

Es gibt viele Faktoren, die diese Hilfsmittel nötig machen (z. B. eine extrem lange Eröffnungsphase, ein sehr großes Baby oder eine hintere Hinterhauptslage). Das heißt, auch wenn viele Frauen mit PDA eine Saugglocken- oder Zangengeburt hatten, war dafür eher nicht die PDA ausschlaggebend, sondern die vorausgehenden Risikofaktoren.

»Kann es irgendwann auch zu spät sein für eine PDA?«

Auch wenn Sie bereits versuchen, das Baby herauszupressen, es aber einfach nicht kommen will, können die Ärzte Ihnen immer noch eine PDA für den Kaiserschnitt legen. Wenn hingegen eine Hebamme bei einer Spontangeburt sagt, es sei »zu spät«, meint sie damit, dass Ihr Baby vermutlich schon draußen ist, wenn die PDA zu wirken beginnt. Es ist dann nicht so, dass man keine mehr setzen *kann,* nur hat es keinen Sinn mehr.

Der Hauptgrund, weshalb sich Frauen gegen eine PDA entscheiden, ist der, dass sie den an sich natürlichen Geburtsvorgang zu etwas »Medizinischem« macht. Daher bietet man in den meisten von Hebammen geführten Geburtshäusern auch keine an. Denn zusätzlich zur PDA wird auch ein Venentropf nötig, meist ein Blasenkatheter und eine kontinuierliche Überwachung des kindlichen Herzschlages und der Wehentätigkeit. Allerdings lässt sich nicht abstreiten, was für eine immense Erleichterung es ist, wenn der Schmerz plötzlich ausbleibt, und etwa 90 Prozent der Frauen, die eine PDA hatten, sind froh über ihre Entscheidung.

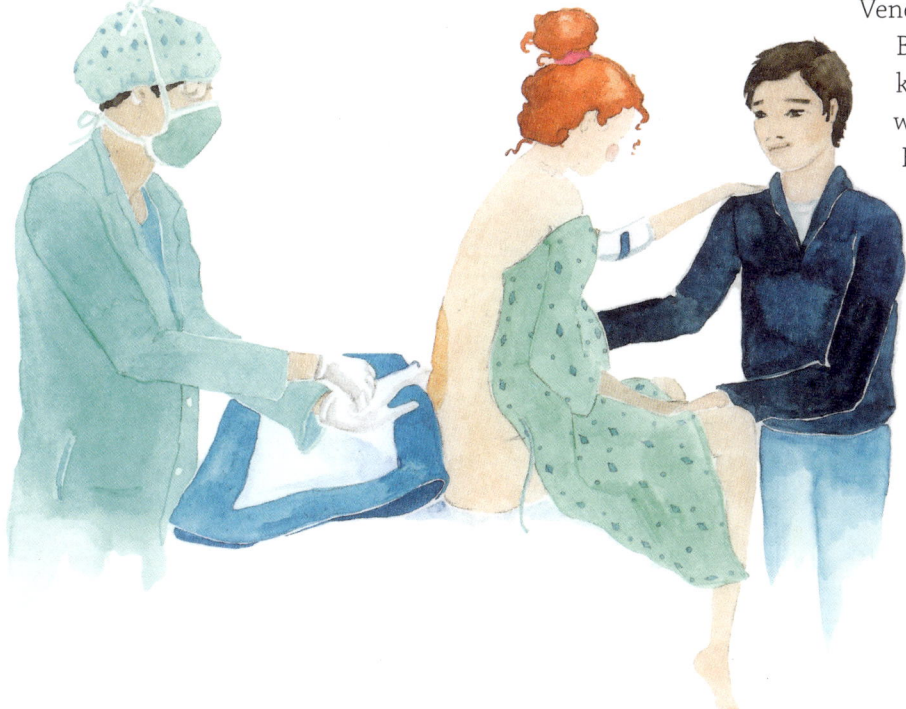

45 Eröffnungsphase

Je näher der errechnete Geburtstermin rückt, desto mehr schmerzt der Körper, alles wird beschwerlich, und man kann es kaum erwarten, das Baby endlich zur Welt zu bringen. Denken Sie daran: Ab der 37. Woche ist das Kind vollständig ausgetragen, aber Erstgebärende neigen dazu, dass ihr Baby erst in der 41. Woche kommt. Möglicherweise hatten Sie bereits die ersten Braxton-Hicks-Kontraktionen (siehe Seite 82). Diese Übungswehen erlebt jede Schwangere. Einige empfinden sie als unangenehm, andere bemerken sie nicht einmal.

Oft kündigt sich die Geburt etwa zehn Tage vorher durch das sogenannte »Zeichnen« an. Der Schleimpfropf, der den Muttermund fest verschließt, löst sich, weil das Gewebe weicher wird (oder »reift«), und geht ab. Dies macht sich durch eine klare, geleeartige Substanz bemerkbar, die oft mit etwas Blut vermischt ist. Der Schleimpfropf kann als Ganzes abgehen oder sich über mehrere Tage nach und nach lösen.

Wie kündigt sich die Geburt an?

Wehen:

Anfangs sind sie noch recht unregelmäßig, und zwar unangenehm, aber nicht besonders schmerzhaft. Statt alles stehen und liegen zu lassen und sämtlichen Freunden per SMS mitzuteilen, dass Ihr Baby kommt, sollten Sie sich lieber ablenken; gehen Sie spazieren, kochen Sie etwas oder sehen Sie sich einen Film an, aber fangen Sie bitte nicht gleich an, jede Wehe mit der Stoppuhr zu messen. Ihre Kliniktasche sollten Sie zu diesem Zeitpunkt auf jeden Fall gepackt haben, denn allzu lange wird es jetzt nicht mehr dauern, bis das Kind zur Welt kommt.

Nichtsdestotrotz kann sich die Eröffnungsphase in die Länge ziehen. Einige bekommen sie gar nicht richtig mit, bei anderen, meist Erstgebärenden, kann sie bis zu zwei Tage dauern. Zwar ist es nicht zwingend nötig, dass Ihr Partner die ganze Zeit über bei Ihnen ist, aber ganz alleine sein sollten Sie auch nicht.

Blasensprung:

Bei etwa 10 Prozent aller Schwangeren beginnt die Geburt statt mit Wehen mit dem Platzen der Fruchtblase. Das Baby schwimmt in einer mit Fruchtwasser gefüllten Hülle, ein bisschen wie in einem mit Wasser gefüllten Ballon. Wenn die Membran dieser Hülle reißt, tritt das Fruchtwasser (Amnionflüssigkeit) aus. Dies kann jederzeit passieren – zu einem Zeitpunkt, wenn noch gar keine Wehen spürbar sind, bis hin zu dem Moment, da das Kind zur Welt kommt. Es gibt sogar Babys, die bei der Geburt Reste der Fruchtblase über Kopf oder Gesicht tragen; dies bezeichnet man als »Glückshaube«.

Wenn die Fruchtblase platzt, sieht das selten aus wie im Film. Bei den wenigsten bildet sich eine Riesenpfütze, stattdessen wird meist nur der Slip nass.

Fruchtwasser ist leicht mit Urin zu verwechseln; es kann hellgelb oder auch rosafarben sein, riecht aber anders. Sonderbarerweise strömt es einen süßlichen Geruch aus, ein bisschen wie »frischer Apfel« oder »Birne« – nicht zu vergleichen mit Urin. Im Zweifelsfall also schnuppern!

Ist die Fruchtblase geplatzt, legen Sie eine starke Binde ein. Zwar ist es zu diesem Zeitpunkt noch nicht nötig, sofort ins Krankenhaus zu fahren, aber man sollte der Hebamme in jedem Fall Bescheid geben.

»Wenn man das Gefühl hat, die Geburt steht unmittelbar bevor, weil sich der Ausfluss ändert, legt man am besten eine Binde ein, denn die kann man der Hebamme zeigen. Und keine Sorge, sie reagiert gewiss nicht angewidert! Hebammen interessieren sich brennend für Farbe, Konsistenz und Geruch von ausgetretener Flüssigkeit!« LIZ NOONAN UND ELIDH PARSLOW, THE-BUMP-CLASS-HEBAMMEN

Wenn Sie wissen, dass Sie B-Streptokokken positiv sind (siehe Kasten unten), müssen Sie das nun den Leuten mitteilen, die Sie medizinisch betreuen. Wenn Sie feststellen, dass die ausgetretene Flüssigkeit leicht grünlich oder schwarz ist, rufen Sie im Krankenhaus an. Kommt eine frische Blutung hinzu, fahren Sie sofort in die Klinik.

Streptokokken der Gruppe B

B-Streptokokken sind Bakterien, die bei Menschen jeden Alters Krankheiten auslösen können. Fast jede dritte Schwangere trägt diese Bakterien ohne ihr Wissen in sich, es gibt keinerlei Symptome. Sind sie zum Zeitpunkt der Geburt im Vaginalbereich nachweisbar, besteht die 50-prozentige Chance, dass sie auf das Kind übertragen werden. Dann besteht wiederum ein Risiko von 1 bis 2 Prozent, dass beim Kind eine lebensbedrohliche Infektion wie eine Hirnhautentzündung oder eine Sepsis (Blutvergiftung) auftritt. Um die B-Streptokokken zu bekämpfen, werden während der Geburt intravenös Antibiotika verabreicht. Sie können dennoch einen ganz normalen Geburtsverlauf erleben.

Was tun während der Eröffnungsphase?

Für einige Frauen ist dieser Teil der schwierigste, weil man in der Regel noch keine Hebamme bei sich hat und er sich extrem in die Länge ziehen kann. Aber es gibt genügend zu tun, um sich das Warten zu erleichtern:

- Solange noch 10 Minuten oder mehr zwischen den einzelnen Wehen liegen, versuchen Sie sich weitestgehend zu entspannen. Zwischen den einzelnen Kontraktionen spürt man keinen Schmerz, man sollte sich Ruhe gönnen, um Kräfte zu sammeln. Legen Sie sich bequem hin, sodass Sie in den Wehenpausen ausruhen können. Viele Frauen knien, die Arme auf einem Sessel oder einem Gymnastikball, oder sie behelfen sich mit Kissen.
- Wenn eine Wehe einsetzt, atmen Sie langsam und tief durch die Nase ein, durch den Mund wieder aus. Atmen Sie gleichmäßig und kontrolliert, bis der Schmerz nachlässt.
- Wenn Sie es im Liegen nicht aushalten, lassen Sie sich ein Bad ein. Fühlen Sie sich in der Wanne wohl, bleiben Sie ruhig über mehrere Stunden darin. Allerdings sollte unbedingt jemand in Hörweite sein, der Ihnen notfalls heraushilft!
- Es ist äußerst wichtig, dass Sie viel trinken, deshalb sollten Sie eine Flasche Wasser (am besten mit Sportverschluss) zur Hand haben. Wenn Sie Hunger haben, essen Sie, wonach Ihnen ist – die meisten Frauen bevorzugen Obst oder Brot. Möglicherweise wird Ihnen übel, oder Sie müssen sich übergeben; das ist vollkommen normal.
- Wenn Sie nervös sind und nicht zur Ruhe kommen, versuchen Sie es mit Ablenkung – sehen Sie sich einen Film an, backen Sie einen Kuchen oder wischen Sie Staub!
- Wenn Sie ein TENS-Gerät besitzen, bringen Sie es zum Einsatz, sobald Sie das Gefühl haben, zusätzlich etwas gegen die Schmerzen zu brauchen.
- Unternehmen Sie einen Spaziergang (aber keinesfalls allein). Versuchen Sie auch bergauf zu gehen. Bewegung hilft, das Baby in die richtige Position zu bringen.
- Frust zu empfinden ist völlig normal. Versuchen Sie es mit positivem Denken – mit jeder Wehe rückt die Ankunft Ihres Kindes näher!

> **»Was, wenn ich gar nicht merke, dass das Baby kommt?«**
> Viele werdende Mütter machen sich darüber Gedanken, aber keine Sorge: Die Wehen
> entgehen Ihnen garantiert nicht! Solange Sie Zweifel haben, ob es Wehen sind, sind es
> noch keine! Setzen die Kontraktionen ein, überkommt Sie vermutlich eine freudige
> Erregung; versuchen Sie sich diese zu vergegenwärtigen, wenn es dann doch länger
> dauert.

 ## Ausrüstung für die Eröffnungsphase

Diese Phase kann ziemlich erschöpfend sein, daher empfehlen wir, eine Reihe von Kniffen und
»kleinen Helfern« parat zu haben. Manchmal helfen unterschiedliche Dinge zu unterschiedlichen
Zeiten, daher sollte man es auf einen neuerlichen Versuch ankommen lassen.

- Paracetamol: Nehmen Sie – in Rücksprache mit Hebamme oder Arzt – alle 6 Stunden 2 Tabletten (1000 mg)
- Spaziergänge (nicht allein)
- Atemtechnik
- Auswahl an witzigen Filmen
- Wärmflasche oder Wärmekissen
- Geburts-/Gymnastikball – zum Abstützen und Federn
- Warmes Bad oder Dusche
- ätherische Öle (z. B. Lavendel, Muskatellersalbei)
- Massageroller aus Holz
- Kissen
- Ihre Lieblingsmusik
- Isotonische Getränke und kleine Snacks für zwischendurch
- Visualisierungs-/Hypnotherapie-CD
- TENS-Gerät
- Und das Wichtigste: viel RUHE!

Viele Absolventinnen der *Bump Class* geben nach der Geburt an, die Eröffnungsphase sei am
schlimmsten für sie gewesen. Sie kann sich quälend in die Länge ziehen, ohne dass man das Gefühl
hat, es geht voran. Aber selbst wenn der Muttermund erst 2 bis 3 Zentimeter eröffnet ist, ist das
eine große Leistung, denn der in der Schwangerschaft lange, fest verschlossene Gebärmutterhals
hat sich schon verkürzt und ist weicher geworden.

Während dieser Phase sollten Sie regelmäßigen Kontakt zu Ihrer
Hebamme halten. Und wenn Sie das Gefühl haben, nicht länger
alleine sein zu wollen, fahren Sie ins Krankenhaus. Falls man
dort bei der Untersuchung feststellt, dass der Muttermund
weniger als 3 Zentimeter geöffnet ist, wird man Sie unter
Umständen wieder nach Hause schicken. Das kann sehr entmu-
tigend sein, doch es gibt gute Gründe dafür: In dieser Phase sind
Sie zu Hause am besten aufgehoben.

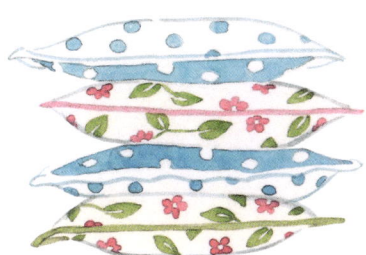

46 Wann Sie ins *Krankenhaus* fahren sollten

Eine Sache, die alle werdenden Mütter interessiert und die bei deren Partnern für große Nervosität sorgt, ist die Frage, wann man ins Krankenhaus fahren soll. Natürlich können Sie in die Klinik gehen und sich untersuchen lassen, sobald Sie die ersten Wehen haben, nur kann es sein, dass man Sie wieder nach Hause schickt.

> Sobald Sie das Gefühl haben, die Geburt steht kurz bevor (Blasensprung, regelmäßige Wehen), sollten Sie sich mit der Klinik in Verbindung setzen.

Sie können jederzeit in der Klinik anrufen, zwingend aber in folgenden Fällen:
- Wenn die Abstände zwischen den Wehen schon bei 5 Minuten liegen.
- Wenn Sie das Gefühl haben, Ihre Fruchtblase ist geplatzt.
- Wenn Sie keine Kindsbewegungen mehr spüren.
- Wenn frische Blutungen auftreten.

Rufen Sie vorab immer an, ehe Sie in die Klinik aufbrechen.

Optimal ist es, wenn Sie beim Eintreffen in der Klinik bereits in der aktiven Eröffnungsphase sind (der Muttermund sollte mindestens 4 Zentimeter geöffnet sein). Wenn Sie allerdings noch nicht so weit sind und trotzdem partout nicht nach Hause möchten, können Sie auch dableiben. Da man Sie in der Klinik jedoch in der Regel in einem Raum mit Frauen in unterschiedlichen Stadien der Geburt unterbringt – nicht gerade der ideale Ort, um auf die aktive Phase zu warten –, wird man Sie ermutigen, lieber noch einmal nach Hause zu gehen.

 ### Woher man weiß, dass man in die aktive Eröffnungsphase kommt
Wir finden, dass die aktive Eröffnungsphase der ideale Zeitpunkt ist, um in die Klinik zu fahren. Der Muttermund ist ungefähr 4 Zentimeter geöffnet. Da Sie aber schlecht eine vaginale Untersuchung an sich selbst durchführen können (bitte versuchen Sie es gar nicht erst), woran sollen Sie sich orientieren?

Am besten ist es, sich auf die eigenen Instinkte zu verlassen. Es ist nicht entscheidend, dass Sie bei exakt 4 Zentimetern in die Klinik fahren, es reicht auch, wenn Sie bei 5, 6 oder sogar 8 Zentimetern dort eintreffen!

Wir sind schwanger!

Im Folgenden einige Anzeichen, die auf die aktive Eröffnungsphase hindeuten:

- Regelmäßige Kontraktionen alle 3 bis 5 Minuten; das heißt, dass es in den letzten 1 bis 2 Stunden keine Unterbrechungen gab, die länger als 3 bis 5 Minuten dauerten. In der Anfangsphase der Eröffnung können sich Phasen mit regelmäßigen Wehen im Abstand von 4 Minuten mit längeren Pausen (von bis zu 20 Minuten) abwechseln. In der aktiven Phase hingegen kommen die Wehen derart regelmäßig, dass man die Uhr danach stellen könnte.
- In der Regel halten die Kontraktionen nun ungefähr 1 Minute an.
- Anders als in der frühen Phase kann man jetzt während einer Wehe kein Gespräch weiterführen.

Gründe für eine frühere Fahrt in die Klinik

- Bei einem Blasensprung sollte man in jedem Fall anrufen, aber nicht zwingend hinfahren. Auf den Weg machen sollte man sich nach einem Blasensprung aber, wenn man weiß, dass man Strepptokokken-B positiv ist (siehe Seiten 129 bis 131) oder wenn eine frische Blutung auftritt (eine geringe Menge rosafarbener Flüssigkeit oder Spuren von Blut sind normal) oder wenn das ausgetretene Fruchtwasser verfärbt ist (grünlich braun statt hellgelb) beziehungsweise unangenehm riecht.
- Fieber während der Wehen ist nicht normal. Wenn Sie das Gefühl erhöhter Temperatur haben, messen Sie nach. Bestätigt sich der Verdacht, fahren Sie in die Klinik.
- Das Baby sollte sich während der Wehen ganz normal bewegen; wenn Sie das Gefühl haben, dem ist nicht so, fahren Sie in die Klinik.

Wie wichtig das Umfeld für die Geburt ist, haben wir auf den Seiten 34–35 und 121 bereits angesprochen; oftmals schreitet der Geburtsprozess zu Hause gut voran, verlangsamt sich dann aber, sobald die werdende Mutter im Krankenhaus ankommt. Daher sollte man die Fahrt dorthin so entspannt wie möglich antreten, damit die Wehentätigkeit nicht beeinträchtigt wird.

Fahrt ins Krankenhaus

47 Aktive Wehen und *Übergangsphase*

Nun geht die Geburt erst richtig los, auch wenn das einigen Frauen, die bereits eine lange Anfangsphase hinter sich haben, seltsam erscheinen mag … Die Wehen kommen häufiger und sind stärker, was bedeutet, dass sich der Muttermund schneller öffnet als zu Beginn der Eröffnungsphase. Anschließend folgt die Übergangsphase, die schon auf das Herauspressen des Babys vorbereitet. Für viele ist es der schwerste Teil, daher heißt es jetzt Zähne zusammenbeißen und durchhalten.

In der aktiven Phase passiert Folgendes:

- Der Muttermund öffnet sich auf 8 bis beinah 10 Zentimeter – bis er fast groß genug für den Kopf des Kindes ist.
- Die Wehen werden intensiver und regelmäßiger, ohne längere Ruhepausen dazwischen. In der Regel kommen sie jetzt im Abstand von 3 bis 5 Minuten und dauern 1 bis 2 Minuten. Dies ist allerdings nur ein grober Anhaltspunkt, bei jeder Frau ist es anders.
- In diesem Stadium sollten Sie sich in die Klinik begeben, wenn Sie nicht schon dort sind, bei einer Hausgeburt sollte spätestens jetzt eine Hebamme an Ihrer Seite sein.

> *»Ich habe bei Frauen in den Wehen die unterschiedlichsten Reaktionen erlebt: Manche verhalten sich absolut still und ziehen sich in sich selbst zurück; andere verwandeln sich in wilde Tiere und geben recht bizarre Laute von sich. Das scheint ihnen zu helfen, die Wehen zu verarbeiten. Bleiben Sie am besten möglichst ruhig und konzentriert. Hebammen sind sich einig, dass die Geburt umso schneller voranschreitet, je entspannter die werdende Mutter ist. Zu Hause geht es daher oft entsprechend schneller. Allerdings hat eine neue Studie gezeigt, dass für Erstgebärende der sicherste Ort für eine Geburt tatsächlich die Klinik ist.«* CHIARA

 ## Was geschieht bei der Aufnahme im Krankenhaus?

Kommt man in der Klinik an, werden zunächst in einem speziellen Aufnahmezimmer die üblichen vorgeburtlichen Untersuchungen durchgeführt und der Zustand von Mutter und Kind überprüft (Aufnahme-CTG). Außerdem wird man Sie vaginal untersuchen, sofern Sie Ihre Zustimmung geben, denn nur so lässt sich feststellen, wie weit der Muttermund bereits geöffnet ist. Ein Arzt oder eine Hebamme betastet dabei den

Gebärmutterhals und schätzt die Öffnung mithilfe der Finger ab. Das klingt unangenehm, ist aber in der Realität halb so wild; es dauert nur wenige Minuten, und die meisten Frauen sind sich darin einig, dass das Ganze auch nicht schlimmer ist als eine Routineuntersuchung.

»Wird man mich vaginal untersuchen?«
Sobald die Wehen eingesetzt haben, wollen die meisten werdenden Mütter wissen, wie weit sie sind. Dies geht nur vaginal. Falls die Hebamme feststellt, dass die Geburt rasch voranschreitet, die Wehen stark sind und regelmäßig kommen und wenn es keine Bedenken wegen des Babys gibt, ist das Abtasten manchmal nicht zwingend notwendig. Viele Frauen bringen ihr Kind ganz ohne eine vaginale Untersuchung zur Welt. Wichtig ist, offen dafür zu bleiben und keine Angst zu haben.

Steht fest, dass Sie sich bereits in der aktiven Geburtsphase befinden, weist man Ihnen ein Zimmer zu sowie eine Hebamme, die Sie durch die gesamte Geburt begleitet. Behalten Sie allerdings im Hinterkopf, dass man Ihnen je nach Dauer und je nach Schichtplan jemand Neuen zuweist. (Etwas anderes ist es, wenn Sie sich vorab schon für eine Beleghebamme entschieden haben, die Sie während der Schwangerschaft und der Geburt betreuen soll.)

Während der aktiven Geburtsphase überprüft die Hebamme regelmäßig den Herzschlag des Babys. Gibt es irgendwelche Bedenken hinsichtlich seines Zustands oder des Geburtsprozesses, wird man möglicherweise die ganze Zeit per CTG, also Wehenschreiber, überwacht, der neben den Wehen auch die kindlichen Herztöne misst. Dazu werden am Bauch zwei Messfühler mithilfe eines Gurts angebracht.

Sofern noch nicht geschehen, wird in dieser Phase sehr wahrscheinlich die Fruchtblase platzen – ein gutes Zeichen, dass die Geburt voranschreitet.

Versuchen Sie sich möglichst viel zu bewegen und wechseln Sie regelmäßig die Position. Wenn etwas davon bereits zu einem früheren Zeitpunkt erfolglos war, lohnt es sich, es erneut zu versuchen. Jede Frau reagiert anders, jede bevorzugt eine andere Lage. Die Hebamme gibt Ihnen gern Tipps, wie die Intensität der Wehen leichter zu ertragen ist und wie man das Baby in eine gute Geburtsposition bringt. Machen Sie sich ihr Wissen und ihre Erfahrung zunutze.

Sie sollten zwar in Bewegung bleiben, sich zwischendurch aber immer wieder Ruhe gönnen. Dies ist besonders wichtig, wenn der Geburtsprozess nur recht zäh voranschreitet.

In der aktiven Phase stehen Ihnen vielfältige Möglichkeiten der Schmerzlinderung zur Verfügung, darunter auch einige, die schon in der Eröffnungsphase zum Einsatz kamen:

- Atemtechniken
- Hypnotherapie und Visualisierungsübungen
- Aufrechte Haltung und Bewegung
- Massagen
- TENS-Gerät
- Paracetamol

Es gibt zudem eine Reihe von Möglichkeiten der Schmerzlinderung, die normalerweise erst in dieser Phase der Geburt empfohlen werden:

- Gebärwanne
- Lachgas
- Opioide (Pethidin)
- Periduralanästhesie (PDA)

Zu weiteren Formen der Schmerzlinderung siehe Seite 118 ff.

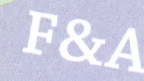

»Komme ich während der aktiven Phase noch zum Essen und Trinken?«

Wenn es von ärztlicher Seite aus keine Bedenken oder besondere Risiken gibt, können Sie essen und trinken, was Sie wollen. Vermutlich ist Ihnen jetzt eher nach kleinen, energiereichen Snacks und isotonischen Getränken.

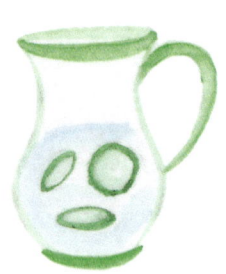

Die Herausforderungen der Übergangsphase

Gegen Ende der Eröffnungsphase erreicht der Muttermund eine Öffnung von 10 Zentimetern. Dieser Abschnitt, die sogenannte Übergangsphase, ist vermutlich der härteste, doch zum Glück dauert er nicht lang. Es ist nichts Ungewöhnliches, dass Frauen in dieser Phase das Gefühl haben, die Kontrolle zu verlieren. Man verspürt immer mehr Druck auf den Beckenboden und würde am liebsten seine Sachen packen und nach Hause gehen, weil man endgültig genug hat. Doch leider hören die Wehen nicht auf, wenn einem danach ist! Es gibt auch Frauen, die machen eine regelrechte Persönlichkeitsveränderung durch und legen ein rücksichtsloses, aggressives Verhalten an den Tag, vor dem weder Ehemänner noch Hebammen oder Ärzte verschont bleiben! Dem eigenen Partner mag dies vielleicht unangenehm sein, doch das medizinische Personal wird sich eher freuen – ist es doch ein Zeichen dafür, dass die Geburt rasch voranschreitet und das Baby jetzt jeden Moment kommt.

Die Übergangsphase ist nicht selten der Zeitpunkt, wo viele Frauen, die bislang sehr gut mit natürlichen Hilfsmitteln zur Schmerzlinderung auskamen, nach einer Periduralanästhesie verlangen, weil sie glauben, es nicht mehr auszuhalten. Allerdings ist dieser Wunsch in erster Linie auf die hormonellen Veränderungen während der Übergangsphase zurückzuführen, deshalb gibt die Hebamme der werdenden Mutter jetzt jede Unterstützung, die sie bieten kann, und ermuntert sie durchzuhalten. Schließlich hat sie das Schlimmste hinter sich und befindet sich bereits auf der Zielgeraden!

Der Übergang dauert glücklicherweise nicht allzu lang, doch sollte man darauf vorbereitet sein. Außerdem ist es sinnvoll, den Partner wegen einer möglichen Persönlichkeitsveränderung vorzuwarnen.

Folgendes haben *Bump-Class*-Absolventinnen während der Übergangsphase von sich gegeben*:
- »Ich hätte dich nie heiraten sollen!«
- »Ich hab's mir anders überlegt, ich bring dieses Kind nicht zur Welt.«
- »Das war der größte Fehler meines Lebens.«
- (Zum Arzt:) »Das ist übrigens die hässlichste Krawatte, die ich je gesehen habe.«
- … und noch ein paar Dinge, die man unmöglich abdrucken kann.

* Alle diese Ehen haben es überstanden … und die meisten dieser Frauen haben sogar noch ein zweites Kind bekommen.

48 Austreibungsphase und *Nachgeburtsphase*

Wenn der Muttermund sich vollständig geöffnet hat, tritt man in die nächste Geburtsphase ein, in der das Baby herausgepresst wird. In dieser sogenannten Austreibungsphase spüren Sie den heftigen Drang, mit jeder Wehe zu pressen. Hören Sie auf Ihren Körper und geben Sie dem Drang nach. Manche Frauen spüren diesen Druck trotz PDA, doch muss in diesem Fall die Hebamme Anweisungen geben, wann und wie gepresst werden soll.

Das Pressen

- Bleiben Sie in Bewegung und folgen Sie den Anweisungen der Hebamme. Nehmen Sie unterschiedliche Positionen ein. In dieser Phase hilft es, die Schwerkraft zu nutzen, daher ist es nicht unbedingt ratsam, auf dem Rücken zu liegen. Nehmen Sie, wenn es irgendwie geht, also eine aufrechte Haltung ein. Selbst mit PDA gelingt es vielen Frauen zu knien, in die Hocke zu gehen, sich in den Vierfüßlerstand zu begeben oder zu stehen. Sie müssen während der einzelnen Wehen pressen und, statt sie einfach nur überstehen zu wollen, mit ihnen arbeiten, um das Baby hinauszubefördern.
- Schieben Sie nun lange und fest nach unten. Es sollte sich ähnlich anfühlen, wie wenn man unter Verstopfung leidet und versucht, den Darm zu entleeren.
- Das Pressen ist ziemlich anstrengend. Sparen Sie sich Ihre Energien für dieses aktive Schieben auf, und rasten Sie zwischen den einzelnen Wehen.
- Manche Frauen geben beim Pressen laute Geräusche von sich. Doch statt Ihre Energie darauf zu verschwenden, sollten Sie sich auf das Schieben konzentrieren. Es kann hilfreich sein, den Kopf nach vorne zu beugen und das Kinn auf die Brust zu pressen. So lässt sich die Energie recht effektiv bündeln.

Der Weg durch den Geburtskanal

Auf seinem Weg durch den Geburtskanal muss sich das Baby mit dem Köpfchen zunächst unter dem Schambein hindurchschieben. Dabei geht es Stückchen für Stückchen vorwärts, aber auch immer wieder etwas zurück. Das kann frustrierend sein, doch ist es sehr wichtig, dass sich das Gewebe ganz langsam dehnen kann, damit ein Dammriss möglichst verhindert wird.

Sobald das Köpfchen diese Kurve umrundet hat, hört das Vor und Zurück auf. Stattdessen verspürt man nun ein Stechen, während der Babykopf beim sogenannten Durchschneiden die Scheide aufs Äußerste dehnt. Nun wird die Hebamme Sie bitten, nicht länger zu pressen, sondern stattdessen zu hecheln. Das Verlangen weiterzuschieben ist völlig normal, da man es endlich hinter sich bringen will. Allerdings heißt es nun, sich exakt an das zu halten, was die Hebamme vorgibt. Ihre Anweisungen nämlich sorgen dafür, dass das Köpfchen schön langsam durchtritt und das Gewebe dadurch sanft gedehnt wird. So minimiert sich das Risiko eines Dammrisses weiter.

Im Großteil der Fälle ist die Geburt des Kopfes am schwersten. Der Körper gleitet anschließend in der Regel recht geschmeidig mit den nächsten ein bis zwei Wehen heraus. Bedenken Sie, dass zwischen den einzelnen Kontraktionen selbst in diesem Stadium ein paar Minuten liegen, daher dauert es ein klein wenig, bis auch der Rest folgt. Keine Sorge, das ist völlig normal. Mit der nächsten Wehe müssen Sie noch einmal ganz fest pressen, um den Körper zu gebären, dann ist Ihr Kind auf der Welt!

Warnen Sie Ihren Partner vor

Seien wir ehrlich, die Minuten, in denen bereits der Kopf des Babys herausguckt und man wartet, dass auch der Rest folgt, sind ... nervenaufreibend. Bestimmt gibt es Väter, die ihre Neugier nicht länger im Zaum halten können und einen ersten Blick auf ihr Kind werfen. Allerdings sollte man sie vorwarnen, dass Babys zu diesem Zeitpunkt noch keine Geräusche von sich geben und ihr Kopf blau angelaufen sein kann. Männer erleiden bisweilen einen kleinen Schock, weil sie ein Engelchen mit rosigen Backen erwarten!

Wenn das Kind auf der Welt ist

Ist alles gut gelaufen, legt die Hebamme der Mutter das Kind für eine erste Liebkosung direkt auf die Brust, es wird nur ganz locker mit einem Handtuch abgedeckt. Dies ist ein wundervoller Moment, den keine Mutter je vergisst, gibt es einem doch die Gelegenheit, sein Baby das erste Mal zu berühren, zu knuddeln und zu stillen (siehe Seite 156 ff.). Neugeborene Babys sind meist noch von Käseschmiere und dem Blut der Mutter bedeckt. So abstoßend das klingen mag, die meisten Mütter sind in diesem Moment derart selig, ihr Kind in den Armen zu halten, dass sie davon gar nichts merken. Wer allerdings gern hätte, dass man das Kind kurz abwischt und es in ein Tuch hüllt, der muss nicht befürchten, für eine schlechte Mutter gehalten zu werden.

Vitamin-K-Prophylaxe:
In Deutschland wird die orale Vitamin-K-Gabe in den ersten Stunden nach der Geburt (während der U1) und dann erneut im Rahmen der folgenden beiden Vorsorgeuntersuchungen (U2 und U3) empfohlen. Durch Vitamin-K-Mangel kann es bei Neugeborenen zu einer seltenen, aber lebensgefährlichen Blutungsneigung kommen (Morbus haemorrhagicus neonatorum). Die vorgesehenen

Vitamin K-Gaben schützen in den ersten Lebenswochen vor diesem Phänomen, von dem ohne Prophylaxe 17 von 1000 Babys betroffen wären. Nebenwirkungen sind keine bekannt. In manchen Ländern erfolgt die Vitamin-K-Gabe durch eine einmalige Injektion.

»Wenn ich die Wahl hätte zwischen einer oralen Vitamin-K-Gabe und einer Injektion, würde ich mich für die Injektion entscheiden. Bei der oralen Variante erfolgt die Verabreichung in drei einzelnen Dosen, etwas, woran man zusätzlich denken muss, wenn man zu den Vorsorgeuntersuchungen kommt. Außerdem schmeckt das Ganze ziemlich bitter, was für den kindlichen Gaumen, der in diesem Stadium nur von dem süßen Kolostrum geprägt ist, ziemlich widerlich sein muss. Außerdem verabreicht man bei der oralen Variante normalerweise sechsmal mehr Vitamin K als mit der Injektion, weil schwer zu beurteilen ist, wie viel die Kinder tatsächlich schlucken und wie viel wieder ausgespuckt wird.« LIZ NOONAN, BUMP-CLASS-HEBAMME

Dammschnitt und Dammriss

Vor dieser Thematik fürchten sich Erstlingsmütter am meisten. Bei Mehrfachmüttern dominiert eine ganz andere Angst, nämlich die vor zu wenig Schlaf, und das sagt einiges aus! Die meisten Frauen sind sich darin einig, dass es letzten Endes nicht so schlimm ist, wie es klingt, und in der Regel recht schnell verheilt.

Beim Durchtritt des Kopfes muss sich der Damm beträchtlich dehnen, daher ist es nicht ungewöhnlich, dass er leicht einreißt. Die Rede ist hier nicht von einer klaffenden Wunde, sondern vielmehr von einem winzigen Riss, der oftmals noch nicht einmal genäht werden muss. Nur wenn das Gewebe tiefer einreißt, wird die Wunde mit einigen Stichen geschlossen.

Allerdings kann ein Dammriss auch erheblich größere Verletzungen verursachen, welche durch einen Dammschnitt (Episiotomie) verhindert werden können. Dabei wird der Damm ganz gezielt ein Stück eingeschnitten, um mehr Platz zu schaffen für den durchtretenden Kopf des Babys. Ein Dammschnitt wird nicht routinemäßig durchgeführt, stattdessen entscheidet der Arzt oder die Hebamme von Fall zu Fall im Augenblick der Geburt. In der Regel wird er nur dann gemacht, wenn ein starkes Reißen unvermeidlich scheint. Unter Umständen kann sich so ein Riss bis hin zu den Muskeln ziehen, die Blase und Darm kontrollieren. So fies ein Dammschnitt also auch klingen mag, er dient nur dazu, Schlimmeres zu verhindern.

*»Welche Vor- und Nachteile hat eine Oxytocin-Injektion
zur Unterstützung der Plazentaablösung?«*

Viele Frauen bevorzugen es, bei der Geburt möglichst auf die Verabreichung
von Medikamenten zu verzichten, ganz gleich, ob irgendwelche Nebenwirkungen
für Mutter und Kind bekannt sind oder nicht. Wer sich allerdings gegen die Spritze
entscheidet, sollte sich darüber im Klaren sein, dass ein erhöhtes Risiko für starke
Blutungen besteht, sodass in sehr seltenen Fällen eine Bluttransfusion notwendig
wird. Wenn bei der Geburt medizinisch eingegriffen wurde (instrumentelle Geburt
oder PDA), wird man auf die Injektion leider nicht verzichten können, eine Weigerung
würde man als unverantwortlich betrachten.

»Fängt das Baby sofort an zu weinen?«

Es ist völlig normal, dass es einige Augenblicke dauert, bis das Baby nach der Geburt
seine ersten Atemzüge macht und zu weinen beginnt, vielen Müttern kommt das vor
wie eine halbe Ewigkeit. Babys sind nicht selten blau angelaufen und wirken schlaff,
daher rubbelt die Hebamme das Neugeborene ab, um die Atmung zu aktivieren.
Während der Geburt laufen im kindlichen Körper erstaunliche physiologische Veränderungen ab. Die Blutgefäße, die zur Lunge hin- und von dieser wegführen, kommen
bei den ersten Atemzügen das erste Mal zum Einsatz. Also keine Sorge, wenn es eine
Weile dauert.

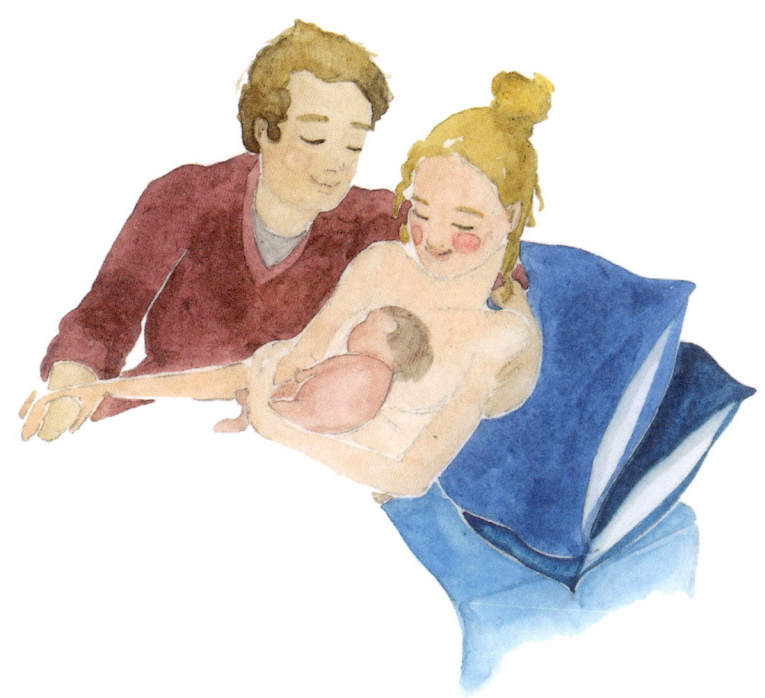

Ein Dammschnitt wird von Arzt oder Hebamme durchgeführt und unmittelbar nach der Geburt von Baby und Plazenta genäht. Dazu bekommt man eine örtliche Betäubung (wenn man keine PDA hatte), schmerzhaft ist das normalerweise nicht. Spüren Sie dennoch etwas, teilen Sie das dem behandelnden Arzt oder der Hebamme mit, dann verstärkt man die Betäubung. Die Fäden lösen sich später von allein auf und müssen nicht entfernt werden.

Die meisten Frauen, bei denen ein Dammschnitt durchgeführt wurde, geben an, es sei lange nicht so schlimm gewesen, wie sie es sich vorgestellt hatten. Das Vaginalgewebe heilt ungewöhnlich schnell und gut, kaum eine junge Mutter denkt im Nachhinein noch darüber nach, dass sie genäht wurde.

F&A

»Was, wenn ich während der Geburt Stuhlgang habe?«
Diese Frage bekommen wir in jedem Kurs gestellt. Jedes Mal, wenn eine der Teilnehmerinnen den Mut aufbringt, sie zu äußern, geht ein kollektives Seufzen der Erleichterung durch den Raum, da sich so gut wie jede Schwangere mit dieser Sorge trägt. Tatsächlich können bei der Geburt kleine Mengen Stuhl abgehen, das passiert öfters, doch das Gute ist, dass man selbst meist nichts davon mitbekommt. Während das Baby sich durch den Geburtskanal schiebt, drückt es auf den Mastdarm (Rektum), daher hat jede Gebärende das Gefühl, Stuhlgang zu haben, auch wenn es nicht so ist. Hebammen wechseln ohnehin laufend die Einwegunterlagen, da die ganze Zeit über auch Fruchtwasser ausfließt. Wenn also etwas Stuhl austritt, wird das Ganze schnell eingewickelt und entsorgt. Es ist sehr unwahrscheinlich, dass Sie selbst oder der Partner etwas davon mitbekommen, und die Hebamme wird einen garantiert nicht extra darauf hinweisen. Dennoch ist es wichtig, das Thema hier anzusprechen, denn wenn man fürchtet, Stuhlgang zu haben, hat man auch Angst davor zu pressen. Doch pressen müssen Sie unbedingt – deshalb ist es das Beste, sich überhaupt keine Sorgen über so etwas zu machen!

Interessanterweise fürchten sich Frauen vor der Geburt ganz schrecklich davor, doch keine der Damen, mit denen wir nach der Geburt gesprochen haben, hat auch nur mit einer Silbe erwähnt, ob es nun dazu gekommen ist oder nicht. Und das lag nicht daran, dass es ihnen peinlich gewesen wäre, sondern dass es schlichtweg nicht mehr von Belang war.

Die Geburt der Plazenta

Die letzte Phase der Geburt ist die Geburt der Plazenta, etwas, wovon die meisten Mütter kaum etwas mitbekommen. In der Regel sind sie viel zu sehr damit beschäftigt, ihr perfektes Baby zu bewundern.

Manchen Frauen wird empfohlen, sich Oxytocin verabreichen zu lassen, um das Ganze zu beschleunigen (siehe Seite 141). Dies unterstützt die Loslösung der Plazenta von der Gebärmutter und fördert die Nachwehen, was wiederum das Risiko von schweren Blutungen mindert. Durch die Verabreichung der Injektion wird die Plazenta normalerweise binnen 15 Minuten nach der Geburt ohne größere Schwierigkeiten geboren. Wer sich gegen die Spritze entscheidet, muss sich auf eine längere Wartezeit von bis zu einer Stunde gefasst machen. Außerdem muss man die Plazenta aktiv herauspressen. Zu dem Zeitpunkt, da die Injektion verabreicht wird, ist die Nabelschnur bereits durchtrennt, daher bleibt das Kind davon unberührt.

F&A

»Hat es irgendwelche Vorteile, die Plazenta zu verspeisen?«
Es gibt Unternehmen, die trocknen die Plazenta und verarbeiten sie zu Pillen, die dann problemlos eingenommen werden können. Es soll auch Mütter geben, die braten die Plazenta oder machen daraus Spaghettisoße … Angeblich hilft sie gegen Wochenbettdepression und fördert die Milchproduktion, außerdem sollen Frauen sich nach der Geburt schneller erholen, da sie voller wertvoller Nährstoffe, Vitamine und Eisen steckt. Es mag zwar richtig sein, dass in der Plazenta Nährstoffe und Hormone mit positiver Wirkung stecken, doch gibt es keinerlei Beweise dafür, dass sich derselbe Effekt nicht auch durch anderweitige gesunde Ernährung erzielen ließe.

Andere wiederum argumentieren damit, dass viele Säugetiere ihre Plazenta verspeisen, und wir, die wir nichts anderes sind, dasselbe tun sollten. Allerdings haben wir Menschen uns ein ganzes Stück weiterentwickelt, und es gibt schließlich so einiges, was wir aufgegeben haben – etwa die eigenen Exkremente oder unsere Kinder aufzufressen, um unseren Status als Alphatier zu behalten. Außerdem geht man davon aus, dass schwache Säugetiere ihre Plazenta nur fressen, um sämtliche Hinweise auf eine Geburt zu beseitigen; das schützt den Nachwuchs vor Raubtieren. Fazit: Schaden wird es Ihnen wohl nicht, Ihre Plazenta zu verspeisen, solange Sie es vernünftig angehen und sich vorher professionell beraten lassen. Wenn Ihnen danach ist, tun Sie sich keinen Zwang an.

49 Instrumentelle *Entbindung*

Wohl jede werdende Mutter wünscht sich, ihr Kind mit möglichst wenig ärztlicher Intervention zur Welt zu bringen. Doch gibt es gewisse Situationen, in denen das betreuende Geburtshelferteam entscheidet, dass zum Wohl von Mutter oder Kind nachgeholfen werden muss. Man kann unmöglich vorhersagen, wie die Geburt voranschreitet, daher sollten Sie wissen, in welche Richtung es gehen kann. Wenn Sie auf sämtliche Eventualitäten vorbereitet sind und die verwendeten Begrifflichkeiten kennen, gibt Ihnen das ein Gefühl von Sicherheit und Kontrolle, was auch immer geschieht.

> *»Jede Schwangere sollte dankbar sein, dass Hilfe zur Stelle ist, statt sich selbst Vorwürfe zu machen, wenn medizinisch eingegriffen werden muss. Ohne ein Einschreiten der Ärzte sähe das Ergebnis oft anders aus. Als Ärztin kann ich Ihnen versichern, dass wir selbst überglücklich wären, wenn wir nie gebraucht würden. In einer idealen Welt würde jede Geburt ganz unkompliziert verlaufen, und die ideale Begleiterin einer unkomplizierten Geburt ist immer noch die Hebamme. Doch leider sieht es in der Realität so aus, dass eine von acht Frauen mit Komplikationen konfrontiert wird und die Hilfe eines Arztes benötigt, zum Wohle des Kindes und ihrer selbst.«* CHIARA

Die Entscheidung, dass eingegriffen werden muss, wird von Ärzten nie leichtfertig getroffen, und es geschieht auch nur dann, wenn es als absolut nötig erachtet wird. Bei einer instrumentellen Entbindung unterstützt das Ärzteteam die Frau in der Regel dann, wenn das Baby während der Austreibungsphase nicht von allein »die Kurve kriegt«.

Die häufigsten Gründe für die instrumentelle Entbindung sind:
- Extreme Erschöpfung der Mutter nach langer Austreibungsphase
- Ungünstige Kindslage
- Besorgnis hinsichtlich des kindlichen Herzschlags oder andere Hinweise, dass dem Baby Gefahr droht (fetaler Distress)
- Medizinische Gründe dafür, dass die Mutter nicht zu fest oder zu lange pressen sollte

Wir sind schwanger!

Während der Geburt wird die Herzfrequenz des Babys ständig überwacht, entweder mittels Doppler durch wiederholte Messungen oder dauerhaft mithilfe eines CTGs. Gibt es irgendeinen Anlass für Bedenken, nimmt der Arzt oder die Hebamme dem Kind mitunter ein wenig Blut ab, das Auskunft über seinen Zustand geben kann. Dazu wird dem Kind im Rahmen einer vaginalen Untersuchung ein winziger Kratzer am Kopf zugefügt. Das Baby verspürt dabei keinerlei Schmerz, der Kratzer verheilt schnell.

Welche Instrumente zum Einsatz kommen

- Eine Geburtszange (Forceps) ist ein glattes Instrument aus Metall, das an eine Grillzange erinnert. Sie legt sich perfekt um den kindlichen Kopf, sodass man keine Angst zu haben braucht, das Baby könnte Schaden nehmen.
- Die Saugglocke (Vakuumextraktor) wird am Hinterkopf des Babys angesetzt, dann wird ein Vakuum erzeugt und vorsichtig gezogen.

Beide Instrumente können dazu benutzt werden, dem Baby auf seinem Weg nach draußen Hilfestellung zu geben, es zu drehen oder es herauszuziehen. Die Mutter kann das Ganze zusätzlich noch durch Pressen unterstützen – es ist also eine Teamarbeit.

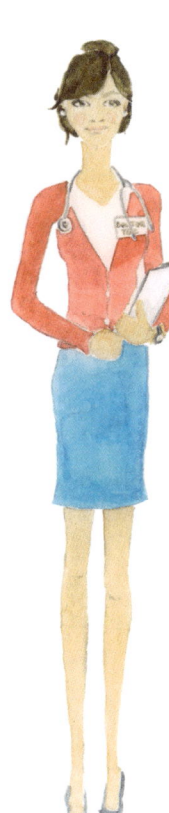

Die Wahl des Hilfsmittels hängt ganz von der Lage des Kindes und den Präferenzen des Arztes ab. In Deutschland wird die Saugglocke jedoch mittlerweile deutlich häufiger angewendet als die Geburtszange. Bleiben Sie in jedem Fall offen. Sie können sich darauf verlassen, dass bei der Entscheidung einzig und allein darauf Rücksicht genommen wird, was das Beste ist für Sie und Ihr Kind.

Oft wird die instrumentelle Entbindung im Operationssaal durchgeführt, für den unwahrscheinlichen Fall, dass das Baby auch auf diese Weise nicht herauskommt und man einen Notkaiserschnitt braucht. Um für das Kind so viel Platz wie möglich zu schaffen, wird man die Beine hochlegen müssen. Ist das Baby auf der Welt, wird es sofort von einem qualifizierten Arzt untersucht. Wenn alles gut ist, wird das Kind der Mutter auf die Brust gelegt, und – falls gewünscht – kann der Partner nun die Nabelschnur durchtrennen. Vielleicht stellen Sie fest, dass die Geburtszange im Gesicht des Babys Spuren hinterlassen hat oder dass die Saugglocke den Kopf verformt hat. All dies verschwindet jedoch rasch wieder.

Bei einer instrumentellen Entbindung kann unter Umständen auch ein Dammschnitt notwendig werden (siehe dazu Seite 140).

Instrumentelle Entbindung

50 Der Kaiserschnitt

> »Einiges deutet darauf hin, dass bei einer unkomplizierten Schwangerschaft der sicherste Weg der Entbindung die vaginale Geburt ist. Ohne triftige medizinische Notwendigkeit würde ich keinen Kaiserschnitt empfehlen, da es bestimmt nicht die einfachste Lösung ist. Manchmal ist es allerdings sicherer, das Baby mittels Sectio auf die Welt zu holen, und es gibt auch Fälle, da hat man gar keine Alternative.« CHIARA

Es gibt zwei Arten von Kaiserschnitt (Sectio caesarea): den geplanten und den Notkaiserschnitt.

- Von einem geplanten Kaiserschnitt ist dann die Rede, wenn die Entscheidung dafür bereits vor Einsetzen der ersten Wehen getroffen wurde. Auch wenn die Bezeichnung nahelegt, dass man selbst die Entscheidung trifft, geschieht dies nicht selten aus medizinischen Gründen, zum Beispiel wenn sich das Baby in Steißlage befindet oder die Plazenta ungünstig liegt.
- Ein Notkaiserschnitt liegt dann vor, wenn die Entscheidung während der Wehen getroffen wird. Auch wenn die Ärzte dann keine Zeit verlieren wollen, braucht man nicht gleich an dramatische Szenen und Blaulicht zu denken. Oftmals geht es bei dieser Entscheidung relativ ruhig zu, und das Team hat in der Regel auch Zeit, Ihnen die Gründe zu erläutern.

Wann ein Kaiserschnitt nötig wird

Es gibt vielerlei Gründe, warum ein Arzt zu einem Kaiserschnitt rät.
Die häufigsten Gründe für einen geplanten Kaiserschnitt sind folgende:

- Steißlage des Kindes
- Zwillingsgeburt
- wenn schon ein- oder mehrmals ein Kaiserschnitt durchgeführt wurde
- Fehllage der Plazenta (siehe Seite 73)

Die häufigsten Gründe für einen Notkaiserschnitt sind:

- Notlage des Kindes
- Geburtsstillstand (Muttermund öffnet sich nicht ausreichend)
- Blutungen während der Wehen

Diese Liste ist keineswegs vollständig, und wenn ein Arzt zu einem Kaiserschnitt rät, sollte man sich die Gründe dafür genau anhören. Stellen Sie sicher, dass Sie sie verstehen und in die Entscheidungsfindung mit einbezogen werden. Selbst im Notfall sollten die Ärzte sich die Zeit dazu nehmen und sich rückversichern, dass Sie damit einverstanden sind. Man wird Sie nie zu etwas zwingen, das Sie nicht wollen. Vergessen Sie bitte nicht, dass auch für die behandelnden Ärzte eine unkomplizierte vaginale Geburt das Beste ist und ihnen bei ihrer Entscheidung nur am Herzen liegt, dass es Ihnen und Ihrem Kind gut damit geht. Wenn Sie sich unsicher sind, bitten Sie darum, Rat einholen zu dürfen.

 ## Warum ein Kaiserschnitt nicht »der einfachste Weg« ist

Größere chirurgische Eingriffe im Unterleib bringen erhebliche Risiken mit sich, es kann immer zu Komplikationen kommen, daher ist ein Kaiserschnitt nie die leichtere Option. Wie bei jeder Operation können auch hier innere Blutungen und Infektionen auftreten. Außerdem kommen noch die Risiken einer PDA oder einer Vollnarkose hinzu. Nach einem Kaiserschnitt sind die ersten Wochen nach der Geburt nicht ganz so einfach, besonders wenn man ältere Kinder zu Hause hat. Man muss länger in der Klinik bleiben und erholt sich nicht so schnell.

Studien haben gezeigt, dass auch einige Kinderkrankheiten mit einem Kaiserschnitt zusammenhängen könnten. Dessen sollten Sie sich bewusst sein, wenn Sie ohne medizinische Gründe über eine Sectio nachdenken.

Der Mehrheit der Frauen, die sich einem Kaiserschnitt unterziehen müssen, wird die Entscheidung abgenommen. Ärzte raten immer dann dazu, wenn die Risiken einer natürlichen Geburt die Risiken eines Kaiserschnitts überwiegen.

> *»Ein Jahr, nachdem meine älteste Tochter auf natürlichem Wege geboren wurde, brachte ich per Kaiserschnitt Zwillinge zur Welt. Die Babys litten unter starkem Reflux, und es war ziemlich anstrengend, drei Kinder unter zwei Jahren zu versorgen. Hätte ich die Zwillinge auf natürliche Weise geboren, wäre anfangs alles viel einfacher gewesen, denn von dem Eingriff habe ich mich nur langsam erholt. Nichtsdestotrotz wurde die Entscheidung allein zum Wohle meiner beiden Jungs und zu meinem Besten getroffen, und letzten Endes bin ich dankbar, dass wir alle wohlauf sind.«*
> *ALICE, KURSTEILNEHMERIN*

 ## Was passiert bei einem Kaiserschnitt?

In der Regel läuft bei einem Kaiserschnitt alles recht entspannt ab, mit leiser Musik im Hintergrund, die man sogar selbst aussuchen kann. Der Anästhesist unterhält sich mit Ihnen und weicht Ihnen nicht von der Seite.

Liebe Marina, liebe Chiara,

gestern am späten Nachmittag kam mein Kind per Kaiserschnitt zur Welt, nach zweieinhalb heftigen Tagen in den Wehen!

Ich war am Boden zerstört, als ich erfuhr, dass ein Kaiserschnitt unumgänglich war. Immerhin hatte ich mich so lange abgekämpft. Aber Sie hatten vollkommen recht: Die Geburt büßt nichts von ihrer Magie ein … Natürlich hatte ich nicht mit einem Notkaiserschnitt gerechnet, als ich mich im Geburtszentrum angemeldet hatte. Daher bin ich wirklich dankbar, dass Sie dieses Thema im Kurs angesprochen haben. Das hat dem Ganzen für mich seinen Schrecken genommen.

Selma

Bei einem Kaiserschnitt können bisweilen erstaunlich viele Leute mit im Raum sein. Davor warnen wir unsere Kursteilnehmerinnen stets, damit sie sich keine Gedanken machen, ihr Fall könnte speziellen Grund zur Besorgnis geben. Bei einem ganz gewöhnlichen geplanten Kaiserschnitt sind an die zehn Menschen dabei, und bei einem Notkaiserschnitt ist meist zusätzlich ein pädiatrisch geschultes Team vor Ort. Jeder hat seine feste Rolle, vieles davon dient rein der Vorsicht.

Im Normalfall ist man während des Eingriffs bei Bewusstsein. Vorab bekommt man einen intravenösen Zugang gelegt, dann setzt man im OP die PDA. Ein Katheter wird ebenfalls gelegt und der Bereich um die Schnittstelle wird rasiert. Man befindet sich auf einer schmalen Liege unter einem hellen Operationslicht. Bisweilen hat man das Gefühl, fast von der Liege zu kippen – doch keine Sorge, für gewöhnlich wird man festgeschnallt!

Zwischen Kopf und Unterleib wird ein Sichtschutz errichtet, sodass man von dem Eingriff selbst nichts mitbekommt. Man ist umgeben von unzähligen Geräten, die allesamt Standard sind. Eine Person kann als Begleitung mitgebracht werden. Diese muss OP-Kleidung tragen und sitzt auf einem Stuhl auf Kopfhöhe der Frau. Auch der Anästhesist ist die ganze Zeit bei ihr und beantwortet bereitwillig Fragen.

Ein Kaiserschnitt wird immer von einem ausgebildeten Arzt durchgeführt. Es wird nur ein kleiner Schnitt gesetzt, direkt oberhalb des Schambeins, sodass man eine möglichst unauffällige Narbe davonträgt. Dann wird das Muskelgewebe auseinandergezogen (nicht durchtrennt, wie viele befürchten), woraufhin ein weiterer Schnitt in die Gebärmutter erfolgt. Ganz gleich, ob die Fruchtblase geplatzt ist oder nicht, wird das Kind immer noch von Fruchtwasser umgeben sein, daher verwendet man ein Sauggerät, ähnlich wie beim Zahnarzt. Hört man dieses Geräusch, weiß man, dass das Baby jeden Moment herausgeholt wird. Man spürt ein leichtes Ziehen, kombiniert mit relativ starkem Druck auf den Bauch, da einer der Chirurgen das Baby von unten her schiebt, um ihm auf die Welt zu helfen. In der Regel bietet man der Mutter nun an, den Sichtschutz zu beseitigen oder zu senken, damit sie das Baby sehen kann, sobald es geboren ist. Normalerweise ist dies spätestens nach 15 Minuten der Fall. Der Rest der Operation kann noch an die 40 Minuten dauern, doch geht die Zeit recht schnell vorbei, weil man nur noch Augen für sein Kind haben wird!

Das Baby wird nun normalerweise kurz durchgecheckt und dann der Mutter oder dem Vater überreicht (meist in eine Decke gehüllt). Auf Wunsch bekommt man das Kind aber auch nackt ausgehändigt, damit ein erster Hautkontakt (Bonding) zustande kommt. Wenn es dem Baby und Ihnen gut geht, wird man nach Beendigung der Operation vom OP in den Kreißsaal verlegt, wo man noch ein bis zwei Stunden lang unter Beobachtung bleibt. Dies ist ein guter Zeitpunkt für einen ersten Stillversuch, den man so schnell wie möglich durchführen sollte (siehe Seite 156).

Sind die Ärzte zufrieden, werden Mama und Baby danach direkt auf die Wöchnerinnenstation verlegt. Die Wirkung der örtlichen Betäubung lässt im Laufe der folgenden Stunden nach, allmählich darf man wieder Nahrung und Getränke zu sich nehmen. Eine Frau mit Kaiserschnitt bleibt drei bis vier Nächte im Krankenhaus. In dieser Zeit ermuntern die Hebammen sie dazu, sich so bald wie möglich wieder zu bewegen und aufzustehen. Anfangs wird dies noch etwas wehtun, doch tritt rasch Besserung ein; Bewegung beschleunigt die Genesung.

Die meisten Schwangeren wünschen sich eine natürliche Geburt und bereiten sich nur darauf vor. Doch man sollte unbedingt auch darüber Bescheid wissen, was bei einem Kaiserschnitt passiert, falls er wider Erwarten nötig wird.

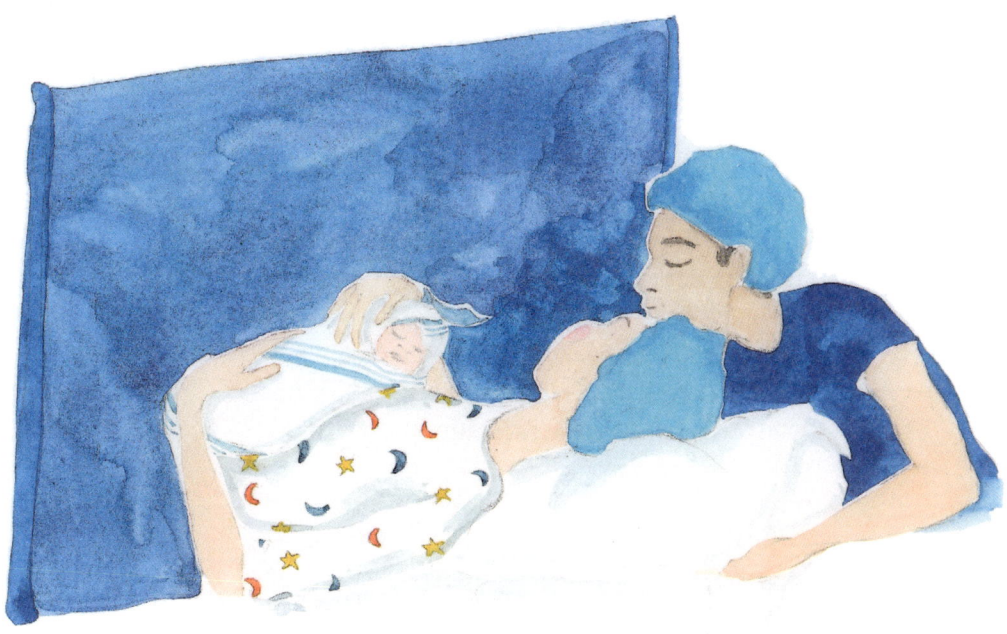

51

Vater werden – Vater sein:
Ihre Rolle bei der Geburt

Der Vater ist zwar nicht derjenige, der das Kind zur Welt bringt, dennoch spielt er eine entscheidende Rolle. Eine Geburt lässt sich mit einem Marathon vergleichen, und da Ihre Partnerin diejenige ist, die läuft, sehen Sie sich doch einfach in der Rolle des Tempomachers – Sie sorgen dafür, dass sie richtig vorbereitet ist und alles hat, was sie benötigt, um ans Ziel zu gelangen. Sobald also die ersten Wehen einsetzen, sollten Sie anfangen, sie zu ermuntern, ihr helfen, mit Kräften und Energie zu haushalten und vor allen Dingen zuversichtlich zu bleiben.

 Die ersten Wehen

Zu diesem Zeitpunkt befinden Sie sich höchstwahrscheinlich noch zu Hause, daher braucht Ihre Partnerin Sie jetzt am meisten.

- Achten Sie darauf, was sich körperlich abspielt und wie es ihr geht (siehe die Seiten 128 bis 130).
- Lenken Sie sie ab: Wenn die ersten Wehen einsetzen, planen Sie einen Spaziergang oder sehen Sie sich eine Komödie auf DVD an. Ist es mitten in der Nacht, ermuntern Sie sie, zwischen den Wehen zu schlafen – es sollten immer noch etwa 10 Minuten dazwischenliegen. Helfen Sie ihr, eine Position zu finden, die bequem für sie ist, sodass sie sich in den Wehenpausen entspannen kann. Oft gelingt das am besten in einer aufrechten Position, wenn sie sich gegen etwas lehnt oder durch viele Kissen etwas erhöht liegt.
- Achten Sie darauf, dass sie während der Wehen gleichmäßig atmet (siehe Seite 119).
- Geben Sie ihr – nach Absprache mit Hebamme oder Arzt – alle 4 bis 6 Stunden Paracetamol. Stellen Sie den Wecker, damit sie die Abstände genau einhält und die Tabletten regelmäßig nimmt, nur dann wirken sie effektiv.
- Lassen Sie ihr ein Bad ein, warmes Wasser ist optimal zur Schmerzlinderung. Lassen Sie sie nicht unbeaufsichtigt – das Wasser muss warm genug

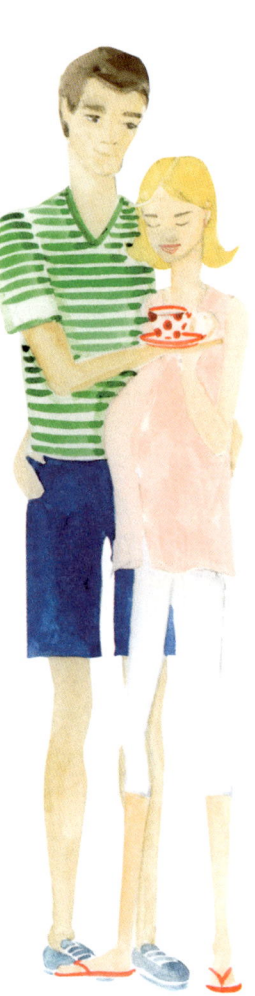

Wir sind schwanger!

bleiben, also immer wieder nachgelassen werden, und um sich aufzurichten, wird sie Hilfe benötigen. Achten Sie darauf, dass die schmerzenden Stellen von Wasser bedeckt sind. Eine ganz gezielte Brause kann wahre Wunder wirken.

- Massieren Sie ihren unteren Rücken. Viele Frauen empfinden eine kräftige Massage dieser Region als angenehm. Lassen Sie sich von ihr führen.
- Besitzen Sie ein TENS-Gerät, bringen Sie es zum Einsatz. Die Anwendung ist relativ einfach.
- Kommt sie gut alleine klar, gönnen Sie sich selbst Ruhe, vor allem in der Nacht. Sie sind ihr eine größere Stütze, wenn Sie ausgeschlafen und erholt sind.
- Stellen Sie sicher, dass ihre Krankenhaustasche gepackt ist und dass Sie die nötigen Unterlagen für die Klink parat haben.
- Sehen Sie sich die »kleinen Helfer« von Seite 131 an. Falls etwas davon keine Wirkung zeigt, überzeugen Sie sie, etwas anderes auszuprobieren.

Wann es Zeit ist, ins Krankenhaus zu fahren

- Fahren Sie nicht zu früh los, aber bleiben Sie mit der Klinik in Kontakt. Sprechen Sie möglichst immer mit derselben Person – dann hat diese einen guten Überblick über den Fortschritt der Wehen.
- Idealerweise fährt man los, sobald die Wehen regelmäßig, im Abstand von 3 bis 5 Minuten, kommen und Ihre Partnerin dabei nicht mehr fähig ist, ein Gespräch fortzusetzen.
- Hören Sie auf Ihre Partnerin – wenn Sie ausdrücklich in die Klinik will, sollten Sie hinfahren.
- Rufen Sie bei einem Blasensprung im Krankenhaus an – Sie müssen zwar nicht zwingend sofort losfahren, aber vor Ort sollte man darüber Bescheid wissen.
- Tritt zu irgendeinem Zeitpunkt frisches Blut aus, sollten Sie sofort in die Klinik fahren.
- Lesen Sie sich Seite 132 durch, dort finden Sie alle Details.

In der Klinik oder im Geburtszentrum angekommen wird man Ihre Partnerin als Erstes untersuchen. Man überprüft ihren Blutdruck, den Herzschlag des Kindes und bietet eine vaginale Untersuchung an, um zu sehen, wie weit der Muttermund schon geöffnet ist. Das geht sehr schnell und diskret, Sie können gern bei Ihrer Partnerin bleiben, sofern Sie beide dies wünschen.

Stellt sich heraus, dass der Muttermund weniger als 3 bis 4 Zentimeter geöffnet ist oder die Wehen noch sehr unregelmäßig sind, wird man in der Regel wieder nach Hause geschickt. Dies kann für die erschöpfte Mutter ein herber Schlag sein. Doch das eigene Zuhause ist und bleibt der beste Ort für Schwangere in der Frühphase der Geburt.
Bleiben Sie positiv und sprechen Sie ihr Mut zu.

Wenn Ihre Partnerin partout nicht nach Hause möchte, besteht die Möglichkeit, im Krankenhaus zu bleiben, allerdings in einem Aufnahmezimmer, das leider nicht so gemütlich ist wie das eigene Heim.

Die aktive Phase

Ist der Muttermund 4 Zentimeter oder mehr geöffnet, weist man Ihnen ein Zimmer zu, wo Sie von einer Hebamme betreut werden. Diese wird (je nach Schichtplan) die ganze Zeit über für Sie da sein, bis das Baby auf der Welt ist.

Hebammen verstehen sich darauf, Frauen während der Geburt mit aufmunternden Worten zur Seite zu stehen. Versuchen Sie eine möglichst gute Beziehung zur

Hebamme aufzubauen. Wenn Sie aber das Gefühl haben, dass Sie aus irgendeinem Grund Probleme mit ihr haben oder dass sie Ihre Partnerin nicht optimal unterstützt, erkundigen Sie sich bei der Stationsleitung, ob ein Wechsel möglich ist.

Kommt eine Schwangere in die aktive Phase, schöpft sie nicht selten neue Kraft aus der Tatsache, dass es nun endlich vorwärtsgeht. Außerdem bekommt sie nun zusätzliche Unterstützung durch die Hebamme. Man wird sie ermuntern, es mit einem heißen Bad, Lachgas oder einer Reihe von anderen Dingen zu versuchen, auf Wunsch kann zu diesem Zeitpunkt auch eine PDA gesetzt werden. Machen Sie sich unbedingt vertraut mit den verschiedenen Methoden der Schmerzlinderung, sowohl den natürlichen als auch den medizinischen (Seiten 118 bis 123). Wenn eine Frau sich für eine PDA entscheidet, verschwindet der Schmerz meist gänzlich, der Rest ist reine Warterei. Nutzen Sie diese Zeit, um ein wenig Schlaf zu bekommen, und ermuntern Sie auch Ihre Partnerin, sich auszuruhen.

Entscheidet sie sich gegen eine PDA, braucht sie Ihre Unterstützung umso mehr – vor allem in der Übergangsphase. In dieser Phase kurz vor dem Herauspressen des Babys kommt fast jede Frau an einen Punkt, an dem sie denkt, sie kann nicht mehr, und am liebsten ihre Sachen packen und verschwinden würde. Rein körperlich gesehen tritt sie nun über in die Austreibungsphase. Eine riesige Ladung Adrenalin wird ausgeschüttet, was Gebärende oftmals in wahre Furien verwandelt. Die Phase geht relativ rasch vorbei, doch sollten Sie als Partner darauf vorbereitet sein. Und nehmen Sie sich nicht zu Herzen, was sie von sich gibt. Lesen Sie hierzu auch den Abschnitt »Die Herausforderungen der Übergangsphase« auf Seite 137.

Die Austreibungsphase

Das Gute an der Übergangsphase ist, dass es mit ihr in den Endspurt geht. Die folgende Austreibungsphase dauert maximal ein bis zwei Stunden, und am Ende hält man das Kostbarste in Händen, was man sich wünschen kann. Während dieser Phase ist entscheidend, dass Ihre Partnerin den Anweisungen der Hebamme Folge leistet. Möglicherweise müssen Sie die Hebamme diesbezüglich unterstützen, denn es ist oft leichter, Anweisungen von jemandem entgegenzunehmen, dem man vertraut.

Der Kopf des Babys wird als Erstes geboren, der Körper folgt mit den nächsten Wehen. Einige Väter sind neugierig und wollen den Kopf unbedingt schon sehen – doch Vorsicht! Wenn Sie schon hinschauen müssen, sollten Sie darauf vorbereitet sein, dass das Baby möglicherweise blau angelaufen ist und ziemlich leblos wirkt. Es atmet noch nicht von allein und wird nach wie vor über die Plazenta mit Sauerstoff versorgt. Einige Männer finden diesen Anblick verstörend, andere absolut magisch. Wenn die Vorstellung Sie schreckt, sollten Sie sich lieber auf Kopfhöhe neben Ihrer Partnerin aufhalten.

Um gut vorbereitet zu sein, führen Sie sich bitte Seite 116 ff. zu Gemüte. Die meisten Männer haben eine Geburt allenfalls in Filmen gesehen – und was man da zu sehen bekommt, entspricht nicht annähernd der Realität.

Ist die Geburt problemlos verlaufen, wird das Baby der Mutter auf die Brust gelegt. Dieser erste Hautkontakt (Bonding) ist emotional extrem wichtig für Mutter und Kind, scheint aber auch physische Vorteile zu haben. Studien haben ergeben, dass Körperwärme und Herzgeräusche Babys nach dem schockierenden Erlebnis der Geburt beruhigen. Interessanterweise spielt es keine Rolle, wer von den Eltern das Kind hält, es tut ihm so oder so gut. Daher ermutigen wir alle Väter, ebenfalls den Hautkontakt mit dem Neugeborenen zu suchen. Nach einem Kaiserschnitt fällt es Frauen mitunter schwer, das Kind zu halten, nutzen Sie dann die Gelegenheit als Vater; Ihre Partnerin wird sich wohler fühlen, das Kind in den Arm zu nehmen, sobald sie sich etwas erholt hat.

> ### Emotionale Achterbahnfahrt für werdende Eltern
> Junge Mütter geben meist an, nach der Geburt in erster Linie Erleichterung verspürt zu haben, Erschöpfung und den Wunsch nach einer schönen Tasse Tee. Die Gefühle überkommen sie erst ein wenig später. Frischgebackene Väter dagegen überwältigen sie oftmals unvorbereitet. Wie auch immer Sie sich fühlen: Genießen Sie den Moment und schämen Sie sich Ihrer Gefühle nicht, denn diesen Augenblick werden Sie nie wieder vergessen.

Die Geburt der Plazenta
Der letzte Geburtsabschnitt, die Nachgeburtsphase, verläuft in der Regel recht unspektakulär. Wir empfehlen Ihnen, nicht hinzusehen, es sei denn, Sie kommen nicht gegen die Neugier an – jetzt wird es nämlich richtig blutig!

Ärztliches Einschreiten bei der Geburt
Jeder wünscht sich eine möglichst unkomplizierte Geburt, doch sollte man vorbereitet sein auf den Fall, dass die Ärzte eingreifen müssen. Dies kann entweder in Form einer instrumentellen Entbindung durch Geburtszange oder Saugglocke geschehen oder durch einen Kaiserschnitt. Informationen dazu finden Sie auf den Seiten 144 und 146. Da niemand vorhersagen kann, wie die Geburt verlaufen wird, empfehlen wir Ihnen wärmstens, sich diese Seiten zu Gemüte zu führen. Ist man gut vorbereitet und weiß, was die Ärzte tun und warum, wird man weniger von Sorgen und Ängsten gequält. Bleiben Sie positiv, und seien Sie dankbar, dass Ihnen im Notfall professionelle Hilfe zur

Verfügung steht. Natürlich wird man nur eingreifen, wenn man überzeugt ist, dass es dem Wohl Ihrer Partnerin oder des Kindes dient.

Nach der Geburt

Sind Mutter und Kind wohlauf, werden sie auf die Wöchnerinnenstation verlegt, eine große Umstellung nach der intimen Geburtssituation. Jetzt spielen die Väter eine wichtige Rolle, damit die Mutter sich dort – und auch später zu Hause – wohlfühlt.

- Versuchen Sie möglichst viel Zeit bei Ihrer Partnerin zu verbringen – jeder Handgriff kann eine Entlastung für sie sein.
- Krankenhausessen ist selten gut, daher bringen Sie ihr etwas Leckeres mit. Fragen Sie sie, was sie gerne hätte – nach einer Geburt haben Frauen oft Gelüste nach bestimmten Speisen.
- Bevor sie entlassen wird, stellen Sie sicher, dass man ihr ausreichend Schmerzmittel verschreibt. Viele Frauen haben zu Hause größere Schmerzen als in der Klinik – vermutlich weil sie dort aktiver sind.
- Achten Sie darauf, dass sie die Schmerzmittel bei Bedarf regelmäßig einnimmt. Man erholt sich besser ohne Schmerzen.
- Vermutlich sind Sie vor Ihrer Partnerin und dem Kind zu Hause. Räumen Sie ordentlich auf und bringen Sie alles auf Hochglanz. Unter Umständen haben Sie nach Einsetzen der Wehen ein Chaos hinterlassen. In ein sauberes und gemütliches Zuhause zurückzukehren (am besten noch mit frischen Blumen) ist um einiges angenehmer.
- Füllen Sie den Kühlschrank mit den Lieblingsspeisen Ihrer Partnerin und mit Dingen, die leicht zuzubereiten sind. Stillende Mütter haben einen hohen Energiebedarf, überlegen Sie sich daher, was Sie vorkochen könnten, und legen Sie einen Vorrat an nahrhaften Snacks an.

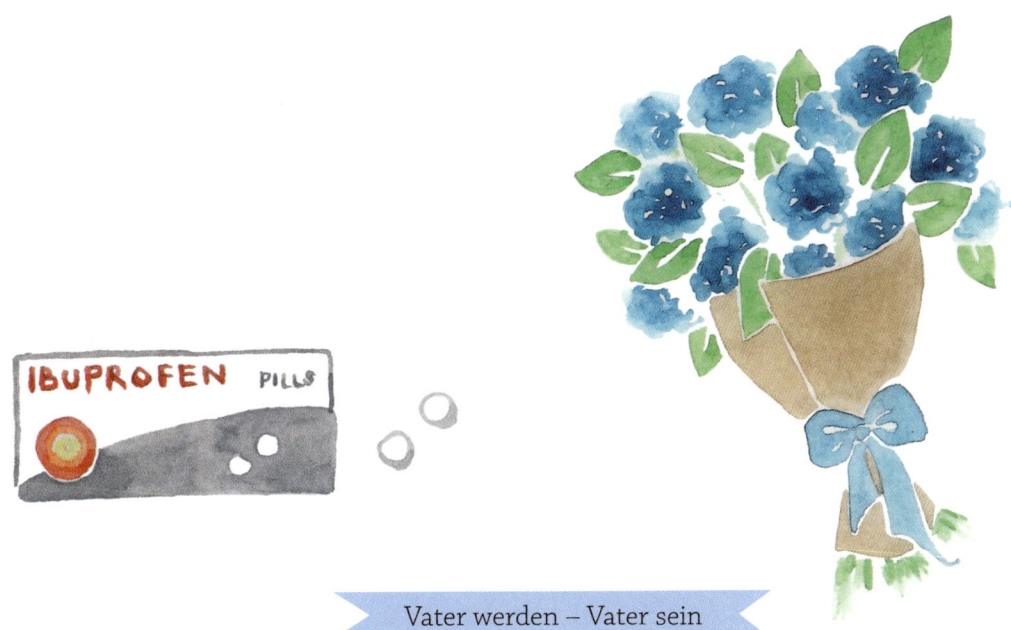

52 Babys erste *Mahlzeit*

Kaum liegt das Neugeborene in den Armen der Mutter, wird es von dem Instinkt getrieben, die Brust zu suchen und mit dem Saugen zu beginnen. Erstaunlicherweise sind neugeborene Babys fähig, über den Bauch der Mutter zu robben, bis sie die Brustwarze gefunden haben – und das, obwohl sie nicht einmal ihr Köpfchen halten können! Statt das Kind direkt an der Brust zu platzieren, warten Sie ab, ob es das von allein schafft. Es ist faszinierend und wundervoll, ihm dabei zuzusehen.

Schon ab der 20. Woche produzieren werdende Mütter das sogenannte Kolostrum, eine süße, nektarähnliche Substanz, die der Muttermilch vorausgeht. Sie enthält eine Vielzahl an Nährstoffen und Antikörpern, die optimale Bedingungen schaffen für den Start ins Leben.

Versuchen Sie, Ihr Baby möglichst bald nach der Geburt zu stillen. Sofern Mutter und Kind wohlauf sind, kann dies unmittelbar danach erfolgen. Einige Mütter versuchen es noch vor der Geburt der Plazenta. Das Stillen ermöglicht einen innigen Hautkontakt zwischen Mutter und Kind, was dem Neugeborenen die abrupte Ankunft in dieser Welt erleichtert.

> *»Die Wehen waren heftig, aber sobald sie mir meine Tochter auf den Bauch gelegt hatten, spielte das keine Rolle mehr.«* SOPHIA, KURSTEILNEHMERIN

Das Kind sollte möglichst viel »Brust« zwischen die Lippen nehmen. Es lohnt sich, sich vorab durch Lektüre über das Stillen zu informieren, damit man sich im Klaren ist, wozu man das Baby ermuntert. Legt man das Kind von Anfang an richtig an, verringert sich die Gefahr wunder Brustwarzen.

Sobald Ihr Baby angedockt hat und saugt, werden Sie recht intensive Unterleibskrämpfe spüren. So schmerzhaft diese sein mögen, sind sie doch ein gutes Zeichen – die Gebärmutter zieht sich zusammen, die Rückbildung beginnt. Normalerweise ist die Gebärmutter so groß wie eine Faust, doch mit der Schwangerschaft ist sie auf die Größe einer Wassermelone angewachsen, um dem Kind Raum zu bieten. Das Stillen stimuliert die Ausschüttung von Oxytocin, das dafür sorgt, dass sie sich wieder zusammenzieht. Das Ziehen hält nicht lange an, und außerdem ist man auf bestem Wege, wieder einen flacheren Bauch zu bekommen!

Wie wichtig der Hautkontakt ist

Das erste Knuddeln mit dem warmen, strampelnden Bündel, Ihrem Baby, ist der Augenblick, den man die gesamte Schwangerschaft hindurch herbeigesehnt hat. Dabei handelt es sich hier um so viel mehr als bloßes Knuddeln. Eine verblüffende Vielzahl an Studien deutet darauf hin, dass dieses sogenannte Bonding – der direkte Hautkontakt in den Stunden nach der Geburt – eine unglaublich positive Wirkung auf Mutter und Kind hat. Nachdem das Baby die letzten Monate geborgen in Ihrer Gebärmutter verbrachte, bedeutet die Geburt und Ankunft in der Außenwelt erst einmal großen Stress. Umgehender Hautkontakt wirkt in dem Fall beruhigend. Unzählige Untersuchungen haben ergeben, dass Babys, die schon früh in Hautkontakt mit einem Elternteil kommen, ruhiger sind und in den folgenden 24 Stunden weniger weinen als Babys, die nicht sofort in den Arm genommen werden. Ihr Herzschlag geht ruhiger, und meist gelingt auch das Stillen viel besser.

Wenn Sie Ihr Kind nach der Geburt nicht selbst im Arm halten können, kann Körperkontakt mit dem Vater eine ganz ähnliche Wirkung haben. In sehr seltenen Fällen, wenn das Baby medizinisch versorgt werden muss, ist kein Hautkontakt möglich. Doch dann sollte man dankbar sein, dass Ärzte sich um das Kind kümmern, um sein Leben zu retten. Es nicht sofort festhalten zu können bedeutet nicht, dass keine Bindung zustande kommt oder das Stillen misslingt. Wir möchten nur, dass Sie wissen, wie lohnenswert ein früher Hautkontakt ist.

Das Kind zu stillen steht nun an erster Stelle, die Hebammen zeigen einem gern, wie man es richtig macht. In der Regel wird man erst dann entlassen, wenn das Baby gelernt hat zu trinken. Leider sind viele der Ratschläge, die man bezüglich des Stillens erhält, widersprüchlich, und nicht selten sind junge Mütter deswegen frustriert. Bei Stillproblemen ereilt einen gerne das Gefühl, schon an der ersten Hürde zu scheitern. Lassen Sie sich bitte nicht entmutigen, sondern konzentrieren Sie sich lieber auf den Rat einer Person Ihres Vertrauens.

Auch wenn Hebammen in puncto Geburtshilfe in der Regel ausgezeichnet ausgebildet sind und oft auch über reichlich Erfahrung zum Thema Stillen verfügen, fühlen Sie sich vielleicht dennoch nicht optimal aufgehoben. Kommen Sie mit den erhaltenen Ratschlägen nicht weiter, wenden Sie sich an eine Stillberaterin, die es in den meisten Kliniken gibt. Außerdem sind reihenweise Bücher auf dem Markt, geschrieben von Personen, die sich beruflich voll und ganz dem Stillen widmen. Zusätzlich gibt es eine Reihe von Apps und Lehrfilmen, die ebenfalls hilfreich sein können. Es lohnt sich, schon vor der Geburt einen Stillkurs zu besuchen, sodass man mit den Grundlagen bereits vertraut ist, wenn das Baby zur Welt kommt.

Babys erste Mahlzeit

Stillen nach dem Kaiserschnitt

Nach einem Kaiserschnitt ist es nicht immer möglich, dass man Hautkontakt mit dem Kind herstellt und sich sofort ans Stillen macht. Da man sich auf einem OP-Tisch befindet und noch genäht werden muss – also flach daliegt, mit einem Sichtschutz auf Brusthöhe –, fällt es schwer, das Kind sicher im Arm zu halten. Erkundigen Sie sich bei der Hebamme, ob es möglich wäre, einen Arm außerhalb des OP-Kittels zu behalten, sodass auf diese Weise Hautkontakt möglich ist, während das Baby auf der Brust liegt (auch wenn das Stillen noch nicht machbar ist).

Gelingt es Ihnen nicht, Ihr Baby gefahrlos festzuhalten, scheuen Sie sich nicht, es an Ihren Partner weiterzureichen. Er wird vielleicht ohnehin direkt neben Ihnen sitzen. Ermutigen Sie ihn, sein Oberteil auszuziehen und das Baby fest an seine Brust zu drücken. Das Baby wird davon profitieren, ganz gleich wessen Körperwärme es spürt und wessen Herzschlag es vernimmt. Und im Anschluss bleibt noch genügend Zeit für das erste Kuscheln mit Mama und die erste Stillmahlzeit.

Nach dem Herausholen des Kindes dauert die restliche OP noch etwa 40 Minuten. Danach wird man für einige Stunden in den Kreißsaal verlegt, wo man bereits aufrecht sitzen und es ein erstes Mal mit dem Stillen versuchen kann.

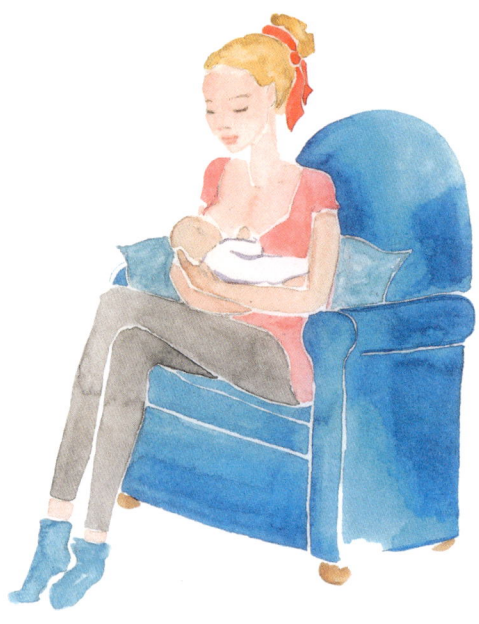

Wir sind schwanger!

53 Wochenbett
und Genesung

Die englische Bezeichnung *labour* (also »Arbeit«) für »Wehen« kommt nicht von ungefähr. Schon die Zeit bis zur Geburt war anstrengend, und egal, wie diese dann verläuft, danach hat man Erholung nötig.

Selbst wenn die Geburt relativ unkompliziert war, ist es völlig normal, dass man sich erschöpft und wund fühlt. Vielleicht schmerzen auch die Muskeln oder sind versteift. Nach einer vaginalen Geburt ist der Damm möglicherweise geschwollen und empfindlich, und wenn man dort genäht werden musste, kann die Wunde die ersten Tage etwas schmerzhaft sein.

> Spielen Sie nicht die Heldin; wenn Sie Schmerzen haben, nehmen Sie etwas (Stillverträgliches) dagegen ein. Tatsächlich konnte nachgewiesen werden, dass Frauen sich nach der Geburt schneller erholen, wenn sie keine Schmerzen verspüren.

Der Klinikaufenthalt

Auf einer Wöchnerinnenstation bekommt man nicht allzu viel Ruhe:

- Es herrscht Hektik unter den Hebammen und Schwestern, da die ganze Nacht Betrieb ist und sie ständig nach den Frauen sehen müssen. Das raubt auch Ihnen den Schlaf.
- Das Baby wird mindestens alle 3 Stunden wach, weil es gestillt werden will. Selbst wenn es sich nicht meldet, wird das Schreien eines anderen Kindes Sie wecken. Unwahrscheinlich also, dass Sie länger am Stück schlafen.
- Hinzu kommt, dass die Väter auf vielen Wöchnerinnenstationen mittlerweile rund um die Uhr Besuchsrecht haben – oder mit Mutter und Kind gleich über Nacht im Familienzimmer bleiben. Das ist zwar toll für die Mütter, bedeutet aber auch, dass sich unter Umständen fast doppelt so viele Leute auf der Station aufhalten. Möglicherweise helfen Ihnen eine Schlafmaske und Ohrenstöpsel. So wird der Großteil der Hintergrundgeräusche ausgeblendet, ohne dass man das Weinen des eigenen Kindes überhört.

Erleichterung bei postnatalen Beschwerden
Schmerzender Damm:

- Ein Coolpack oder eine kühlende Mehrfachkompresse können für Linderung sorgen.
- Vermeiden Sie es, direkt auf dem Damm zu sitzen. Neigen Sie sich entweder seitlich oder legen Sie zwei zusammengerollte Handtücher unter.
- Beim Wasserlassen kann ein starkes Brennen auftreten, wenn der Urin auf genähte Stellen trifft. Gießen Sie daher währenddessen warmes Wasser darüber.
- Sofern Sie keinen Katheter mehr tragen und medizinisch nichts dagegen spricht, können Sie nun schon mit einem leichten Beckenbodentraining beginnen. Keine Sorge, wenn Sie anfangs kaum etwas spüren, das

Gefühl wird bald zurückkehren. Beckenbodenübungen fördern den Blutfluss, was für eine schnellere Heilung sorgt. Wenn Sie nach mehreren Wochen immer noch ein Gefühl der Taubheit verspüren, lassen Sie sich von einem Physiotherapeuten beraten, der auf Frauenheilkunde spezialisiert ist.

Hämorrhoiden

Sie treten zwar häufig während der Schwangerschaft und nach einer vaginalen Geburt auf, aber reden will keiner darüber. Die bisweilen schmerzhaften, manchmal auch nur juckenden kleinen Knubbel am After sind relativ einfach zu behandeln. Das Gute ist, dass sie nach der Geburt innerhalb weniger Wochen wieder verschwinden. Zur Linderung kann man sie mit spezieller Salbe und mit Kühlpads behandeln. Verstopfung kann zu einer Verschlimmerung führen, zudem sollte man schweres Heben und sonstige Anstrengungen vermeiden. Sollten die Hämorrhoiden nicht besser werden, sucht man am besten einen Allgemeinarzt auf, der wird stärkere (stillfreundliche) Medikamente verschreiben oder in einem Extremfall zu einer OP raten.

Verstopfung:

Der allererste Stuhlgang nach der Geburt ist oft der schlimmste und wird von vielen als die »fünfte Phase der Geburt« beschrieben. Leider neigen die meisten frischgebackenen Mütter zur Verstopfung, weil sie nach der Entbindung dehydriert sind, nicht ausreichend gegessen haben und Angst vor dem Drücken haben – da doch ohnehin alles schmerzt, halten sie es lieber zurück. Hinzu kommt, dass viele Schmerzmittel zu Verstopfung führen. Beherzigen Sie daher Folgendes:

- Trinken Sie reichlich Wasser – während der Geburt und danach.
- Essen Sie ballaststoffreich, um den Darm in Bewegung zu bringen.
- Auch wenn Sie sich fürchten, lassen Sie den Stuhlgang zu. Drücken Sie eine saubere Binde auf die Nähte, um sie zu stützen, falls Sie sich deswegen Sorgen machen.
- Nehmen Sie nach Rücksprache mit dem Arzt ein Abführmittel, besonders dann, wenn Medikamente die Ursache für das Problem sind.

 ## Nach einem Kaiserschnitt

Ein Kaiserschnitt ist ein größerer operativer Eingriff, daher dauert die Genesung entsprechend länger als nach einer vaginalen Geburt.

Man wird Sie schon in den ersten 12 bis 24 Stunden ermuntern, aufzustehen und sich zu bewegen. Wie sich gezeigt hat, fördert dies die Genesung. Der erste Rundgang kann mitunter recht unangenehm sein. Man geht gebeugt und braucht jemanden, der einen führt. Auch das Duschen und Anziehen klappt noch nicht allein, aber die Hebamme hilft einem gern dabei. Bei fast jeder Regung schmerzt der Bauch, ob man sich nun bewegt, lacht, niest, sich aufsetzt oder zur Toilette geht. Anfangs wird es einem schwerfallen, das Baby alleine hochzuheben, und auch wenn eine Hebamme Ihnen zur Seite steht, lohnt es sich, noch jemanden bei sich zu haben, der einem bei den kleinen Handgriffen behilflich ist.

Das Gute ist, dass sich schon rasch Besserung einstellen wird. Schon am zweiten Tag fühlen die meisten Frauen sich wohler, und am dritten Tag zeigen sich erneut deutliche Fortschritte. Am Tag der Entlassung aus der Klinik wird man zwar immer noch recht vorsichtig gehen, und die Fahrt nach Hause kann noch einmal unangenehm sein, aber man fühlt sich dennoch deutlich erholt.

In der Klinik bekommt man Schmerzmittel für zu Hause verschrieben. Wenn Sie Schmerzen haben, nehmen Sie diese unbedingt ein! Daheim werden Sie die Medikamente erst recht brauchen, da Sie sich hier zwangsläufig viel mehr bewegen – legen Sie sich also einen ausreichenden Vorrat zu. Beachten Sie dabei, dass viele Schmerzmittel, vor allem wenn sie Codein enthalten, zu Verstopfung führen können.

Bei Operationen mit einem ähnlichen Schweregrad wird man gleich mehrere Wochen krankgeschrieben. Nach einem Kaiserschnitt aber hat man sich um ein Neugeborenes zu kümmern und mutet sich oftmals viel zu viel zu. Es ist daher wichtig, dass man die Dinge ruhig angeht und seinen Körper nicht zu sehr fordert. Überlegen Sie sich, ob Sie sich Hilfe holen, entweder von einem Familienmitglied, von Freunden oder von jemand Professionellem, sofern dies finanziell infrage kommt (siehe Seite 100 f.).

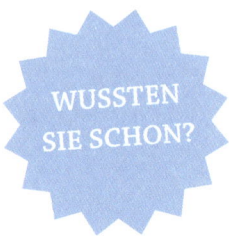

Bauchkrämpfe sind nach einem Kaiserschnitt nichts Ungewöhnliches. In der Regel handelt es sich um eingeschlossene Luft, die von selbst entweicht. Auch Schulterschmerzen treten häufiger auf, verursacht durch eine Reizung des Zwerchfells während der OP.

Verhaltensregeln nach einem Kaiserschnitt:

- Auch nach einem Kaiserschnitt darf man auf keinen Fall das Beckenbodentraining vernachlässigen. Fangen Sie an, sobald Sie keinen Katheter mehr tragen und der Arzt sein Einverständnis gibt.
- Setzen Sie sich die ersten Wochen möglichst nicht hinters Steuer (auch wenn Sie das Gefühl haben, es wäre kein Problem).
- Heben Sie 6 Wochen lang nichts, das schwerer ist als Ihr Baby. Das heißt auch, kein Baby mit Babyschale zu tragen oder den Kinderwagen die Treppe rauf- und runterzuhieven! Selbst wenn man es sich zutraut, verlangsamt eine anfängliche Überanstrengung die Genesung und kann später zu Komplikationen führen.
- Beginnen Sie mit sanften sportlichen Übungen, sobald Sie Ihre Nachuntersuchung hatten und der Arzt sein Okay dafür gibt. Gehen Sie es aber unbedingt langsam an, bitte keine langen Laufrunden im Park!

Klinikuntersuchungen bei Mutter und Kind:

Solange Sie im Krankenhaus sind, werden Ärzte und Hebammen täglich Untersuchungen durchführen, darunter die folgenden:

Sie	Ihr Baby
Betasten des Bauches, um zu prüfen, ob die Gebärmutter sich korrekt zurückbildet	Untersuchung auf Neugeborenengelbsucht
Kontrolle des Wochenflusses, um zu sehen, ob er zu stark oder irgendwie auffällig ist	Gewichtskontrolle
Narbenkontrolle nach einem Kaiserschnitt	Kontrolle des Nabels, um Infektionen auszuschließen
Untersuchungen auf Schwellungen am Damm oder an den Nähten	Hörtest
Blutuntersuchung zur Feststellung des Hämoglobingehalts	

Zwischen dem dritten und zehnten Tag nach der Geburt, in der Regel, wenn Sie noch im Krankenhaus sind, wird das Baby bei der sogenannten U2 noch einmal von einem Kinderarzt untersucht.

Blutungen

Völlig unabhängig davon, ob man eine natürliche Geburt oder einen Kaiserschnitt hatte, hält der Wochenfluss (Lochien) bis zu 6 Wochen nach der Entbindung an. Diese völlig schmerzfreien Blutungen rühren daher, dass die Gebärmutterinnenwand Wundsekret absondert, das zusammen mit Gewebsresten ausgeschieden wird. Das Blut stammt also nicht von Verletzungen, die bei der Geburt verursacht wurden! In den ersten Tagen ist der Blutfluss stärker als die Periode, weshalb man spezielle Wöchnerinnenvorlagen benötigt. Nach einigen Wochen lässt er nach, dann reichen gewöhnliche Slipeinlagen. Benutzen Sie während dieser Zeit keine Tampons. Treten Veränderungen auf (Menge, Geruch, Klümpchenbildung), informieren Sie Arzt oder Hebamme.

Die Heimkehr

Die meisten Frauen können es gar nicht erwarten, die Klinik zu verlassen und dem Kind das erste Mal sein neues Zuhause zu zeigen. Aber sie sind auch nervös, und das ist ganz normal, denn plötzlich trifft sie die Erkenntnis, dass von jetzt an ein Baby zu versorgen ist, ohne Gebrauchsanleitung! Keine Sorge – Sie lernen das alles ganz schnell.

Noch eine Generation zuvor (und in vielen europäischen Ländern hat sich daran bis zum heutigen Tag nichts geändert) war es auch nach einer natürlichen Geburt gang und gäbe, dass man bis zu einer Woche im Krankenhaus blieb, um sich körperlich zu erholen, zu lernen, wie man richtig für sein Kind sorgt, und um eine Stillroutine zu finden. Heutzutage wird man auf Wunsch teils schon wenige Stunden nach der Geburt entlassen, obwohl eine Genesung zu Hause erschwert wird und man dort nicht mehr so intensiv betreut werden kann.

Aus diesem Grund raten wir dazu, zu Hause sofort wieder in den Schlafanzug zu schlüpfen. Sie brauchen sich zwar nicht zwangsläufig ins Bett zu legen, aber behalten Sie bitte weiterhin den »Genesungsmodus« bei, und muten Sie sich nicht allzu viel zu. Bleiben Sie nach Ihrer Entlassung aus der Klinik noch mindestens drei bis vier Tage im Haus, am besten noch länger.

54 Das *Neugeborene*

Der Babykopf hat zwei weiche Stellen, eine liegt oben mittig, die andere am Hinterkopf. An diesen sogenannten Fontanellen sind die Schädelknochen des Kindes noch nicht verwachsen. Die Stelle am Hinterkopf schließt sich relativ schnell. Die am Scheitel braucht mindestens 18 Monate.

Normalerweise haben hellhäutige Babys bei der Geburt blaue Augen. Die endgültige Augenfarbe bekommt das Kind erst nach 6 Monaten, seltener auch erst nach einem Jahr.

Ihr Baby kann bei der Geburt kleine Quetschungen oder blaue Flecke davongetragen haben. Diese verschwinden rasch.

Die Überreste der Nabelschnur vertrocknen und fallen innerhalb der ersten 10 Tage ab (Näheres zur Nabelpflege siehe Seite 175).

Der Kopf kann nach der Geburt ein wenig länglich erscheinen, weil er auf seinem Weg durch den Geburtskanal gequetscht wurde. Dies gibt sich innerhalb weniger Tage.

Unmittelbar nach der Geburt sind Babys feucht und verklebt von der Käseschmiere, die ihre Haut im Fruchtwasser schützend umhüllt hat. Es kann auch Blut darunter sein. Die Hebamme reibt das Baby lediglich mit einem Tuch ab, gebadet wird erst einige Zeit später.

Anfangs schielen viele Babys, was völlig normal ist, da sie noch nicht fokussieren können. In der Regel legt sich dies nach wenigen Wochen.

Geschwollene Genitalien (siehe Seite 165)

Viele Babys kommen mit Geburtsmalen zur Welt, kleinen Hautverfärbungen, die teils auf eine Erweiterung kleinster Blutgefäße direkt unter der Haut zurückzuführen sind.

Wir sind schwanger!

Geburtsmale

- **Storchenbiss:** Diese Male, die hauptsächlich am Nacken oder an der Stirn auftreten, verschwinden im Laufe des ersten Lebensjahres von alleine wieder. (Der Name spielt mit dem Bild vom Storch, der die Babys im Schnabel hat und sie zu ihren Eltern bringt – ach, wenn es nur so einfach wäre!)
- **Blutschwämmchen (Hämangiom):** Die auch »Erdbeerfleck« genannten Schwämmchen können unterschiedlich groß sein. Manche wachsen innerhalb des ersten Jahres weiter und bilden sich dann nach und nach zurück. Bis zum fünften Lebensjahr sind sie für gewöhnlich verschwunden.
- **Mongolenfleck:** Diese flachen, dunklen Hautverfärbungen erinnern ein wenig an blaue Flecke. Bei dunkelhäutigen Babys treten sie häufig an Rücken und Po auf. Sie verblassen innerhalb von zwei Jahren.
- **Feuermal:** Diese flachen, tiefroten Flecken bleiben unbehandelt ein Leben lang erhalten.

Schuld sind die Hormone …

Babys kommen gelegentlich mit geschwollenen Brustdrüsen zur Welt, und in manchen Fällen sondern diese sogar eine milchige Flüssigkeit ab. Die Schwellungen gehen nach ein paar Tagen von allein wieder zurück. Schuld daran sind die Hormone, die von der Mutter auf das Kind übergehen. Bei kleinen Mädchen kommt es dadurch selten auch zu minimalen vaginalen Blutungen.

Männliche Neugeborene haben nach der Geburt normalerweise extrem vergrößerte Hoden, was besonders den stolzen Vätern ins Auge sticht. Tatsächlich aber ist die Hodengröße bei der Geburt nicht genetisch bedingt, sondern auch sie hat mit den Hormonen zu tun und reguliert sich binnen weniger Wochen.

Wie geht es dem Neugeborenen?

Unmittelbar nach der Geburt steht im Rahmen der ersten Vorsorgeuntersuchung (U1) der APGAR-Test an, bei dem Arzt oder Hebamme **A**ussehen, **P**uls, muskulären **G**rundtonus, **A**tmung und **R**eflexe nach einem Punktesystem bewerten, um den allgemeinen Gesundheitszustand festzustellen. Zudem wird das Kind von Kopf bis Fuß durchgecheckt.

Meist noch während des Klinikaufenthalts wird das Baby einem ersten kurzen, schmerzfreien Hörtest unterzogen, dem Neugeborenen-Hörscreening. Ansonsten findet er in den ersten Wochen statt. Die Ergebnisse erfährt man sofort.

Babys mit besonderen Bedürfnissen

Gelegentlich müssen Neugeborene auf eine Überwachungsstation verlegt werden, wenn es Bedenken wegen ihres Gesundheitszustandes gibt. Für frischgebackene Eltern ist dies nicht einfach, weil man immer Schlimmstes befürchtet.

Es kommt natürlich auf den Einzelfall an, doch wird man ein Neugeborenes nie länger als nötig von der Mutter getrennt halten. Man wird es einige Zeit überwachen und die nötigen Untersuchungen durchführen, dann darf es wieder zu seiner Mutter. Sollten Sie in eine solche Situation kommen, versuchen Sie, optimistisch zu bleiben, und schätzen Sie sich glücklich, dass man sich sofort um Ihr Kind kümmert. Die Hebammen oder Schwestern werden Sie bitten, etwas von Ihrem Kolostrum abzupumpen, damit man das Baby damit füttern kann. In der Regel wird den Eltern erlaubt, so viel Zeit wie möglich bei ihrem Kind zu verbringen.

Sollte Ihr Kind noch in der Klinik bleiben müssen, nachdem Sie selbst bereits entlassen wurden, erkundigen Sie sich, ob Sie bei ihm übernachten können.

> »Als Ludo geboren wurde, mussten wir einige Tage zur Beobachtung bleiben, weil er mit einem Loch in der Lunge zur Welt kam. Ihn mit dem Schlauch in der Nase und der Infusionsnadel in der Hand zu sehen war schrecklich. Als ich dazukam, während man gerade sein Gehirn mit bildgebenden Verfahren untersuchte, war ich überzeugt, etwas Fürchterliches müsse geschehen sein. Die Ärzte teilten mir jedoch mit, es gäbe keinen Grund zur Besorgnis, diese Tests seien Standard. Aus meiner Erfahrung sind Ärzte den Eltern gegenüber immer aufrichtig, Bedenken teilen sie einem sofort mit. Nach wenigen Tagen durfte Ludo die Station verlassen, sein Zustand besserte sich schnell. Wenn ich ihm heute zusehe, wie er auf Bäume klettert oder mit seiner Schwester Fangen spielt, sind jene sorgenvollen Tage fast vergessen, und ich bin dankbar, dass man ihm die beste ärztliche Behandlung zukommen ließ.« MARINA

Neugeborenengelbsucht

Auf Geburtsstationen sieht man oft Babys, die nur mit einer Windel bekleidet und von einer Augenmaske geschützt im Brutkasten unter blauem Licht liegen. Mittels dieser Phototherapie werden sie gegen Gelbsucht behandelt, ein Phänomen, bei dem die Haut und das Weiß der Augen tatsächlich eine Gelbfärbung aufweisen. Für gewöhnlich tritt Gelbsucht zwei bis drei Tage nach der Geburt auf und hält bis zum zehnten Tag an. Tritt sie früher auf oder hält länger an, muss das Kind einer Therapie unterzogen werden. Tritt sie erst zu Hause auf, sollte man das Baby im Bettchen ans Fenster stellen, wo das Sonnenlicht dazu beiträgt, das für die Gelbsucht verantwortliche Pigment Bilirubin abzubauen.

55 Die erste Nacht
zu Hause

Vermutlich werden Sie Ihr Baby in der Babyschale im Auto transportieren und nach Hause bringen, doch dort muss es dann wieder flach auf dem Rücken liegen. Zumindest anfangs sollte das Kind mit der Mutter in einem Zimmer schlafen, wozu viele Eltern einen kleinen, tragbaren Babykorb verwenden. Babys vermittelt die Enge eines solchen Korbes ein Gefühl der Geborgenheit, doch können sie durchaus auch gleich von Beginn an in einem Kinderbettchen schlafen, sofern sie sich dort wohlfühlen.

Die erste Nacht zu Hause mit dem Baby erlebt man oft als ein Wechselbad der Gefühle. Man ist stolz, erleichtert und unsagbar glücklich, aber gleichzeitig auch grenzenlos erschöpft.

Ermuntern Sie Ihren Partner, Ihnen bei den nächtlichen Mahlzeiten zumindest in den ersten Nächten Beistand zu leisten. Danach brauchen Sie nicht mehr beide wach zu sein. Anfangs jedoch ist man schnell überfordert und nervös und misstraut den eigenen Fähigkeiten als Mutter.

> *»Obwohl ich eigentlich über alles Bescheid wissen sollte … tat ich in der ersten Nacht zu Hause mit meiner Tochter kein Auge zu.« YIANNIS (BERATENDER KINDERARZT)*

Das Geschrei des Neugeborenen

Ein Neugeborenes kann sehr laut werden. Während der Zeit im Mutterleib waren seine Atemwege gefüllt mit Flüssigkeit, und obwohl diese schon nach den ersten Atemzügen verschwunden ist, kommt es in den ersten Tagen noch oft zu Husten, Spucken, Niesen, Röcheln und Schniefen, bis auch die letzten Reste beseitigt sind. Ist man allein mit dem Baby, erleidet man vor allem nachts mitunter einen Schreck nach dem anderen. Die Geräusche, die die Kleinen bisweilen produzieren, klingen in den Ohren junger Mütter beängstigend, doch sind Babys sehr wohl in der Lage, ihre Atemwege selbst frei zu bekommen, sie benötigen keinerlei Hilfe.

Was tun, wenn das Baby sich nicht beruhigt?

Es ist nichts Ungewöhnliches, dass Babys, die in den ersten ein, zwei Tagen tief und fest schliefen, nun plötzlich immer wieder aufwachen und sich nicht beruhigen lassen. Das ständige Weinen kann bei besorgten und erschöpften Eltern dazu führen, dass sie ihre Fähigkeiten infrage stellen.

Im Folgenden ein paar Tipps, wie Sie Ihr Kind beruhigen können:

- Prüfen Sie, ob es hungrig ist, eine volle Windel hat, ihm zu heiß oder zu kalt ist.
- Lassen Sie es Bäuerchen machen (siehe Seite 194 f.).
- Pucken Sie es (siehe Seite 226).
- Wiegen Sie es in den Armen oder schaukeln Sie es in der Wiege. (Nach 9 Monaten im Bauch der Mama ist es daran gewöhnt, in Bewegung zu sein und den Herzschlag eines anderen Menschen zu hören.)
- Manchen Babys hilft Saugen am Schnuller oder am kleinen Finger.
- Manche Babys haben besonders viel Hunger. Wenn das Neugeborene nicht aufhört zu schreien, obwohl man es mit Stillen versucht und andere Ursachen ausgeschlossen hat, besteht die Möglichkeit, dass es nicht genügend Muttermilch abbekommt. Sprechen Sie mit Ihrer Hebamme oder dem Arzt über mögliche Gründe dafür. In diesem Fall können Sie mit Milchersatznahrung zufüttern, was zwar für Abhilfe sorgt, aber nicht bedeutet, dass Sie nicht weiter stillen können. Im Gegenteil, wenn Sie selbst entspannt und zufrieden sind, weil das Baby glücklich und satt ist, klappt es mit dem Stillen vielleicht auch viel besser.

Behalten Sie im Hinterkopf, dass konstantes Weinen in seltenen Fällen auf eine Krankheit hindeuten kann. Sollte sich Ihr Baby gar nicht beruhigen lassen, suchen Sie einen Arzt auf.

> »Es ist nicht ungewöhnlich, dass eine Mutter mit ihrem Neugeborenen in die Kindernotaufnahme kommt, weil es nicht aufhören will zu weinen. Sie macht sich Sorgen, ihrem Baby könne ernsthaft etwas fehlen. In sehr vielen Fällen lässt sich das Problem mit einer Flasche Milchersatznahrung lösen, die man in den Notaufnahmen zu diesem Zwecke stets parat hat. Man ermuntert Mütter selbstverständlich dazu, mit dem Stillen fortzufahren, schlägt jedoch vor, ein paar Tage zuzufüttern, bis der Milchfluss sich eingependelt hat. Wenn dieses Zufüttern allerdings auch nichts hilft und Sie sich Sorgen machen, sollten Sie unbedingt ärztliche Hilfe in Anspruch nehmen.« CHIARA

Gebote und Verbote

- Gönnen Sie sich nahrhaftes, frisch gekochtes Essen, denn stillende Mütter benötigen viel Energie. Allerdings sollten Sie sich nicht selbst stundenlang in die Küche stellen!
- Lassen Sie sich nicht dazu verleiten, sämtliche Verwandte und Freunde zu sich einzuladen, um die Geburt des Kindes zu feiern. Warten Sie, bis Sie ausreichend erholt sind, dann haben Sie wesentlich mehr Freude daran.
- Gehen Sie frühzeitig ins Bett; die Nächte können unangenehm lang werden.
- Kommen Sie bloß nicht auf die Idee, das Kinderzimmer umzuräumen.
- Falls Sie mit einem Gläschen Sekt auf das Baby anstoßen wollen, obwohl Sie stillen, halten Sie zuvor unbedingt Rücksprache mit Ihrer Hebamme oder dem Arzt!
- Trinken Sie viel Wasser; stellen Sie sich zum Stillen eine große Flasche bereit, ebenso ein paar kleinere Snacks.
- Lassen Sie Ihr Baby neben sich schlafen, entweder in einem Beistellbettchen oder im Babykorb.
- Sorgen Sie sich nicht gleich bei jedem Röcheln und Schnaufen, das Ihr Kind von sich gibt.

WUSSTEN SIE SCHON?

Viele Mütter befürchten, ihr Kind könnte am eigenen Erbrochenen ersticken, wenn sie es auf dem Rücken schlafen lassen. Doch kein Grund zur Sorge! Babys drehen den Kopf instinktiv zur Seite, wenn sie spucken, selbst im Schlaf.

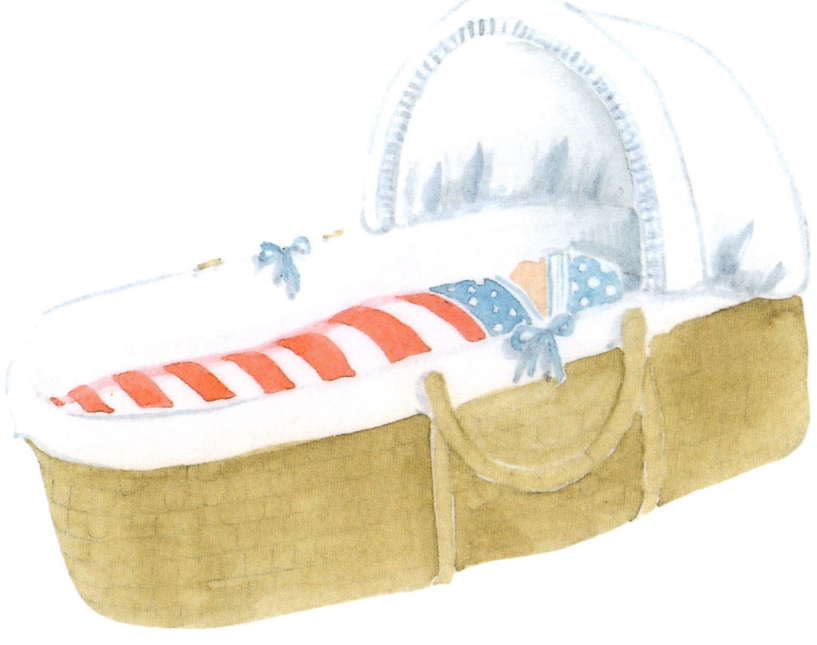

Die erste Nacht zu Hause

56 Babys *erstes Jahr*

1. MONAT

Ungefähr mit 2 Wochen wird das Baby wacher, was schön ist, aber auch sehr anstrengend…

In den ersten Tagen wiegt einen das Kind in falscher Sicherheit, schläft viel und trinkt die ganze Zeit.

Achtung! Um den 3. bis 5. Tag herum schießt die Milch ein, und oft beginnt die Stimmung der Mutter zu schwanken. Seien Sie gewappnet für eine Flut unerklärlicher Gefühle.

2. MONAT

Um die 6. Woche herum schenkt das Baby Ihnen das erste bewusste Lächeln… und dann weiß man plötzlich, dass dies jede einzelne schlaflose Nacht wert war.

Zwischen der 4. und 6. Lebenswoche ist die U3 fällig, und auch Sie haben nach 6 Wochen Ihre Nachuntersuchung beim Frauenarzt.

Nach und nac[h] können Sie wieder mit de[m] Sport beginne[n], aber bitte gan[z] langsam.

Das Baby kann vielleicht mittlerweile das Köpfchen halbwegs halten, es wird nun gern mit dem Gesicht nach vorne getragen, das macht ihm großen Spaß!

Im 3. Monat kehrt langsam eine gewisse Routine ein. Das Leben mit Kind wird einfacher, es hat nun einen geregelteren Schlafrhythmus.

3. MONAT

Allmählich hätten Sie vielleicht wieder Lust auf Sex… Auch wenn Sie stillen – denken Sie bitte an Verhütung!

Zwischen der 6. und 12. Woche erfolgt die erste Impfung.

4 Wochen nach der ersten erfolgt in der Regel die zweite Impfung.

4.

MONAT

Das Kind quietscht nun vor Vergnügen.

Erkundigen Sie sich, ob Ihr Kinderarzt jetzt die dritte Impfung empfiehlt.

5.

MONAT

Das Baby stemmt sich hoch auf seine Ärmchen und begeistert sich für Spielsachen, Spiegel usw.

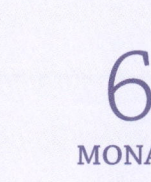

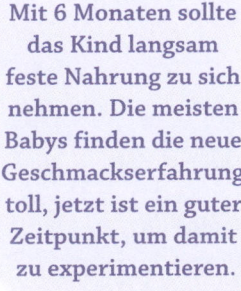

6.

MONAT

Mit 6 Monaten sollte das Kind langsam feste Nahrung zu sich nehmen. Die meisten Babys finden die neue Geschmackserfahrung toll, jetzt ist ein guter Zeitpunkt, um damit zu experimentieren.

Etwa ab dem 6. Monat kann das Kind sitzen. Genießen Sie die magische Zeit, in der es zwar spielt, sich aber noch nicht fortbewegt …

Die meisten Babys bekommen um diese Zeit das erste Zähnchen. Allerdings kann dies auch schon im 2. Monat oder erst im 10. Monat geschehen.

Sobald das Baby feste Nahrung zu sich nimmt, erhöht sich das Erstickungsrisiko. Sie müssen wissen, was im Ernstfall zu tun ist. Am besten belegen Sie einen Erste-Hilfe-Kurs für Babys und Kleinkinder.

7.

MONAT

Ab dem 7. Monat kann man Eiweiß in den Speiseplan des Kindes einbauen. Die meisten Babys probieren nach den Möhren liebend gern auch Hühnchen.

Spätestens jetzt ist es an der Zeit, Fingerfood einzuführen – mit einem ungesüßten Babycracker lassen sich gereizte Kinder schnell besänftigen.

8.

MONAT

Ist das Baby an feste Nahrung gewöhnt, muss es nachts nicht mehr zwingend gestillt werden.

Vielleicht haben Sie bereits wieder Ihre ursprüngliche Kleidergröße, wahrscheinlicher aber ist, dass Sie nach wie vor ein paar Pfunde zu viel haben. Kramen Sie Ihre knackigste Hose hervor, und nehmen Sie diese als Ansporn, weiter abzunehmen.

Vielleicht zieht Ihr Baby sich bereits an Möbelstücken hoch; dann dauert es nicht mehr lange, bis es seine ersten Schritte macht. Neue Gefahren lauern …

10.

MONAT

Viele Babys beginnen nun zu krabbeln. Ihnen eröffnet sich eine völlig neue, aufregende Welt. Machen Sie Ihre Wohnung unbedingt kindersicher!

9.

MONAT

Manches Baby leidet bereits jetzt an Verlustängsten. Trösten Sie es, dies ist völlig normal und geht vorüber.

11.
MONAT

Inzwischen versteht es vieles von dem, was Sie sagen, auch wenn es selbst noch nicht reden kann.

Unverständliches Gebrabbel wird zu ersten Worten, »Ma-ma« oder – noch leichter – »Pa-pa« kann es vielleicht schon sagen.

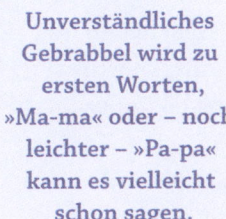

12.
MONAT

Hurra, das erste Jahr ist geschafft! Ein Grund zum Feiern – in erster Linie für die Eltern.

Irgendwann zwischen dem 10. und dem 18. Monat macht das Baby seine ersten Schritte. Ermuntern Sie es, aber versuchen Sie nicht, den Prozess zu beschleunigen. Wenn es erst einmal läuft, ist nichts mehr, wie es war …

GLÜCKWUNSCH!

57

Sie und Ihr Baby
in den Wochen 1 und 2

Die ersten Wochen nach der Geburt des Kindes sind eine magische Zeit. Vorausgesetzt, dem Baby geht es gut, wird es die meiste Zeit schlafen und alle drei bis vier Stunden nach einer Mahlzeit verlangen. Nach dem Füttern ist es kurze Zeit wach, bevor es erneut einschläft und alles wieder von vorne beginnt.

Neugeborene müssen nicht groß »unterhalten« werden. Allein auf der Welt zu sein ist aufregend genug. Das Baby ist vollauf damit beschäftigt, neue Eindrücke inklusive Geräuschen und Gerüche zu verarbeiten, und das alles innerhalb der kurzen Spanne, die es wach ist. Schlaf ist entscheidend für die Entwicklung des Gehirns, das Kind kann gar nicht genug davon bekommen. Solange es regelmäßig für die Mahlzeiten aufwacht, es gut trinkt und während der Wachphasen aufmerksam ist, besteht kein Grund zur Besorgnis, es könnte zu viel schlafen. Scheuen Sie sich nicht, es von Anfang an häufig aufzunehmen, viel zu knuddeln und es so kennenzulernen.
Eltern wiegen sich in den ersten Tagen oft in einer trügerischen Sicherheit. In ihrer Unwissenheit denken sie: »Was soll die Aufregung – ist doch alles kinderleicht!« Und kaum hat man den Gedanken zu Ende gedacht, wird der Alltag mit Baby von einer Sekunde zur nächsten zu einer echten Herausforderung!

Machen Sie sich in der ersten Zeit nicht allzu viele Gedanken über eine feste Routine. Wichtig ist allein, dass Ihr Baby gefüttert wird, sobald es Hunger hat. Ermuntern Sie es aber ruhig, ausgiebig zu trinken und nicht mittendrin mit der Brust oder der Flasche im Mund einzuschlafen. Andernfalls bekommt es nicht genügend ab, wacht schon nach kurzer Zeit wieder auf und will erneut

Nabelpflege

Irgendwann um den siebten bis zehnten Tag herum fallen die Überreste der Nabelschnur ab. Bis dahin muss man den Stumpf im Auge behalten und darauf achten, dass der Nabel sich nicht entzündet. Gegen Ende kann der Stumpf einen recht unschönen Anblick bieten und unangenehm riechen. Das ist völlig normal. Halten Sie den Nabel mit abgekühltem, abgekochtem Wasser und mit Wattepads sauber. Rötet sich die umliegende Haut, oder sieht es so aus, als würde er nicht heilen, suchen Sie den Kinderarzt auf.

Es gibt keine endgültige Empfehlung, ob der Nabelschnurstumpf von der Windel bedeckt werden darf oder nicht. Im Grunde hängt es davon ab, was für das Kind am angenehmsten scheint.

Wenn der Stumpf sich zu lösen beginnt, kommen Sie bitte nicht auf die Idee, ihn abzuknibbeln. Lassen Sie ihn einfach in Ruhe. Ein paar Tage lang sieht das Ganze noch ein wenig wund aus, doch dann wird es schnell verheilen und einen perfekten kleinen Bauchnabel hinterlassen.

gefüttert werden (Tipps auf Seite 168). Halten Sie sich an diese Vorgabe, werden Sie merken, dass sich bald von allein eine gewisse Routine einstellt. Voraussetzung dafür ist, dass in den ersten Wochen das Kind die Regie übernimmt, das heißt, ihm jederzeit Milch zu geben, wenn es hungrig erscheint.

Das Gewicht des Babys

Vom Thema Gewicht scheinen zahlreiche frischgebackene Mütter regelrecht besessen – nicht nur von ihrem eigenen, sondern vor allem von dem des Babys. Es ist völlig normal, dass Stillkinder in der ersten Woche bis zu 10 Prozent ihres Geburtsgewichts verlieren, da die Muttermilch erst nach einigen Tagen einschießt. Danach sollte das Baby stetig zunehmen.

Die Hebamme behält das Gewicht des Kindes in dieser ersten Woche genau im Auge. Gibt es Bedenken, wird sie den Eltern mit Rat und Tat zur Seite stehen. Schießt die Milch sofort nach der Geburt ein, sodass ausreichend Nahrung vorhanden ist, wird das Baby nicht unbedingt abnehmen. In der Regel aber verliert es erst einmal an Gewicht.

Hebammenbesuche zur Nachsorge

Bei gesetzlich Versicherten gilt: Bis zum zehnten Lebenstag des Babys kann man auf Kosten der Kasse tägliche Besuche der Hebamme in Anspruch nehmen. Im Rahmen dieser Nachsorge stellt sie sicher, dass es dem Baby und Ihnen gut geht, beantwortet Ihre Fragen zur Säuglings-pflege und zum Wochenbett und erteilt hilfreiche Ratschläge. Bis das Kind 8 Wochen alt ist, sind weitere 16 Besuche, alternativ auch Telefonate, möglich. Ihre Hebamme ist auch erster Ansprechpartner bei Stillproblemen. Was nicht alle jungen Mütter wissen: Bei Bedarf können bis zum Ende der Stillzeit Beratungsgespräche vereinbart werden. Außerdem bieten manche Gesundheitsämter und andere städtische sowie private Einrichtungen Beratung von Schwangeren und jungen Eltern an, informieren Sie sich dazu bitte bei Ihrer Gemeinde oder im Internet.

Neugeborenen-Screening

Neben den üblichen Untersuchungen kurz nach der Geburt (siehe Seite 165 f.) wird das sogenannte Neugeborenen-Screening auf Stoffwechsel- und Hormonerkrankungen durchgeführt, sofern die Eltern ihr schriftliches Einverständnis erteilt haben. Dieses erfolgt im Laufe des zweiten bis dritten Lebenstages meist noch in der Klinik oder im Rahmen der U2 beim Kinderarzt. Hierzu werden einige Tropfen Blut aus Ferse oder Vene entnommen und auf dafür vorgesehene Filterpapierkarten getropft, die nach dem Trocknen sofort ins Screening-Labor geschickt werden. Kontaktiert wird man nur, sofern ein auffälliger Befund vorliegt.

Im Rahmen dieses Neugeborenen-Screenings wird unter anderem auf Folgendes hin getestet:

- **Adrenogenitales Syndrom (AGS):** Die Erkrankung kann zu einer Vermännlichung der Mädchen sowie einer verfrühten Pubertät von Kindern beiderlei Geschlechts führen. Daneben kommen auch Todesfälle im Säuglingsalter (mitunter schon in der 2. Lebenswoche) aufgrund des sogenannten Salzverlustsyndroms vor.
- **Hypothyreose (Schilddrüsenunterfunktion):** Unbehandelt führt sie zu schweren irreversiblen Störungen in der körperlichen und geistigen Entwicklung.
- **Phenylketonurie (PKU) und Hyperphenylalaninämie (HPA):** Diese Stoffwechselstörungen können unbehandelt zu schweren geistigen Entwicklungsstörungen führen.
- **MCAD-Mangel:** Defekt in der Fettsäureverwertung, der zu lebensbedrohlichen Stoffwechselkrisen führen kann.

Alle diese Stoffwechsel- und endokrinen (hormonellen) Störungen sind angeboren und können nicht geheilt werden. Dank frühzeitiger Behandlung aber können die Folgen der Defekte vermieden oder zumindest abgemildert werden.

58 Emotionale *Achterbahnfahrt*

Wenn Sie dachten, in der Schwangerschaft wären Sie extrem emotional gewesen, warten Sie die ersten Lebenswochen Ihres Babys ab. Denn jetzt spielen die Gefühle verrückt – in der einen Minute könnte man die Welt umarmen vor Freude, in der nächsten fühlt man sich wie erschlagen von der Last der plötzlichen Verantwortung und stellt fest, dass nichts mehr ist, wie es einmal war. Es ist vielleicht ein kleiner Trost, dass dieses Wechselbad der Gefühle völlig normal ist und sich alles mit der Zeit allmählich einpendeln wird.

In den ersten Wochen mit dem Baby sind die meisten Mütter, wie sie selbst sagen, voller Freude und überglücklich. Sie erleben sich das erste Mal als Teil einer eigenen kleinen Familie, und – was immer auch geschieht – das ist einfach wunderbar. Oft empfinden Frauen eine überwältigende Liebe für den Vater und sind unheimlich stolz auf ihr Kind, das in ihren Augen natürlich das süßeste Baby der Welt ist.

Es gibt aber auch Mütter, denen die Umstellung nicht ganz so leichtfällt. Dies überrascht kaum, hat man doch eben erst die Wehen hinter sich und leidet womöglich unter akutem Schlafmangel. Das heißt aber nicht, dass man keinen Bezug zum Baby finden wird; manchmal dauert es einfach ein bisschen länger. Also keine Sorge – oft geschieht es dann, wenn Sie es am wenigsten erwarten.

> *»Ich hatte eine wirklich schwere Geburt, und als ich meinen Sohn endlich in den Armen hielt, war ich überglücklich, dass er gesund war. Die überwältigende Liebe aber, die ich erwartet hatte, blieb aus. Wir brachten ihn nach Hause, ich war vollkommen erledigt und überfordert, und mir tat alles weh. In der zweiten Nacht wachte er um 3 Uhr auf und wollte nicht mehr einschlafen. Völlig erschöpft legte ich ihn in meinen Schoß und sah ihn an, und auf einmal überkam mich dieses Gefühl grenzenloser Liebe.«*
> *NATALIE, KURSTEILNEHMERIN*

Folgende Gefühle stehen auf dem Programm:
- **Extreme Erschöpfung:** Unterschätzen Sie niemals, wie sehr Müdigkeit an einem zehren kann (nicht umsonst ist Schlafentzug eine äußerst wirksame Foltermethode!). Vergessen Sie die Geburt, vergessen Sie Dammrisse und Dammschnitte – die wahre Herausforderung liegt darin, mit dem Schlafmangel klarzukommen (siehe Seite 230 f.).

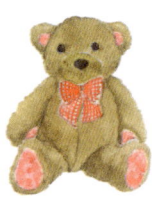

- **Überforderung:** Ihr Leben hat sich soeben von Grund auf verändert, und viele Väter und Mütter trifft die Erkenntnis, wie gewaltig dieser Einschnitt ist, erst nach der Geburt des Babys.

- **Grundlose Tränen:** In der Woche nach der Geburt durchläuft der Körper massive hormonelle Veränderungen, was oft zu völlig unerwarteten Weinkrämpfen führt. Am häufigsten treten diese zwischen dem dritten und fünften Tag nach der Geburt auf, sobald die Milch einschießt. Einen eigenen Namen hat das Ganze auch: Babyblues. Man muss nicht nahe am Wasser gebaut sein, um von plötzlichen unkontrollierten Heulkrämpfen überrascht zu werden, es trifft selbst die taffesten Frauen. Lassen Sie den Tränen ruhig freien Lauf; das gehört dazu, wenn der Körper Veränderungen durchläuft. Halten Sie sich einfach vor Augen, dass es völlig normal ist und vorübergeht. In spätestens einer Woche ist wieder alles wie immer.

- **Schmerzen:** Schmerz allein kann einen an den Rand der Erschöpfung treiben, und da Sie ohnehin schon müde sind, können Sie diesen nicht unbedingt gebrauchen, daher greifen Sie ruhig zu (stillfreundlichen) Schmerzmitteln.

- **Nächtliche Schweißausbrüche:** Als wären die Nächte nicht schon hart genug, beginnt man in dieser Phase auch noch unter nächtlichen Schweißausbrüchen zu leiden. Viele Frauen haben noch nie davon gehört, bis es sie selbst trifft und sie nachts völlig durchnässt (und fassungslos) aufwachen. Auch das hat mit der hormonellen Umstellung zu tun und tritt gleichzeitig mit dem Milcheinschuss auf. Der Spuk ist normalerweise nach zehn Tagen vorbei, doch in dieser Zeit sollte man auf häufiges Schlafanzug- und Bettwäschewechseln gefasst sein.

- **Frust mit dem Partner:** Was den Partner betrifft, wechseln sich Bewunderung und Enttäuschung in dieser Zeit ab. Die Nerven liegen blank, weil man todmüde ist und die Hormone einen in den Wahnsinn treiben, da kommt es vor, dass der Partner nichts richtig machen kann! Sprechen Sie vorab mit ihm darüber, und bitten Sie ihn, geduldig mit Ihnen zu sein.

- **Unzufriedenheit mit dem eigenen Körper:** Sich das erste Mal nach der Geburt nackt zu sehen kann ein ziemlicher Schock sein, daher raten wir, sich keinem Spiegel auszusetzen, solange man emotional noch nicht stabil ist. Am Tag nach der Geburt sieht man normalerweise aus, als wäre man im 6. Monat schwanger, nur dass der Bauch jetzt labbrig und weich ist statt stramm wie die typische Babykugel. Die Haut sieht faltig aus und ist überzogen von Dehnungsstreifen, die Brüste sind riesig, nur ohne den Sexappeal – sie sind eher fest und wirken fast schon ein wenig kantig. Nach einem Kaiserschnitt hängt ein Hautlappen über der Narbe, sodass man sie immerhin nicht sieht – zu diesem Zeitpunkt ist sie nämlich noch ziemlich rot und entzündet. Wir wollen Ihnen keine Angst machen, aber es kann wirklich erschütternd sein, sich kurz nach der Geburt im Spiegel zu sehen. Warten Sie daher lieber eine Woche ab, dann sieht das Ganze schon anders aus. Noch eine Woche, und es zeigen sich weitere

Fortschritte. Statt sich zu begutachten, stellen Sie sich lieber gleich entspannt unter die Dusche, und bewundern Sie anschließend das Geschenk, das Ihr fabelhafter Körper Ihnen gemacht hat.

> »Bevor mein Baby da war, wusste ich gar nicht, was nächtliche Schweißausbrüche wirklich sind, deshalb war ich schockiert, als ich feststellte, wie extrem man doch schwitzen kann. Manchmal bin ich nachts bis zu dreimal aufgewacht und musste mich umziehen. Einmal war alles so nass, dass ich sogar das Bettzeug wechseln musste. Von da an legte ich Handtücher unter, die konnte ich nachts leichter austauschen.« MARINA

 ## Postnatale Depression

Dieser schlimme Zustand betrifft weit mehr Frauen als gedacht – 15 bis 30 Prozent aller frischgebackenen Mütter leiden darunter, weshalb wir alle unsere Kursteilnehmerinnen vorwarnen. Es trifft nämlich nicht nur diejenigen, die früher schon unter Depressionen litten, obwohl diese Gruppe tatsächlich eher dazu neigt, sondern auch solche, die dies nie für möglich gehalten hätten. Unterschätzen Sie daher die Wahrscheinlichkeit nicht, ganz gleich, ob Sie früher schon einmal seelische Probleme hatten oder nicht.

Die gute Nachricht ist, dass sich eine Wochenbettdepression relativ einfach behandeln lässt – sofern die Diagnose frühzeitig gestellt wird. Je früher man mit der Behandlung beginnt, desto schneller und effizienter lässt sich das Problem in den Griff bekommen.

Achten Sie auf die folgenden Anzeichen:
- Grundloses Weinen (nachdem der Babyblues vorbei ist)
- Ständige Niedergeschlagenheit und geringe Selbstachtung
- Schwierigkeiten, eine Bindung zum Baby aufzubauen
- Selbstvernachlässigung
- Schlaflosigkeit in der Nacht und Müdigkeit tagsüber
- Verlust des Zeitgefühls
- Verloren gegangener Sinn für Humor; man sieht alles negativ
- Ständige Angst um das Baby, trotz guten Zuredens
- Oder im Gegenteil: mangelnde Sorge um das Baby
- Manche Mütter hegen negative Gefühle für ihr Kind. Das muss nicht so weit gehen, dass man dem Baby schaden will, doch ist man sich leider bewusst, dass es im Bereich des Möglichen liegen könnte.

Manchmal hilft es schon, über solche Sorgen zu reden, und einigen Frauen reicht ein erholsamer Schlaf. Doch in einigen Fällen geht das Ausmaß der Depression so weit, dass man sich erst nach erfolgter Behandlung wieder wie ein ganzer Mensch fühlt.

Falls Sie irgendwelche Anzeichen bemerken, ignorieren Sie sie nicht, in der Hoffnung, sie mögen von alleine wieder weggehen. Die vergangenen Jahrzehnte hat man sich viel mit dem Thema beschäftigt, weshalb es mittlerweile eine ganze Reihe von Behandlungsmethoden gibt, die für Abhilfe sorgen, zum Beispiel die Gesprächstherapie, eine Hormonbehandlung oder der Einsatz von Antidepressiva.

»Als ich im Kurs das erste Mal von Wochenbettdepressionen hörte, dachte ich, das würde mich nicht betreffen. Ungefähr 4 Wochen nach der Geburt stellte ich fest, dass ich extrem weinerlich war und ich diese angeblich so magische Zeit kein bisschen genoss. Andere Mütter gingen sehr offen mit den neuen Herausforderungen als Mama um, aber meine eigene Situation kam mir um so vieles schlimmer vor; über mir schien ständig diese schwarze Wolke zu hängen. Als ich meine Notizen zu dem Thema überflog, erkannte ich einige der Symptome wieder. Ich ging zu Chiara, und allein mit ihr zu reden nahm mir einiges von meiner Last. Wir erarbeiteten einen Behandlungsplan, und kaum war ich aus ihrer Praxis raus, hatte ich das Gefühl, als wäre mir ein Stein vom Herzen gefallen. Die Behandlung war sehr effektiv, seitdem sehe ich nur nach vorn. Ich habe mich mit vielen Müttern unterhalten, die Ähnliches erlebt, aber nichts dagegen unternommen haben. Schon traurig, dass für so viele die ersten Jahre des Mutterdaseins von einer solchen Depression überschattet sind, und ich bin ehrlich froh, dass ich genug über diesen Zustand wusste, um die Symptome zu erkennen.«
CLAIRE, KURSTEILNEHMERIN

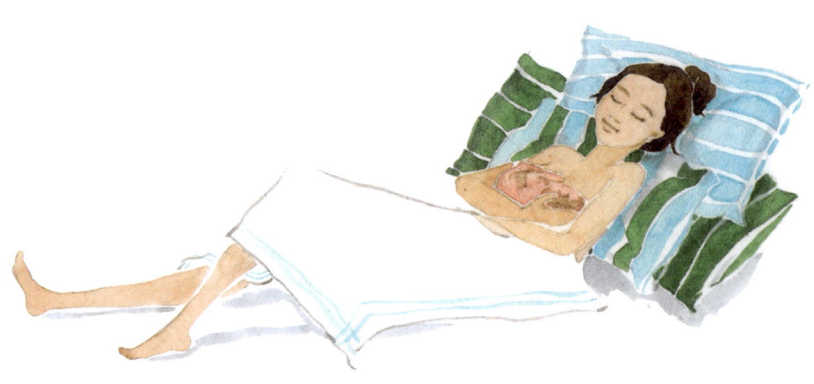

Wir sind schwanger!

59 Grundkurs *Babypflege*

 ## Sicherheit

Sich um ein gesundes Baby zu kümmern ist relativ einfach, wenn man gewisse Regeln befolgt.

Die goldenen Regeln der Babysicherheit
- Legen Sie Ihr Baby immer auf dem Rücken schlafen.
- Stützen Sie das Köpfchen zu jeder Zeit.
- Besser zu kühl als zu warm
- Babys nie ohne Körperkontakt auf hohen Ablagen liegen lassen.
- Lassen Sie Ihr Baby in der Badewanne nie aus den Augen.
- Nutzen Sie stets die Bremse des Kinderwagens.

Babys können das Köpfchen erst mit einigen Monaten sicher allein halten, daher muss es stets gestützt werden. Auch die Temperaturregulierung funktioniert noch nicht so gut; ist ihnen zu kalt, weinen sie. Eine Überhitzung ist allerdings gefährlich und wird mit dem plötzlichen Kindstod in Verbindung gebracht. Im Zweifelsfall ist zu kühl immer besser als zu warm. Setzen Sie Ihrem Baby drinnen keine Mützchen auf, und ziehen Sie ihm als Faustregel immer eine Kleiderschicht mehr an, als Sie selbst tragen (siehe Seite 220).

 ## Windelwechseln

Sie werden überrascht sein, wie groß der Windelverschleiß in den Anfangstagen ist. Als grober Anhaltspunkt gilt, dass man Windeln immer dann wechseln sollte, wenn sie nass oder verschmutzt sind. Heutzuage sind Windeln allerdings so saugfähig, dass Sie auch gut eine halbe Stunde oder länger warten können, bis eine gute Wickelmöglichkeit gefunden ist.

- Beim Windelwechseln sollte man sich vorher versichern, dass man alles zur Hand hat. Lassen Sie das Kind nie auf der Wickelkommode liegen, ohne es festzuhalten, es könnte sich jederzeit das erste Mal drehen.

- Beim Mädchen wischt man von vorne nach hinten, damit kein Stuhl mit Vagina oder Harnröhre in Kontakt kommt. Bei Jungs spielt die Richtung keine Rolle.
- Am besten verwendet man anfangs nur Wasser und Wattepads, doch haben Studien gezeigt, dass Babyfeuchttücher ohne Duftstoffe genauso gut funktionieren. Sie mögen zwar nicht gut für die Umwelt sein, sind aber weit praktischer als Wattepads und Wasser, vor allem, wenn man unterwegs ist.
- Man sollte immer eine Mullwindel parat haben, da kalte Luft Babys (und insbesondere Jungs) gern zum Wasserlassen animiert. Mit der Mullwindel lässt sich der Strahl etwas eindämmen.
- Wechselt man einem Jungen die Windel, sollte man darauf achten, den Penis nach unten zu legen, bevor man die Windel schließt. Sonst tritt die Nässe oben aus.
- Ist der Babypopo sauber, cremen Sie ihn eventuell mit etwas Windelsalbe ein und legen Sie die neue Windel an. Keine Sorge, dass sie zu eng zugeklebt sein könnte – die modernen Windeln sind sehr elastisch. Anfangs legen viele Eltern die Windeln im Gegenteil viel zu locker an, und dann tritt Nässe aus … Doch aus solchen Fehlern lernt man schnell.
- Achten Sie darauf, sich nach jedem Windelwechseln die Hände gründlich zu waschen.

> *»Meine Kinder langweilten sich als Babys beim Wickeln immer, deswegen klebte ich ein paar schwarz-weiße Aufkleber unter das Regalbrett über der Kommode. Davon war mein Sohn so fasziniert, dass er beim Wickeln still hielt.«* MARINA

Windeldermatitis

Diese Hautreizung wird durch den Kontakt des Babypopos mit Urin und Kot verursacht. Bei einem nur leichten Ausschlag ist das Problem schnell in den Griff zu kriegen:
- Wechseln Sie die Windeln möglichst, sobald sie nass sind.
- Reinigen Sie den Po des Babys gründlich, auch wenn die Windel nur voll Urin war.
- Der Po sollte möglichst trocken sein. Tupfen Sie ihn notfalls mit einer Mullwindel trocken.
- Lassen Sie das Kind möglichst oft nackt, ganz ohne Windel, strampeln, das wird ihm gefallen; legen Sie ein Handtuch unter.
- Tragen Sie immer eine dünne Schicht Windelsalbe auf.

Bessern sich die Symptome nicht, oder verschlimmern sie sich gar, suchen Sie den Kinderarzt auf. Einige besonders schlimme Fälle müssen mit einer Spezialsalbe behandelt werden.

Waschen und Baden

Waschen:

In der Regel muss ein Baby nicht jeden Tag gebadet werden, es reicht, es einmal von oben bis unten mit dem Schwamm zu säubern. Für die Babywäsche verwenden Sie lauwarmes Wasser aus zwei verschiedenen Behältnissen – einmal für »obenrum«, einmal für »untenrum«.

- Beginnen Sie am Kopf und reinigen Sie die Augen mit zwei separaten Wattepads. Wischen Sie über das Gesicht und säubern Sie auch die Halsfalten gründlich. Je größer und speckiger Babys werden, desto mehr Milch und Nahrung sammelt sich dort. Das kann schnell unangenehm riechen und sogar wund werden.
- Waschen Sie die Achselhöhlen. Hat Ihr Baby süße kleine Speckfalten, reinigen Sie auch die Haut dazwischen.
- Vergessen Sie die Stellen hinter den Ohren nicht; dort wird die Haut gern trocken und schuppig und neigt zu Enzündungen.
- Die Pflege des Pos ist einfach: Waschen Sie ihn einfach gründlich.

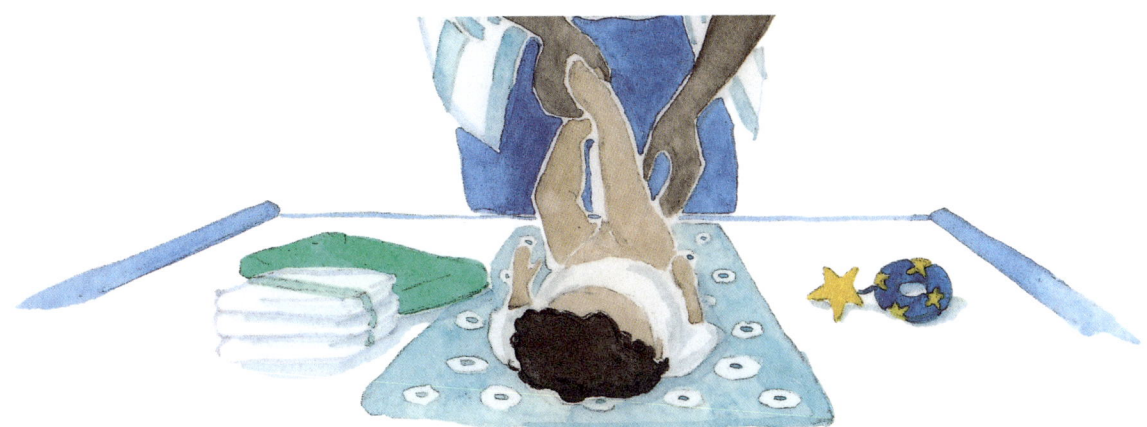

Fingernägel schneiden

Babys kommen oft mit langen Fingernägeln zur Welt, und diese scheinen wirklich rasant zu wachsen. Die Nägel zu schneiden ist nicht ganz einfach, aber wichtig, sonst kratzt sich das Kind ständig selbst. Am besten benutzt man eine spezielle Nagelschere mit stumpfer Spitze, Nagelclipper oder eine Feile (was leider etwas Zeit in Anspruch nimmt).

Baden:

Baden ist zwar nicht jeden Tag nötig, doch Babys lieben es in der Regel. Solange es die Haut nicht reizt, spricht nichts dagegen, ein Bad zur abendlichen Routine werden zu lassen. Doch lassen Sie Ihr Kind dabei bitte keine Sekunde unbeaufsichtigt. Wenn Sie sich umdrehen müssen, um etwas zu holen, behalten Sie unbedingt eine Hand am Kind.

- Besorgen Sie sich einen einfachen Säuglingssitz aus Plastik für die Badewanne (in ihnen sitzen die Kleinen äußerst sicher).
- Das Badewasser sollte etwas wärmer als lauwarm sein, aber nicht so heiß, wie man selbst baden würde. Allerdings sollte es auch nicht zu kalt sein, was den Kindern verständlicherweise nicht gefällt. (Sie können auch ein Baby-Badethermometer nutzen.) Das Wasser wird schnell kalt, daher geben Sie einfach wieder warmes Wasser dazu, wenn Ihr Baby weinerlich wird.
- Mit dem Baby gemeinsam zu baden ist einfach wundervoll. Sie sollten aber nicht alleine sein mit dem Kind. Es ist besser, jemanden zu haben, dem man es reichen kann, bevor man selbst aus der Wanne steigt.
- Nach dem Bad nehmen Sie sich Zeit, das Kind zu massieren. Dazu eignet sich jedes Öl, besonders Olivenöl. Babys lieben Massagen, und wenn sie älter werden, ist dies eine gute Gelegenheit, die Haut zwischen den Speckfältchen zu reinigen. Idealerweise findet die Massage auf dem Wickeltisch statt, damit man den Rücken nicht zu sehr belastet. Das Zimmer sollte schön warm sein.

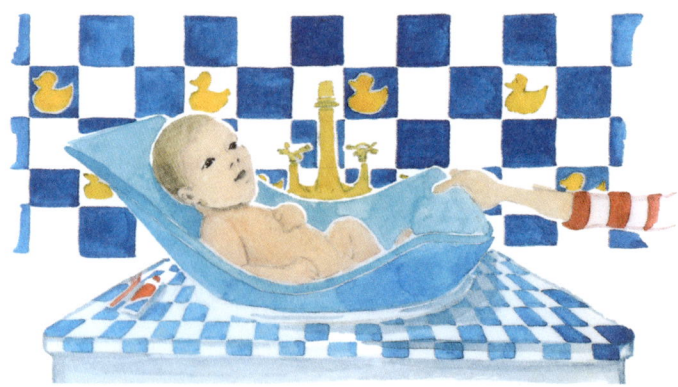

60 *Das Stillen*

Bei manchen Frauen funktioniert das Stillen sofort; das Baby dockt einfach an und trinkt. Bei anderen wiederum ist es vom ersten Tag an ein Kampf. Was auch immer man versucht, das Baby hat Probleme, die Brust zu nehmen, und nicht selten haben Frauen dann das Gefühl, schon an den einfachsten Aufgaben des Mutterseins zu scheitern.

Es gibt viele Verfechter des Stillens, und die Vorteile sind unbestritten:
- Es schützt das Kind vor Infektionen und Krankheiten.
- Es intensiviert die Beziehung zwischen Mutter und Kind.
- Es schützt vor dem plötzlichen Kindstod.
- Es reduziert das Risiko von Fettleibigkeit beim Kind.
- Es schützt vor Allergien und Hautausschlägen.
- Es verhindert Verstopfung beim Baby.
- Es kann die Mutter vor Brust- und Eierstockkrebs schützen.
- Es trägt zur Gewichtsabnahme der Mutter bei (da man etwa 500 Kalorien am Tag zusätzlich verbrennt).

Hinzu kommt der praktische Nutzen:
- Es ist kostenlos.
- Es ist relativ unproblematisch (kein Sterilisieren, kein Fläschchen)
- Es ist immer in der richtigen Temperatur verfügbar und verdirbt garantiert nie.

Allein aus diesen Gründen lohnt es sich, sich über das Stillen zu informieren und bei Schwierigkeiten professionelle Hilfe bei einer Stillberatung zu suchen.

 ## Erfolgreiches Anlegen

Möglichst bald nach der Geburt des Kindes wird man ermutigt, eine Weile Hautkontakt aufzunehmen. Neugeborene haben den starken Drang, gleich mit dem Trinken zu beginnen, und möglicherweise findet das Baby den Weg zur Brustwarze von ganz allein und fängt sofort an zu saugen (siehe Seite 156).

Damit es richtig klappt, führt man die Brustwarze in Richtung der kindlichen Nase und ermuntert es, sie in den Mund zu nehmen. Dabei sollte es möglichst viel des Warzenhofs (jenem kreisrunden dunklen Bereich um die Brustwarze herum, auch Areola genannt) mit den Lippen umschließen. Die Brustwarze selbst sollte tief in den Mund hineinragen. Die Zunge sollte den Warzenhof berühren.

Das Kind sollte nicht ganz mittig angelegt werden, besser ist es, wenn mehr vom unteren Bereich des Warzenhofes in den Mund genommen wird. Dann liegt die Zunge automatisch dort auf, die Brustwarze an sich befindet sich weiter hinten in Richtung Rachen und ist somit außer Gefahr. Zum besseren Verständnis stecken Sie sich den eigenen Daumen in den Mund und stellen Sie sich vor, er wäre die Brustwarze. Die Unterlippe liegt auf der Nagelhaut. Jetzt saugen Sie daran. Sie werden merken, dass die Zunge die Spitze des Daumens berührt. So fühlt es sich für ein Baby an, wenn die Brust nicht tief genug in den Mund genommen wird. Man kann sich gut vorstellen, dass die Brustwarze dabei gereizt wird. Und jetzt platzieren Sie Ihre Unterlippe am Knöchel und saugen Sie am Daumen. Sie werden Ihren Daumennagel in Rachennähe spüren. Dieses tiefere Andocken ist sowohl für Ihr Kind als auch für Sie weit angenehmer.

Dockt das Baby richtig an, wird das Stillen zu einem wundervollen Erlebnis. Anfangs ist man noch unsicher und weiß nie, ob man die richtige Position eingenommen hat. Allerdings sollte man auch ruhig immer wieder neue Positionen testen und herumprobieren, bis das Stillen optimal klappt.

Manchmal kommen Frauen an einen Punkt, an dem sie aufgeben wollen, weil das Stillen bei ihnen und ihrem Baby trotz größter Anstrengung einfach nicht funktioniert. In diesen Fällen raten wir dazu, professionelle Hilfe in Anspruch zu nehmen, bevor man es ganz bleiben lässt. Die meisten Kliniken verfügen über spezielle Beraterinnen, die bei Problemen behilflich sind. Darüber hinaus gibt es private Stillberaterinnen, die gern zu einem nach Hause kommen. Wenn Sie alles versucht haben und einfach nichts funktionieren will, ist Flaschennahrung eine gute Alternative (siehe Seite 190 ff.).

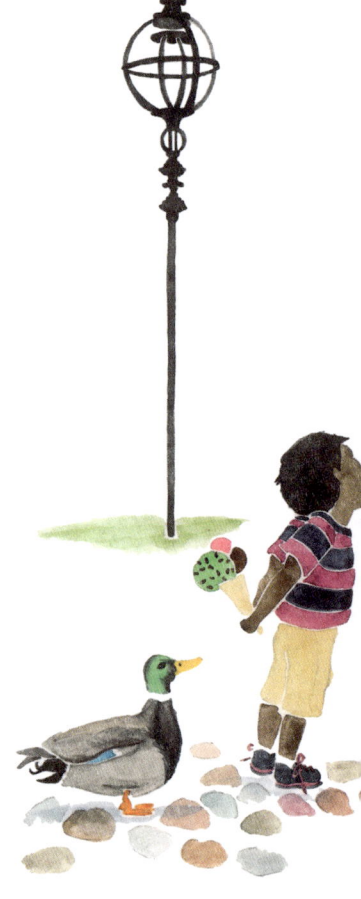

Wir sind schwanger!

So hält man das Baby beim Stillen wach

Eines der größten Probleme beim Stillen ist, dass es Babys die optimale Gelegenheit bietet, schnell einen kleinen »Snack« zu nehmen und dann, wohlig warm an Mama gekuschelt, wieder einzuschlummern. Ziel aber sollte sein, dass das Baby sich so richtig satt trinkt, damit die Pausen zwischen den Mahlzeiten immer größer werden, es länger schläft und im Wachzustand allgemein zufriedener ist.

Wenn das Baby einzuschlafen droht, tun Sie Folgendes:

- Ziehen Sie ihm eine Schicht Kleider aus. Ihm wird garantiert nicht kalt deswegen, da Sie es mit Ihrem Körper warm halten, aber es bleibt eher wach.
- Kitzeln Sie es an Füßen oder Ohren.
- Üben Sie leichten Druck auf Ihre Brust aus, sodass mehr Milch in seinen Mund schießt. Das wird es aufmuntern.
- Wechseln Sie ihm die Windel. Eine zweigeteilte Mahlzeit mit einem Bäuerchen dazwischen und einer Runde Windelwechseln ist eine gute Methode, um es munter zu halten.

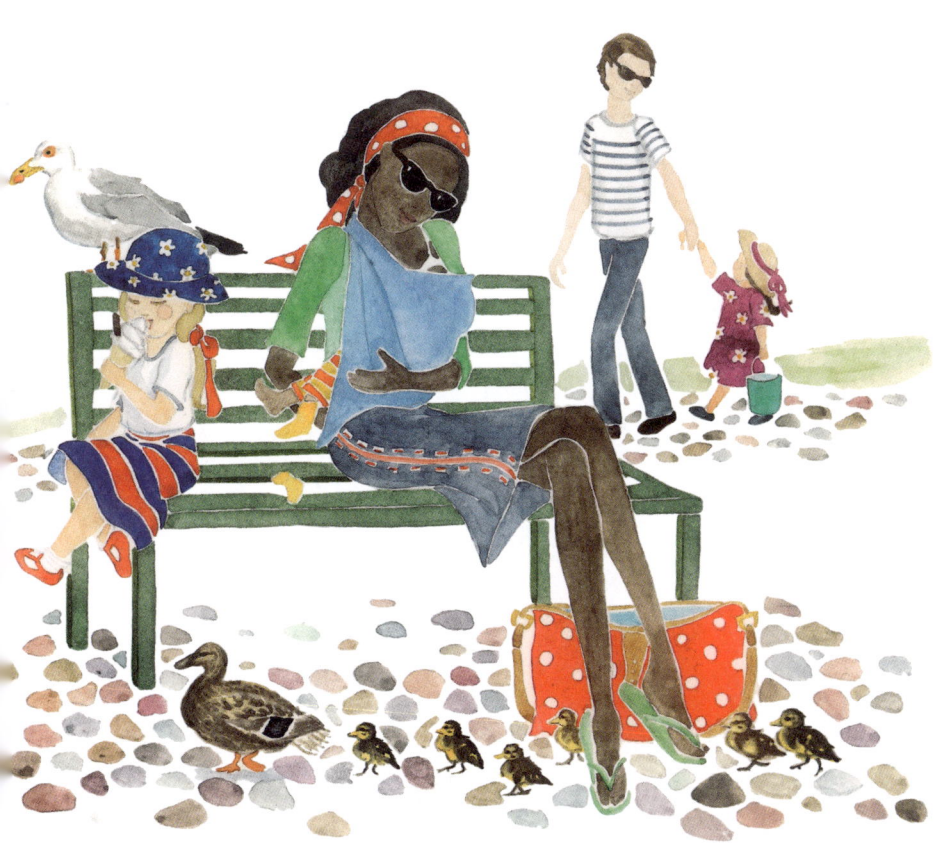

Wie viele Mahlzeiten?

Als Faustregel gilt, dass Neugeborene mindestens alle drei Stunden eine Mahlzeit
benötigen, wobei größere Babys es auch vier Stunden aushalten, sofern ausreichend
Muttermilch vorhanden ist. Manchmal sind Neugeborene extrem müde und schlafen
zwischen den einzelnen Mahlzeiten länger. Dann ist es wichtig, dass man sie zum
Füttern weckt, da diese Müdigkeit auch medizinische Ursachen haben kann.

 ## Welche Mengen sollte das Kind trinken?

Leider gibt es an der weiblichen Brust keine Mengenanzeige, sodass wir nie genau
wissen, wie viel ein Baby tatsächlich trinkt. Ein kleinerer Makel im Design. Anhand der
folgenden Kniffe lässt sich aber sagen, ob das Kind genug hatte:

- Tasten Sie, ob die Brust sich leer anfühlt. Das hat man schnell heraus – eine volle
  Brust fühlt sich hart an, im leeren Zustand ist sie weich.
- Nach dem Bäuerchen zeigt Ihr Kind kein Interesse daran, noch einmal anzudocken.
  Stattdessen gibt es sich vollkommen zufrieden.
- Sehen Sie sich an, was am anderen Ende wieder herauskommt (siehe Seite 214 f.).
- Auf längere Sicht ist die Gewichtszunahme des Babys ein guter Anhaltspunkt dafür,
  wie gut es trinkt.

Wir können Ihnen leider nicht exakt sagen, wie oft oder wie lange Ihr Baby gestillt werden muss. Babys wie Brüste sind sehr unterschiedlich, daher gibt es keine hundertprozentig korrekte Antwort. Doch versuchen Sie sich nicht allzu viele Gedanken zu machen; solange Ihr Kind gut gedeiht und wächst, machen Sie Ihre Sache sehr gut.

 ## Das Abstillen

Wann auch immer man abstillt, wichtig ist, nach und nach zu reduzieren, statt auf »kalten Entzug« zu setzen. Wenn man zu abrupt aufhört, steigt die Gefahr einer Brustentzündung (siehe Seite 239). Sobald Babys an drei feste (beziehungsweise Brei-)Mahlzeiten am Tag gewöhnt sind, brauchen sie nicht mehr so viel Milch, deshalb wird ein Kind den Abstillprozess sehr wahrscheinlich von selbst in Gang bringen. Aus diesem Grund dauert es auch länger, ein 3 Monate altes Baby abzustillen als ein einjähriges. Es gibt unzählige Meinungen und Ratschläge hierzu, aber einige Regeln haben wohl allgemeine Gültigkeit:

- Wichtig ist, dass Sie nichts überstürzen.
- Notieren Sie, wie viele Stillmahlzeiten Ihr Kind im Laufe eines Tages zu sich nimmt.
- Lassen Sie alle 2 bis 3 Tage eine Stillmahlzeit weg. Die Abstände können auch länger sein, je nachdem, wie viel Milch man produziert.
- Wenn Sie um 7, 11, 15, 19 und 23 Uhr stillen, lassen Sie als Erstes die 23-Uhr-Mahlzeit weg, dann die um 11 Uhr, dann die um 19 Uhr, dann die um 15 Uhr und zu guter Letzt die um 7 Uhr in der Früh.
- Achten Sie darauf, wann der Milchvorrat am größten und wann er am kleinsten erscheint. Normalerweise hat man morgens am meisten Milch und am Abend am wenigsten. Zu der Zeit, da man am wenigsten Milch produziert, sollte als Erstes eine Mahlzeit weggelassen werden, am längsten stillt man zu der Zeit, da die Produktion am höchsten ist.
- Um die Milchproduktion zu verringern, sollte man die Stillmahlzeiten verkürzen und mit Pulvermilch zufüttern. Oder man pumpt die Milch vollständig ab und reduziert die abgepumpte Menge im Laufe der Tage, bis es nicht mehr nötig ist.
- Hat sich die Milch gestaut oder schmerzen die Brüste, versuchen Sie, ein wenig Milch in der Badewanne oder unter der Dusche auszustreichen. Das lindert den Druck.
- Es gibt auch Medikamente, die die Milchproduktion unterbinden, doch ist es leichter, auf natürlichem Wege abzustillen, sofern man alles richtig macht.

61 *Flaschenfütterung*

Im letzten Kapitel haben wir von den Vorzügen des Stillens gesprochen; aus diversen Gründen aber klappt es nicht bei jeder. In diesem Fall sollte man sich nicht allzu sehr grämen. Pulvermilch ist keineswegs schädlich, das Kind bekommt trotzdem alles, was es braucht. Genießen Sie lieber die Zeit mit dem Baby, wenn Sie es während der Mahlzeiten im Arm halten – ob es nun aus der Flasche trinkt oder von der Brust.

Auch wenn das Stillen wunderbar funktioniert, sollte man zwischendurch möglichst früh abgepumpte Muttermilch aus der Flasche geben. Babys entwickeln sehr schnell Gewohnheiten, die sie nicht so leicht wieder ablegen. Wenn Sie nur stillen, laufen Sie Gefahr, dass Ihr Baby sich mit 4 Monaten weigert, etwas anderes als die Brust zu nehmen. Das ist natürlich kein Problem, solange Sie rund um die Uhr verfügbar sind, doch sollten Sie einmal nicht da sein oder aus irgendeinem Grund nicht stillen können, wird es kompliziert. Außerdem bedeutet es, dass außer Ihnen niemand Ihr Baby füttern kann. Wir haben uns mit vielen jungen Müttern unterhalten, die Probleme hatten, die Flasche einzuführen; je länger Sie damit warten, umso schwerer wird es.

 ## So gibt man die Flasche
Ob Sie Ihr Kind mit abgepumpter Muttermilch oder mit Pulvermilch füttern, die Technik ist immer die gleiche:
- Die meisten kleinen Babys nehmen die Flasche ohne Probleme.
- Halten Sie das Kind so, dass es nicht zu flach liegt. Es verdaut die Milch leichter, wenn es ein klein wenig aufrecht positioniert ist, und der Milchfluss kann viel besser kontrolliert werden.
- Bei vielen Babys geht beim Trinken einiges daneben, daher sollten Sie ein Lätzchen verwenden und ein Spucktuch parat haben.
- Nach jeder Still- oder Flaschenmahlzeit sollte ein Baby Bäuerchen machen (siehe Seite 194 f.).

 ## Milch erwärmen
Muttermilch hat Körpertemperatur, daher sollte man auch Pulvermilch auf diese Temperatur erwärmen, wenn das Baby daran gewöhnt ist. Zwingend nötig ist es allerdings nicht.
- Am besten erwärmt man Milch im Wasserbad (in einer Tasse mit warmem Wasser) oder im Babykostwärmer. Bevor Sie es dem Kind geben, schütteln Sie das Fläsch-

chen kräftig, um eine konstante Temperatur zu erhalten, und testen Sie mit einem Tropfen am Handgelenk, ob die Milch auch nicht zu heiß ist.

- Erhitzen Sie Milch nie ein zweites Mal.
- Schütten Sie übrig gebliebene Milch weg. Trinkt Ihr Baby extrem langsam, machen Sie sich keine Sorgen. Muttermilch und frisch zubereitete Pulvermilch halten sich bei Zimmertemperatur mindestens eine Stunde.

> »Einer der besten Tipps, den ich aus dem Kurs mitgenommen habe, war der, einfach zu testen, ob meine Tochter ihre Milch auch zimmerwarm trinkt. Sie war zwar durch das Stillen an warme Milch gewöhnt, doch als ich die Flasche einführte, hatte Lily kein Problem mit der Temperatur. Das hat mir das Leben ungemein erleichtert, weil ich mir keine Gedanken darüber machen musste, das Fläschchen zu erhitzen.« ROSIE, KURSTEILNEHMERIN

 ## Milch abpumpen

Das Abpumpen ist nicht unbedingt schön. Aus eigener Erfahrung können wir sagen, dass man sich tatsächlich fühlt wie eine Kuh, wenn man die Pumpe anlegt und dabei zusieht, wie die Milch aus der Brust gesaugt wird. Den Nutzen sollte man allerdings nicht unterschätzen, denn immerhin kann man so auch andere mit dem Füttern des Kindes betrauen. Außerdem gewöhnt man sich rasch an den Anblick und ist am Ende doch froh, weil das Abpumpen das Leben um einiges leichter macht.

- Investieren Sie in eine hochwertige Milchpumpe. Die kann man entweder mieten oder kaufen, doch es lohnt sich auch herumzufragen, ob man sich vielleicht eine von einer Freundin borgen kann.
- Es sind die unterschiedlichsten Geräte auf dem Markt – von solchen, die manuell mit einer Hand zu bedienen sind, bis hin zu motorisierten Doppelpumpen. Für die meisten frischgebackenen Mütter zählen vorrangig Zeit und Effizienz; da die schlichteren Modelle zeitaufwändiger in der Bedienung sind, legt man sich besser ein motorisiertes zu.
- Die Brüste reagieren auf Nachfrage, daher ist es wichtig, sie beim Pumpen nicht zu sehr zu stimulieren. Wenn Sie eine Stillmahlzeit abpumpen, dann genau die Menge, die Ihr Baby üblicherweise trinkt, vielleicht ein bisschen mehr. Pumpen Sie niemals so viel ab, wie verfügbar ist.
- Wenn Sie nicht genug Milch haben, kann es helfen, nach einer Stillmahlzeit abzupumpen, um die Produktion anzuregen. Allerdings sollte man in diesem Fall auch ausreichend essen und viel ruhen – beides ist wichtig für die Milchproduktion.
- Muttermilch bewahrt man bei 4 bis 6 Grad im Kühlschrank (bis zu 3 Tage) oder im Gefrierfach (bis zu 3 Monate) auf. Wichtig ist, dass man die Behälter mit Datum versieht. Da Flüssigkeiten sich im gefrorenen Zustand ausdehnen, sollte man sich zudem die Menge notieren. Einmal aufgetaut, sollte man die Milch schnell aufbrauchen und nach 24 Stunden entsorgen.

- Nach dem Abpumpen sollte man sämtliche Bestandteile des Gerätes, die mit der Milch in Berührung gekommen sind, reinigen und sterilisieren.

 ## Pulvermilch

Es gibt unzählige Varianten von Pulvermilch zu kaufen, die allesamt strengen Kontrollen unterliegen. Daher ist anzunehmen, dass sie alle gleich sicher sind. Machen Sie sich das Leben möglichst einfach, indem Sie jene Milch füttern, die auf dem Markt am weitesten verbreitet ist. Geht Ihnen die Milchnahrung unerwartet aus, bekommen Sie jederzeit überall eine neue Packung.

- Benutzen Sie immer abgekühltes abgekochtes Wasser.
- Bereiten Sie die Milch auf einer sauberen Unterlage zu und befolgen Sie die Packungsangaben zum Mischverhältnis genau.
- Kochen Sie morgens Wasser auf und füllen Sie für jede Mahlzeit die entsprechende Menge ab, dann ist es bereits abgekühlt.

> *»Als ich Pulvermilch einführte, gab ich einfach immer ein bisschen heißes Wasser zu meinem bereits abgekühlten abgekochten Wasser. Wenn ich für eine Mahlzeit 200 Milliliter Wasser brauchte, habe ich einfach morgens 150 Milliliter aufgekocht, es abkühlen lassen und dann noch einmal 50 Milliliter kochendes Wasser dazugegeben, ehe ich das Pulver daruntermischte. So hatte die Milch immer die passende Temperatur.« MARINA*

Das Schöne am Fläschchengeben ist, dass man genau sieht, wie viel das Baby trinkt. Wundern Sie sich nicht, wenn die Menge plötzlich leicht zu- oder abnimmt. Babys haben immer wieder Wachstumsschübe und trinken dann ein paar Tage entsprechend mehr. Und dann gibt es wieder Tage, da haben sie keinen Appetit. Versuchen Sie nicht ständig genau Buch zu führen, was es trinkt, und sorgen Sie sich nicht, wenn es nicht die erwartete Menge schafft. Immerhin haben Mütter von Stillkindern überhaupt keinen Anhaltspunkt, welche Mengen getrunken werden! Nur wenn Ihr Baby gar nichts mehr trinken mag oder nicht gedeiht, suchen Sie den Kinderarzt auf.

Manche Babys wiederum trinken die Fläschchen zu hastig, deshalb sollte man ihnen helfen, die Milchaufnahme zu verlangsamen. Hierzu setzen Sie die Flasche an und lassen Ihr Kind ein paar Mal saugen und schlucken, dann ziehen Sie den Sauger heraus und berühren seine Oberlippe damit. Wenn es bereit ist weiterzutrinken, wird es den Kopf zurücklegen und wieder zu saugen beginnen.

Sobald das Baby die Flasche problemlos nimmt, sollten Sie Ihren Partner ermutigen, das letzte Fläschchen des Tages zu geben – das ist in der Regel zwischen 22 und 23 Uhr. Benutzt man abgepumpte Milch, kann man bereits gegen 21 Uhr abpumpen und dann schlafen gehen. So bekommen Sie zwei bis drei Extrastunden Schlaf, bevor Sie das Baby in der Nacht wieder füttern müssen.

Sterilisation von Fläschchen und Co.

Auf Milchresten fühlen sich Bakterien pudelwohl, insbesondere solche, die kleine Babys fürchterlich krank machen können. Daher ist Hygiene ein absolutes Muss. Es gibt verschiedene Möglichkeiten, Babyzubehör keimfrei zu machen, darunter auch sehr gute Lösungen für unterwegs. Überlegen Sie sich genau, was zu Ihrem Budget und Lebensstil passt.

Die WHO empfiehlt, Flaschen und Zubehör bis zum vollendeten ersten Lebensjahr zu sterilisieren. Natürlich sitzen die Kleinen meist schon mit 6 Monaten aufrecht und lecken alles Mögliche ab. Sobald sie krabbeln, landen unzählige nicht keimfreie Dinge in ihrem Mund, weshalb viele Mütter denken, sie bräuchten nun auch nichts mehr zu sterilisieren. Doch sollte man zumindest alles gründlich mit kochend heißem Wasser und Spülmittel waschen.

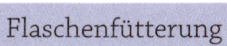

62 *Das Bäuerchen*

Sowohl beim Stillen als auch beim Trinken aus der Flasche schluckt das Kind viel Luft. Sammelt sich diese im Bauch, führt das zu akutem Unwohlsein, daher sollte man es während und nach dem Füttern ein Bäuerchen machen lassen.

Das Bäuerchen ist für junge Eltern ein großes Thema. Einige Babys braucht man nach dem Füttern nur hochzunehmen, und schon entweicht ein hübsches, saftiges Bäuerchen – die Sache ist erledigt! Anderen wiederum klopft man ewig auf den Rücken, legt sie auf den Bauch, läuft mit ihnen treppauf, treppab oder singt den »Rülps-Song«, nur um endlich, nach langem Warten, das heiß ersehnte Bäuerchen zu hören. Man bemerkt es nicht immer, doch ein untrügliches Zeichen, dass noch eines lauert, ist ein unruhiges Zappeln, sobald man das Baby wieder zum Füttern hingelegt hat und ihm das Fläschchen anbietet. Trinkt es dagegen sofort wieder und wirkt absolut zufrieden, kann man davon ausgehen, dass sich die Sache mit dem Bäuerchen vorerst erledigt hat.

In der Regel brauchen Babys kein Bäuerchen mehr zu machen, sobald sie von allein sitzen können, was mit ungefähr 6 Monaten der Fall ist. Doch hört es nicht von heute auf morgen auf; stattdessen wird es leichter und leichter, dann vergisst man es immer häufiger, und plötzlich stellt man fest, dass die Bäuerchengeschichte nicht mehr wichtig ist.

Tipp
Haben Sie immer ein Spucktuch zur Hand, wenn Sie Ihr Kind Bäuerchen machen lassen, da gern auch ein bisschen Milch mit hochkommt. Und gewöhnen Sie sich an, Ihre Kleidung zu überprüfen. Frischgebackene Eltern erkennt man oft daran, dass sie einen verräterischen weißen Fleck hinten an der Schulter haben!

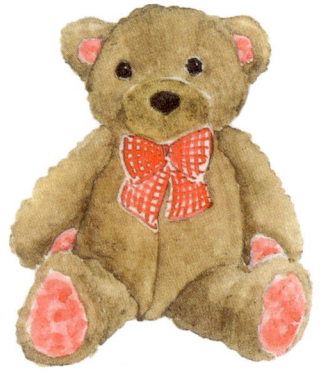

Die richtige Position fürs Bäuerchen

Es gibt verschiedene Methoden, so ein Bäuerchen hervorzulocken, und gewiss funktionieren ein oder zwei auch bei Ihrem Baby zuverlässig, während andere rein gar nichts bringen.

1. Legen Sie sich das Baby auf die Schulter, seine Arme darüber, und tätscheln Sie ihm den Rücken.
2. Setzen Sie sich das Kind auf den Schoß, eine Hand am unteren Rücken, die andere stützt den Kopf unterhalb des Kinns. Schaukeln Sie nun langsam vor und zurück.
3. Setzen Sie sich das Kind auf den Schoß, während Ihre Hand auf seinem Bauch ruht.

> »Bewegung fördert in der Regel das Bäuerchen, deshalb sieht man oft, wie Eltern ihr Baby hin und her bewegen, es auf und ab hüpfen lassen, mit ihm herumgehen oder es gar hochwerfen! Ich persönlich fand Treppensteigen perfekt – doch es musste eine richtige Treppe sein, allein die Bewegung zu imitieren, führte zu nichts.« MARINA

Wenn partout kein Bäuerchen kommen will, legt man das Baby einige Minuten lang ab und bringt es danach wieder in eine aufrechte Position. Dann entweicht die lästige Luft meist.

1.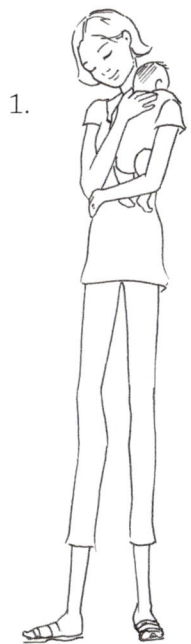
2.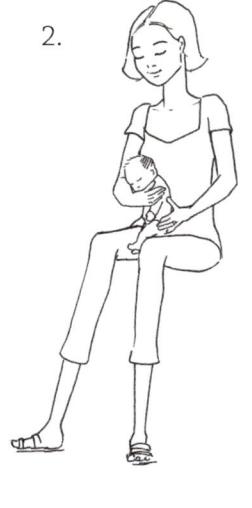
3.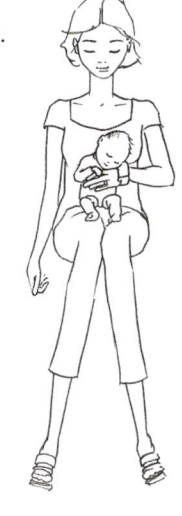

63 Warum schreit *mein Baby?*

Es ist eine Qual für eine Mutter, ihr Kind schreien zu hören. Solange man nicht selbst in dieser Lage war, kann man sich nicht vorstellen, wie sehr es einen schmerzt.

Doch nicht jedes Schreien bedeutet, dass das Baby sich unwohl fühlt oder Schmerzen hat. Es hat nur keine andere Möglichkeit, sich mitzuteilen, und je älter es wird, desto häufiger weint es, wenn es sich über etwas ärgert. Je mehr Zeit man mit dem Kind verbringt, desto besser kann man sein Weinen einschätzen, und bald wird man feststellen, dass man nicht auf jeden Laut reagieren muss. Manche Babys jammern im Bettchen vor sich hin – vielleicht um überschüssige Energien loszuwerden oder um ein Hintergrundgeräusch zu schaffen, das beim Einschlafen hilft.

Wenn das Baby weint, sollte man als Erstes die Grundbedürfnisse durchgehen. Oftmals liegt hier die Ursache, und dann lässt sich das Problem leicht lösen.

Die häufigsten Ursachen

Hunger: Kleinen Babys sollte man immer als Erstes etwas zu trinken anbieten, wenn sie quengelig werden. Oft trinken sie an gewissen Tagen mehr als an anderen, weil sie in der ersten Zeit einen Wachstumsschub nach dem anderen durchmachen. Wenn sie älter sind, sollte im Babyalltag eine gewisse Routine Einzug halten. Dann kann man besser einschätzen, wann es wahrscheinlich hungrig ist und wann nicht.

Müdigkeit: Wenn man Babys genau beobachtet, stellt man fest, dass sie durchaus signalisieren, wenn sie müde sind. Sie reiben sich die Augen, gähnen oder wenden das Gesicht ab. Neugeborene brauchen sehr viel Schlaf – bekommen sie den, sind sie im Wachzustand in der Regel zufrieden. Wenn das Kind dann ein wenig älter ist (etwa 4 bis 6 Wochen), erhält man durch eine gewisse Routine ein Gefühl dafür, wie viel Schlaf es braucht und zu welchen Zeiten. Versuchen Sie zu vermeiden, dass es tagsüber viele kleine Nickerchen hält, denn längere Schlafperioden sind viel erholsamer und machen Babys zufriedener. Wichtig ist, dass es nicht zu müde wird. Stark übermüdeten Babys fällt es nämlich schwerer, in den Schlaf zu finden. Deshalb schlafen wohl auch diejenigen, die tagsüber nicht gut oder nicht genug geschlafen haben, auch nachts nicht gut.

Frieren: Prüfen Sie immer im Nacken des Babys, ob es sich dort schön warm anfühlt. Falls nicht, ziehen Sie ihm noch eine Kleiderschicht über. Die Hände und Füße von Babys fühlen sich oftmals kalt an, selbst wenn sie warm sind, deshalb ist der Nacken ein guter Indikator. Vergessen Sie aber nicht, dass es gefährlich werden kann, wenn das Kind zu dick eingepackt ist (siehe Seite 220).

Volle Windel: Ob die Windel nass oder voll ist, lässt sich leicht feststellen. Babys reagieren ganz unterschiedlich darauf, einigen macht es nichts aus, andere, vor allem kleine Mädchen, schreien wie verrückt, sobald die Windel nur ein wenig feucht ist.

Blähungen: Selbst wenn es nach dem Füttern ein ordentliches Bäuerchen gemacht hat, kann immer noch ein zweites lauern. Wenn Sie feststellen, dass das Kind unruhig ist und zappelt, wenn Sie es ablegen, versuchen Sie ihm ein weiteres Bäuerchen zu entlocken (siehe Seite 194 f.).

Abendliche Unruhe
Vielleicht haben Sie die obigen Gründe für das Schreien längst ausgeschlossen und alles versucht. Möglicherweise passiert es überwiegend abends, wenn Sie ein wenig Ruhe und Zeit für sich selbst dringend nötig haben. Seltsamerweise scheinen viele Säuglinge gerade am Abend scheinbar ohne Grund ruhelos zu sein. Dies nennt sich dann »abendliche Schreistunde« und ist bei kleinen Babys nichts Ungewöhnliches.

Wie Sie Abhilfe schaffen
- **Versuchen Sie es zu stillen:** Selbst wenn Sie denken, Ihr Baby hätte schon genug getrunken, ist es einen Versuch wert, denn abends, nach einem anstrengenden Tag, sinkt die Milchproduktion bei der Mutter. (Aus diesem Grund füttert man in der Regel als Erstes zu dieser Zeit mit Pulvermilch zu.)
- **Probieren Sie es mit Pucken:** Siehe Seite 226.
- **Bewegung hilft:** In den ersten paar Wochen brauchen Sie keine Angst zu haben, Sie könnten das Baby zu sehr an etwas gewöhnen. Versuchen Sie es mit Schaukeln in der Wiege, schieben Sie es im Kinderwagen um den Block oder unternehmen Sie eine kurze Fahrt mit dem Auto. In den Anfangstagen geht es ums nackte Überleben – eine praktikablere Alltagsroutine können Sie immer noch einführen.

Wenn Sie das Gefühl haben, die abendliche Schreistunde wird für Ihr Baby zur Gewohnheit, unternehmen Sie in der letzten Stunde seines Wachseins alles, damit es »herunterkommt«. Ein schönes Bad, gefolgt von einer entspannenden Massage, dann die letzte Stillmahlzeit in einem ruhigen, abgedunkelten Raum. Nachdem Sie es gepuckt haben und es bereit für sein Bettchen ist, bekommt es den zweiten Teil seiner Mahlzeit. In dieser Zeit sollten Sie Blickkontakt meiden, denn dieser kann auf ein Neugeborenes sehr anregend wirken und es am Einschlafen hindern.

Zum Glück ist die abendliche Schreistunde etwas, aus dem Babys recht schnell herauswachsen, deshalb verlieren Sie nicht den Mut; schon bald ist das alles nichts als eine vage Erinnerung.

Wenn Ihr Baby allerdings über längere Zeit schreit und es ihm nicht gut zu gehen scheint, leidet es möglicherweise an Koliken oder an Reflux. Rat hierzu finden Sie auf Seite 201 ff. Wenn Sie sich große Sorgen wegen des Schreiens machen, suchen Sie einen Arzt auf.

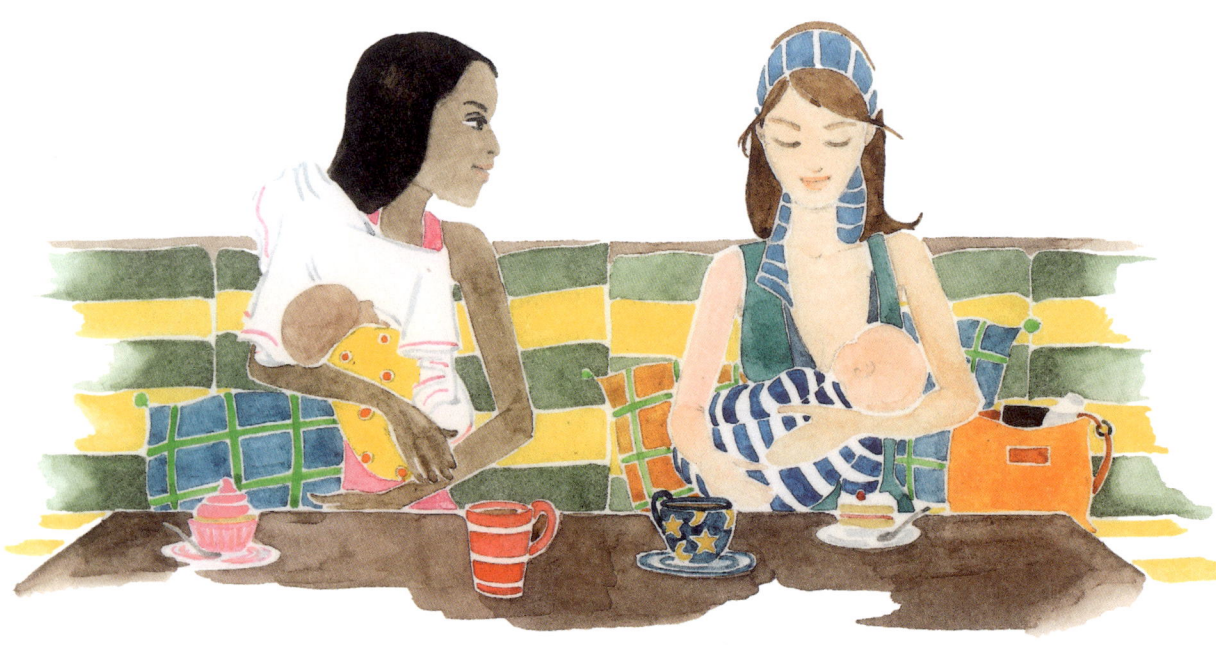

Wir sind schwanger!

64 So kommunizieren Sie
mit Ihrem Baby

Dass man sich sprachlich nicht mit dem Baby austauschen kann, ist gewiss eine der großen Herausforderungen am Elternsein. Wenn es schreit, bedeutet das nicht zwangsläufig, dass es Schmerzen hat; möglicherweise ist es frustriert, wütend oder testet einfach nur seine Stimmbänder. Die meisten jungen Eltern glauben, nicht zwischen verschiedenen Arten des Schreiens unterscheiden zu können. Doch je länger und genauer man hinhört, desto besser lässt sich bestimmen, warum das Baby schreit. Statt sofort aufzuspringen und auf das Schreien zu reagieren, sollte man sich Zeit nehmen und lauschen sowie auf Signale achten, die auf ein bestimmtes Problem hindeuten könnten. Das erleichtert einiges.

 Wie man verschiedene Arten des Weinens unterscheidet

	Klang	Signale
Müdigkeit	Ein leises, klagendes Weinen, das fast schon einen Rhythmus hat. Viele Babys setzen es ein, um in den Schlaf zu finden, daher laufen Sie nicht gleich los, um das Kind zu trösten. Oft hilft dieses Weinen, überschüssige Energien abzubauen, oder es fördert das Einschlafen. Wenn Sie sofort zu ihm gehen, regt dies das Baby nur an und hält es vom Schlafen ab.	Es reibt sich die Augen und manchmal auch die Ohren, später gähnt es. Es dreht das Köpfchen zur Seite.
Hunger	Ein tiefes Heulen, das sich erst hochschraubt und dann wieder nach unten geht. Bisweilen wird es stetig lauter. Das Baby hört erst auf, wenn man es füttert.	Tritt oft in Kombination mit der Suche nach der Brust auf (es dreht den Kopf und öffnet suchend den Mund). Oft saugt es auch an seinen Händchen.
Unwohlsein	Anders als Schmerzensgeschrei klingt es klagender. Das Baby hört nicht auf, wenn man es hochhebt – erst wenn man sein Unwohlsein beseitigt, hat das Schreien ein Ende. Schuld kann eine volle Windel oder eine Kolik sein.	Es krümmt den Rücken oder zieht unruhig die Knie an die Brust.
Schmerzen	Oft ein durchdringendes, sehr lautes Kreischen, gefolgt von Stille (fast, als müsste es Luft holen oder würde vor Schreck hyperventilieren). Dann folgt wieder lautes, spitzes Geschrei.	Ein durchgedrückter Rücken kann ein Anzeichen dafür sein, dass es sich sehr unwohl fühlt und vielleicht sogar starke Schmerzen hat. Dies sieht man häufig bei Babys mit Reflux (siehe Seite 201 f.)

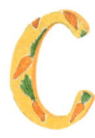

 Babygespräche

So verrückt es klingen mag, es ist wirklich wichtig, mit dem Baby von Anfang an zu reden, als wäre es eine eigenständige kleine Persönlichkeit. Es findet Ihre Stimme nicht nur beruhigend und unterhaltsam, sondern saugt das Gesagte auf wie ein Schwamm. Je mehr man vom ersten Tag an mit ihm redet, desto wahrscheinlicher ist es, dass es altersgemäß sprechen lernt. Sie werden überrascht sein, wie früh Ihr Baby sich mittels kleinen Quietschern und Geräuschen mit Ihnen verständigt, das kann schon mit wenigen Monaten anfangen. Und ehe Sie sich's versehen, beginnt es zu verstehen, was Sie zu ihm sagen.

> *»Anfangs kam ich mir ziemlich bescheuert vor, wenn ich mit meinem Neugeborenen redete, wo es doch ganz offensichtlich nichts verstand. Aber bald gewöhnte ich es mir an, den lieben langen Tag mit ihm zu plaudern. Ich kommentierte einfach alles, ob ich nun seine Windel wechselte oder etwas beim Einkauf vergessen hatte. Schnell ertappte ich mich dabei, dass ich das mit einem Singsang in der Stimme tat, wie Mütter es gerne tun. Angeblich hilft das bei der Sprachentwicklung. Entscheidend aber war, dass es mir irgendwann nicht mehr peinlich war. Ich bin überzeugt, dass mein Kind sowohl auf kurze wie auf lange Sicht davon profitiert hat.« JESS, KURSTEILNEHMERIN*

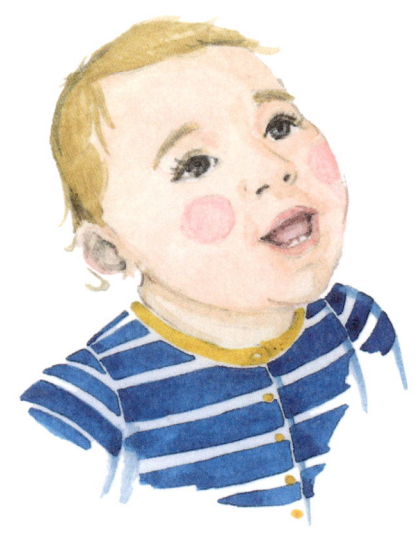

65 Koliken und Reflux

Wenn Ihr Baby häufiger weint und Sie das Gefühl haben, dass es sich unwohl fühlt, leidet es vielleicht an einer Kolik oder Reflux. Im Gegensatz zum Reflux gibt es für Koliken keine allgemeingültige Erklärung, doch geht man davon aus, dass sie auf eine Störung im Magen-Darm-Trakt zurückgehen. Sie scheinen Babys häufiger gegen Abend zu ereilen, während Reflux jederzeit auftreten kann.

 ## Koliken

Anzeichen: Babys mit Koliken neigen zu heftigem, länger anhaltendem Schreien. Die Knie haben sie dabei an die Brust gezogen, und sie lassen sich nicht beruhigen. Mit »länger anhaltend« sind Zeitspannen von zwei bis drei Stunden gemeint (auch wenn manchen Müttern zugegebenermaßen schon fünf Minuten Schreien lang erscheint). Babys werden oft in den Abendstunden von Koliken heimgesucht, doch sind sie nicht zu verwechseln mit der sogenannten abendlichen Schreistunde (siehe Seite 197 f.). Sie treten von der 3. Lebenswoche an auf, erreichen zwischen der 6. und der 8. Woche ihren Höhepunkt und verschwinden zum Glück meist um die 14. Woche herum wieder.

Hilfsmaßnahmen: Stillende Mütter bringen Koliken oft mit bestimmten Lebensmitteln in Verbindung, obwohl es dafür keine Beweise gibt. Als die häufigsten Verursacher gelten:
- Knoblauch
- Scharfes Essen
- Bohnen (und andere blähende Nahrungsmittel)
- Zitrusfrüchte
- Kaffee oder andere Produkte mit Koffein
- Milchprodukte

Wenn Sie einen Zusammenhang feststellen zwischen den Koliken und dem, was Sie essen, verzichten Sie auf diese Dinge, und zwar nacheinander – nach dem Ausschlussprinzip.

Gut wirksame, nicht verschreibungspflichtige Medikamente kann Ihnen Ihr Apotheker empfehlen. Zur Not probieren Sie noch ein weiteres aus, wenn das erste nichts gebracht hat.

Kurse für Babymassage sind nicht nur eine schöne Gelegenheit, um mit dem Baby unter Leute zu kommen, eine Massage hilft manchmal auch bei Koliken. Ein guter Kursleiter hat Tipps parat, wie man Bauchschmerzen mit simplen Mitteln lindert.

Viele schwören auf Osteopathie, und tatsächlich scheinen einige Babys positiv darauf zu reagieren. Wenn Sie es mit dieser alternativen Heilmethode versuchen, achten Sie darauf, dass Sie sich an einen Ostheopathen wenden, der eine anerkannte Qualifikation vorweisen kann und Erfahrung in der Behandlung von Babys hat.

Babys mit Koliken liegen am liebsten auf dem Bauch, doch hüten Sie sich davor, es so schlafen zu legen. Schließlich ist das einer der Faktoren, die mit dem plötzlichen Kindstod in Verbindung gebracht werden (siehe Seite 228). Trotzdem können Sie Ihr Kind zwischendurch auf den Bauch legen, solange jemand bei ihm ist. Auch Druck empfinden Babys bei Koliken als angenehm, deshalb kann es helfen, es bäuchlings liegend in den Schlaf zu wiegen oder ihm etwas Warmes aufzulegen; versuchen Sie es mit einer lauwarmen Babywärmflasche, oder wickeln Sie ihm mit leichtem Druck ein Tuch um den Bauch.

Bei den meisten Babys verschwinden die Koliken um die 14. Woche herum, also heißt es durchhalten. Wenn Sie sich dennoch in irgendeiner Weise Sorgen machen, suchen Sie einen Arzt auf.

> *»Ich persönlich rate betroffenen Eltern, sich eine Auszeit von dem Geschrei zu nehmen, wenn gar nichts hilft. Man sollte sich abwechseln oder jemand anderen aufpassen lassen, oder man legt das Kind in sein Bettchen, damit man selbst durchatmen kann. Es wird Ihrem Kind nicht schaden, wenn es kurz ohne Trost weint.« YIANNIS IOANNOU, BERATENDER KINDERARZT*

Reflux und Stiller Reflux

Bisweilen funktioniert das Ventil, das den Magen verschließt und dessen Inhalt zurückhält, bei Babys noch nicht richtig. Dann fließen Milch und Magensäure zurück in die Speiseröhre, was zu Unwohlsein führt und mitunter auch zu unangenehmen Schmerzen. Allerdings kommt bei allen Babys gelegentlich Milch hoch; ist Ihr Kind ansonsten zufrieden und nimmt stetig an Gewicht zu, gibt es keinerlei Grund zur Beunruhigung.

Reflux: Bei manchen Babys kommt die Milch immer wieder hoch, sie spucken relativ häufig. Dies ist zwar unschön und kann an den elterlichen Nerven zehren, doch sind die Kinder ansonsten meist völlig zufrieden, da die mit Magensäure vermischte Milch ja draußen ist. Falls der Reflux allerdings zu dem ernsthaften Problem führt, dass das Kind nicht zunimmt, sollte er behandelt werden.

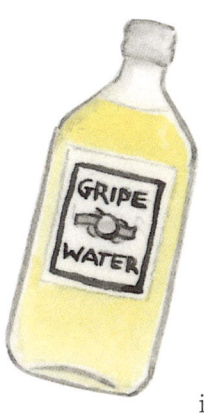

Stiller Reflux (Laryngitis gastrica): Hiervon ist die Rede, wenn Babys zwar an Reflux leiden, aber nicht spucken. Die säurehaltige Milch steigt also immer wieder in der Speiseröhre auf und wird dann wieder hinuntergeschluckt. Dies kann schmerzhaft sein und ist zudem viel schwerer zu diagnostizieren. Die Kinder sind unleidlich und schreien viel, spucken aber eben nicht mehr als völlig gesunde Babys.

Wie kann ich Abhilfe schaffen?

Die Behandlung von Reflux und Stillem Reflux ist identisch. Der Arzt verschreibt in beiden Fällen eventuell Medikamente, doch kann man darüber hinaus Folgendes tun:

- Halten Sie das Baby aufrecht, besonders während und nach den Mahlzeiten. Legen Sie es tagsüber für sein Nickerchen in die Babyschale oder Wippe oder erhöhen Sie das Kopfende der Matratze mit Aktenordnern.
- Stillen Sie lieber öfter, dafür kürzer, besonders wenn Ihr Kind viel spuckt.
- Wenn Sie Pulvermilch geben, sprechen Sie mit dem Kinderarzt über spezielle Babynahrung für Refluxkinder. Diese ist dickflüssiger als gewöhnliche Pulvermilch. (Vergessen Sie aber nicht, auch den Sauger anzupassen.)
- In seltenen Fällen hängt Reflux mit einer Allergie gegen Kuhmilchproteine zusammen, besonders dann, wenn das Kind auch an Hautausschlägen leidet. In diesem Fall empfiehlt sich Pulvernahrung ohne Kuhmilch. Wenn Sie stillen, verzichten Sie auf Kuhmilchprodukte.
- Ein Schnuller kann Refluxbabys helfen, da er sie ermuntert, die Säure wieder zu schlucken. Außerdem wird der Speichelfluss angeregt, der die Säure neutralisiert.
- Wenn man stillt, sollte man ganz genau darauf achten, was man zu sich nimmt und ob es sich auf das Baby auswirkt.
- Osteopathie kann helfen, Babys mit Reflux zu beruhigen, genauso wie manche homöopathischen Mittel.
- Auch frühes Abstillen kann hilfreich sein. Die meisten Kinderärzte empfehlen, Kinder mit Reflux mit 4 bis 6 Monaten abzustillen. Die Symptome sollen sich dann schnell bessern.

Reden Sie mit dem Arzt über eine medikamentöse Behandlung des Reflux. Es gibt einige sehr wirksame Präparate, die verabreicht werden, bis das Baby auf feste Nahrung umgestellt ist und den Großteil der Zeit aufrecht sitzt.

»*Mein zweites Kind litt stark an Reflux, und um ehrlich zu sein, waren die ersten Monate der reinste Albtraum. Mein erstes Kind war dagegen total unproblematisch, hat wenig geweint und gut gegessen und geschlafen. Mit meiner Tochter war das ganz anders. Wir konnten im Grunde nicht unter Leute gehen, weil sie ständig weinte. Im ersten Monat gab es kaum einen Tag, an dem sie wach und zufrieden war. Entweder schlief sie, trank oder schrie, was grenzenlos ermüdend war. Sie tat mir so unendlich leid, da sie offenbar schlimme Schmerzen hatte. Mit ungefähr 6 Wochen bekam sie dann Medikamente, und das machte einen Riesenunterschied. Selbst ich als Ärztin wollte zunächst nicht, dass meine Tochter Medizin bekam, doch bald wurde klar, dass es die richtige Entscheidung gewesen war. Es ging ihr um einiges besser, und sie schien viel zufriedener. Allerdings war sie immer noch nicht ganz schmerzfrei und weinte nach gewissen Mahlzeiten noch. Der nächste große Wendepunkt kam mit etwa 6 Monaten, als sie bei drei festen Mahlzeiten am Tag angelangt war. Von da an wurde alles besser. Sie brauchte keine Medikamente mehr, und Reflux war seither kein Thema mehr. Jetzt als Kleinkind ist sie ziemlich hart im Nehmen und weint nur ganz selten!*« CHIARA

Der Umgang mit Babys bei Koliken und Reflux

Wenn das Baby an Koliken oder Reflux leidet, kann dies die erste gemeinsame Zeit stark trüben. Viele Eltern haben das Gefühl, etwas falsch zu machen. Das reibt sie auf – und führt in manchen Fällen zu ernsthaften Depressionen. Sind Sie davon betroffen, versuchen Sie die Last zu teilen. Gönnen Sie sich zwischendurch eine Pause und sprechen Sie ganz offen mit der Familie und Freunden darüber. Wenn es wirklich schlimm wird, suchen Sie schnellstmöglich einen Arzt auf; er kümmert sich um Sie und Ihr Kind.

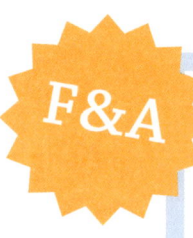

»*Wieso scheint Reflux heute öfter vorzukommen als früher?*«
Viele Kinderärzte schieben es dem Umstand zu, dass wir – um das Riskio des plötzlichen Kindstods zu minimieren – unsere Babys heutzutage nur noch auf dem Rücken schlafen lassen. Außerdem lässt sich Reflux heute besser diagnostizieren (und behandeln).

Wir sind schwanger!

Sie und Ihr Baby
in den Wochen 3 und 4

Einerseits hat man nach 3 Wochen als Mutter bereits das Gefühl, das schon sein Leben lang zu tun, andererseits sind diese Wochen vergangen wie im Flug.

Ihr Baby reagiert mittlerweile auf Geräusche und Licht. Während die meisten Neugeborenen so gut wie überall tief und fest schlafen können – je lauter es ist, umso besser –, wird der Schlaf nun allmählich zu einem Problem, da die Babys mehr und mehr von ihrer Umwelt mitbekommen. Versuchen Sie das Kind vor allem abends an einem ruhigen Ort schlafen zu legen, etwas abseits vom Trubel, wo es auch dunkler ist. Es sollte aber immer in Hörweite sein, falls nicht, verwenden Sie alternativ ein Babyphone.

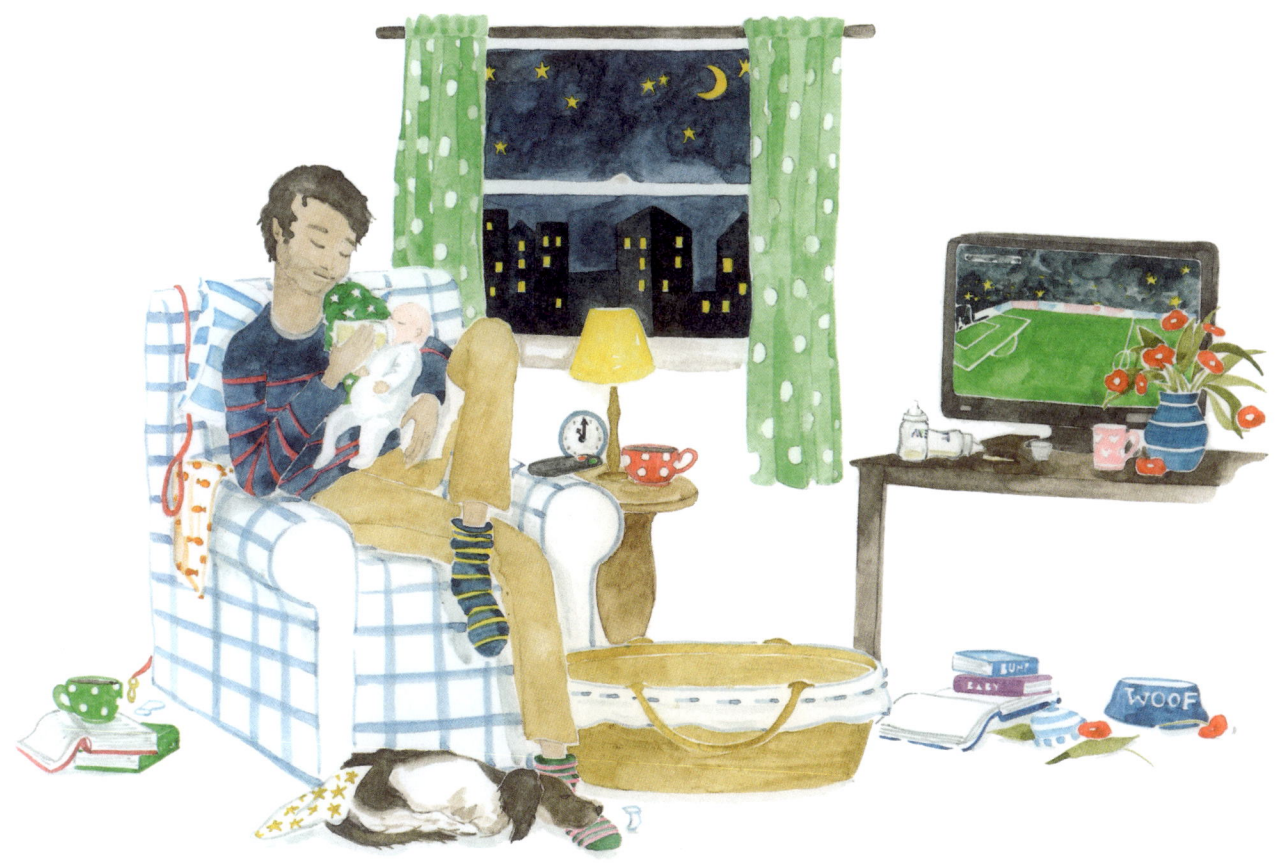

Nicht ganz perfekt?

Wenn Sie Fotos von Ihrem zuckersüßen kleinen Engelchen machen wollen, sollten Sie damit rechnen, dass vielleicht nicht alles an ihm fotogen ist.

Kopfgneis, der für eine fettige, schuppige Kopfhaut sorgt, kommt bei Babys leider sehr häufig vor. In der Regel ist er völlig harmlos und löst sich oft von allein, doch den Anblick mögen viele Mütter nicht. Was Sie tun können: Waschen Sie das Babyhaar täglich ganz sanft. Reiben Sie behutsam mit den Fingernägeln oder einer weichen Bürste darüber, aber zupfen Sie die Schuppen nicht ab.

Möglicherweise leidet Ihr Kind auch an einer Form von Babyakne. Sie kommt vor allem bei Stillkindern vor und tritt in den ersten Wochen auf. So unschön sie ist, widerstehen Sie dem Drang, die schmerzhaft aussehenden Mitesser auszudrücken. Sie gehen von allein weg und stören Ihr Baby nicht im Geringsten.

Vielleicht stellen Sie fest, dass Ihr Kind nun nicht mehr ganz so viel schläft. Das ist absolut in Ordnung und völlig normal, auch wenn Sie selbst nun mehr zu tun haben. Ermuntern Sie Ihr Baby, seine Wachphasen zu genießen. Legen Sie es unter einen Spielbogen (eine Matte mit Spielsachen, die über seinem Kopf baumeln) oder in eine Wippe.

Spätestens nach der 2. Lebenswoche ist der Nabelstumpf abgefallen und hat einen hübschen Bauchnabel hinterlassen. Vielleicht wölbt er sich noch ein wenig nach außen, möglicherweise ist es sogar zu einem leichten Nabelbruch (Nabelhernie) gekommen. Dieser ist kein Grund zur Besorgnis und bildet sich meist von selbst zurück, wenn die Bauchmuskulatur des Babys kräftiger wird.

Die ersten beiden Wochen haben Sie hoffentlich zu Hause verbracht, um sich von der Geburt zu erholen, doch mit Beginn der 3. Woche verspüren die meisten jungen Mütter den Drang, das Haus zu verlassen. Andere haben das Gefühl, sie können ihre neue Rolle nur mit Müh und Not bewältigen und denken an so etwas erst gar nicht. Versuchen Sie trotzdem, unter Leute zu gehen, selbst wenn Sie die Befürchtung haben, es könnte Sie zu sehr anstrengen. Wir Menschen sind von Natur aus gesellige Wesen, mit einem Neugeborenen allein zu Hause zu hocken, kann auf Dauer zu Vereinsamung führen. Außerdem profitiert man vom Gespräch mit anderen Erwachsenen. Je älter das

Baby wird, desto mehr Kursangebote gibt es. Babymassage ist für den Anfang eine gute Gelegenheit, um mit anderen Müttern in Kontakt zu kommen, und Ihr Baby wird es sichtlich genießen. Tipps für den ersten Ausflug mit dem Baby finden Sie auf Seite 216.

Wenn Sie noch stillen, sollten Sie sich jetzt überlegen, ob Sie nicht das Fläschchen einführen. Sie können darin auch abgepumpte Muttermilch füttern, wichtig ist nur, dass das Baby sowohl von der Brust als auch aus der Flasche trinkt. Wenn Sie damit zu lange warten, wird die Umstellung umso schwerer. Nutzen Sie die Gelegenheit, Ihrem Partner die letzte Mahlzeit des Tages zu überlassen – diese fällt meist auf die Zeit zwischen 22 und 23 Uhr. Babys trinken aus der Flasche bisweilen sogar besser, wenn sie diese nicht von der Person mit den Brüsten bekommen.

Obwohl Sie sich vermutlich viel besser fühlen als noch vor 2 Wochen, sollten Sie nicht vergessen, dass Sie immer noch in der Regenerierungsphase sind und bis zu 6 Wochen nach der Geburt keinen Sport treiben sollten. Ihre Beckenbodenübungen sollten Sie allerdings gewissenhaft durchführen und auch versuchen, Ihre Bauchmuskulatur zu stärken. Jedes Mal, wenn Sie etwas hochheben oder aufstehen, sollten Sie den Bauch so weit wie möglich einziehen – dies tut den Muskeln gut.

F&A

»Wann bekomme ich meine Periode das erste Mal wieder?«
Dies unterscheidet sich von Frau zu Frau und dauert bei denjenigen, die stillen, meist länger. Wenn Sie gar nicht gestillt haben, setzt die Monatsblutung etwa nach 3 Monaten wieder ein, bei manchen bleibt sie während der gesamten Stillzeit aus. Wenn Sie besorgt sind, suchen Sie Ihren Frauenarzt auf.

Vorsicht: Verfallen Sie bitte nicht dem Irrglauben, Sie könnten nicht schwanger werden, solange Sie Ihre Menstruation noch nicht hatten; es ist zwar weniger wahrscheinlich, aber durchaus möglich.

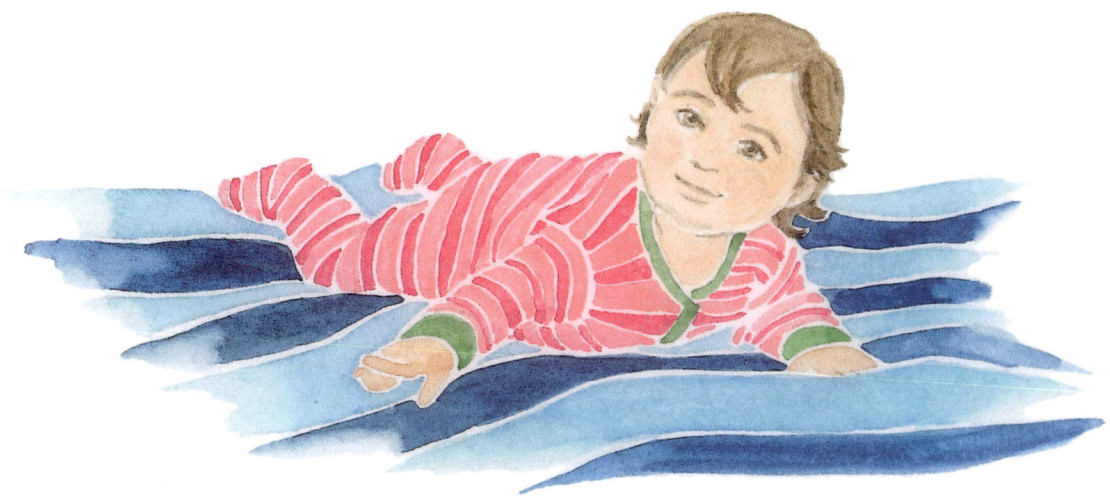

67

Vater werden – Vater sein:
Sorge für Mutter und Kind

Die Vaterschaft verändert einen von Grund auf: Schon auf der Heimfahrt vom Krankenhaus ist man viel vorsichtiger und interessiert sich nicht für die Empörung der Autofahrer hinter einem, wenn man mit 20 Stundenkilometern die Straße entlangschleicht. Schließlich hat man die wertvollste Fracht aller Zeiten an Bord. Und dann wird einem plötzlich bewusst, dass man keine Gebrauchsanweisung dafür bekommen hat. Doch keine Sorge, Sie werden schnell dazulernen, und wenn Sie sich darauf einlassen, sind Sie schon bald ein Experte in Sachen Säuglingspflege. In diesem Kapitel erfahren Sie, wie Ihnen dies gelingt, doch sollten Sie auch die anderen Kapitel dieses Buches lesen, damit Sie bestens gerüstet sind.

 Die ersten Tage nach der Heimkehr

- Ermuntern Sie Ihre Partnerin, sich auszuruhen – nur so erholt sie sich bald wieder. Noch eine Generation zuvor verbrachten Wöchnerinnen ganze 7 Tage in der Klinik, auch nach einer unkomplizierten Geburt. Der einzige Grund, weshalb das heute nicht mehr so gehandhabt wird, sind die Kosten. Bitten Sie Ihre Partnerin, mindestens 3 bis 6 Tage auf »Ruhemodus« zu schalten und es langsam angehen zu lassen. Sicher wird sie dies nicht von alleine tun, daher erinnern Sie sie immer wieder daran. Dies ist nun Ihre vorrangige Aufgabe.

- Ein zweistündiges Schläfchen tagsüber ist entscheidend für die Genesung der jungen Mama, aber auch dafür, dass sie nachts durchhält. Selbst wenn ihr nicht nach einem Nickerchen ist, versuchen Sie sie davon zu überzeugen. Ohne Mittagsschlaf erleidet sie vielleicht später am Tag einen kleinen Nervenzusammenbruch, deshalb bleiben Sie hartnäckig.

- Entlasten Sie sie im Haushalt so weit wie möglich oder bitten Sie Freunde oder Verwandte, beim Kochen, Saubermachen oder Wäschewaschen zu helfen. Wenn sie sich ausschließlich um das Baby kümmert, hilft ihr das ungemein.

- Empfangen Sie nicht allzu viel Besuch; Freunde und Verwandte können es oft kaum erwarten, den neuen Erdenbürger zu begrüßen, doch unterschätzen sie gern, wie anstrengend das für frischgebackene Mütter sein kann. Lassen Sie Besucher nur zu bestimmten Zeiten kommen, und sehen Sie zu, dass niemand zu lange bleibt. Verteilen Sie die Besuche über einen längeren Zeitraum, keinesfalls sollten alle in den ersten 3 Tagen kommen.

TIPP
Das Stillen ist in den ersten Tagen nicht ganz einfach, und Babys müssen sehr oft gefüttert werden. Manch eine Frau fühlt sich vielleicht nicht wohl, ihre Brust dabei vor den Augen anderer zu entblößen. Achten Sie deshalb darauf, dass sie ihre Privatsphäre bekommt.

Praktische Tipps für die ersten Tage

Sich um ein Neugeborenes zu kümmern nimmt einen voll und ganz ein. Wenn Sie den organisatorischen, bürokratischen Teil übernehmen, verdienen Sie sich wertvolle Pluspunkte …

- Die Geburt eines Kindes muss innerhalb einer Woche beim Standesamt gemeldet werden. Oftmals erhält man die nötigen Unterlagen bereits in der Klinik und kann sie dort auch wieder abgeben, sodass einem der Gang zur Behörde erspart bleibt.

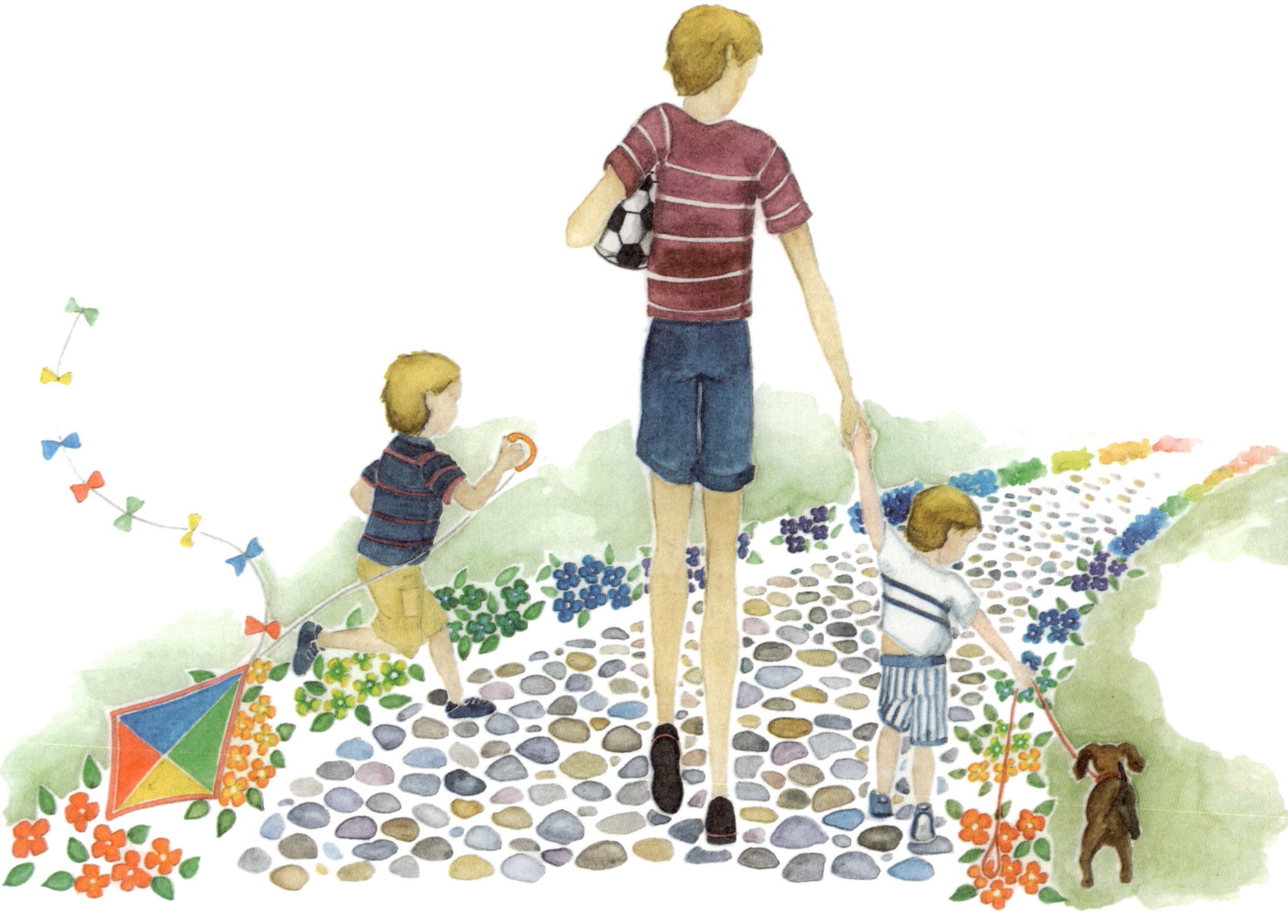

- **Antrag auf Kinderausweis:** Er ist erst nach Erhalt der Geburtsurkunde möglich. Es gibt zwar keine Frist, binnen der dieses Dokument erstellt sein muss, aber spätestens bei Reisen benötigt das Kind einen eigenen Ausweis, und die Antragstellung ist oft zeitaufwändig.
- **Krankenversicherungsantrag für das Kind:** Melden Sie Ihr Kind baldmöglichst bei der Krankenkasse an.

> ### Der Babyblues
> Aufgrund der massiven hormonellen Veränderungen im Körper Ihrer Partnerin wird sie vermutlich ein paar Tage lang Stimmungsschwankungen haben. Dies fällt oft in die Zeit, da die Milch einschießt. Der sogenannte Babyblues macht sich bei manchen Frauen stärker bemerkbar, bei anderen fast gar nicht. Manche haben nah am Wasser gebaut und sind empfindlich, in der Regel um Tag drei bis fünf herum. Schon die kleinsten Dinge werden als ein großes Drama empfunden. Doch auch ohne offensichtliche Tränen sind Frauen in dieser Phase sehr sensibel, deshalb sollte man besonders feinfühlig mit ihnen umgehen. Unterstützen Sie sie, und sprechen Sie ihr Mut zu; schon in wenigen Tagen ist sie gewiss wieder ganz sie selbst.

Die ersten Wochen mit dem Baby

- Versuchen Sie von Beginn an bei der Säuglingspflege mit anzupacken. Vielleicht graut es Sie bei der Vorstellung, Windeln wechseln zu müssen, aber mal ehrlich: So schlimm ist das gar nicht, das kann Ihnen sicher jeder erfahrene Vater bestätigen. Der Stuhl des Neugeborenen riecht gar nicht mal so übel, und das Windelwechseln ist ein guter Zeitpunkt, um mit dem Baby zu interagieren.
- Halten Sie Ihr Kind so oft wie möglich auf dem Arm. In den Anfangstagen braucht es gar nicht viel mehr an Stimulation. Scheuen Sie sich auch nicht, mit ihm zu reden. Das Baby genießt es, den Klang Ihrer Stimme zu hören, und schon bald wird es mehr verstehen, als Ihnen bewusst ist.
- Wird Ihr Baby gestillt, können Sie beim Bäuerchen mithelfen (siehe Seite 194 ff.). So bekommt Ihre Partnerin die wohl verdiente Auszeit, und Sie können Ihr Kind besser kennenlernen. Wird es mit der Flasche gefüttert, übernehmen Sie bestimmte Mahlzeiten, vor allem das letzte Fläschchen des Tages gegen 22 oder 23 Uhr entlastet Ihre Partnerin ungemein. Sie sollte die gewonnene Zeit nutzen und zu Bett gehen, sodass sie ein wenig Schlafvorsprung hat, wenn sie nachts wieder rausmuss.
- Unmittelbar nach der Geburt sieht Ihre Partnerin noch aus, als wäre sie im 6. Monat schwanger. Dies liegt daran, dass die Gebärmutter, die ja Raum bieten musste für das

Baby, eine Zeitlang braucht, um sich zurückzubilden. Wenn das Kind 1 Woche alt ist, lässt sich ihr Bäuchlein vermutlich schon mit Kleidung kaschieren, doch es wird noch eine Weile dauern, bis ihr Körper wieder ganz der alte ist. Unterstützen Sie sie, indem Sie sie daran erinnern, dass es über 9 Monate gedauert hat, bis das Kind ausgetragen war, daher kann es gut auch ebenso lange dauern, bis sich alles wieder zurückbildet.

● Halten Sie sie in den ersten 6 Wochen von größeren Anstrengungen ab, danach kann sie langsam wieder anfangen, Kraft aufzubauen. Sie wird sich nicht nur wohler damit fühlen, eine starke Rumpfmuskulatur hilft ihr auch, mit den körperlichen Anstrengungen klarzukommen, die einem ein stetig mobiler werdendes Baby abverlangt.

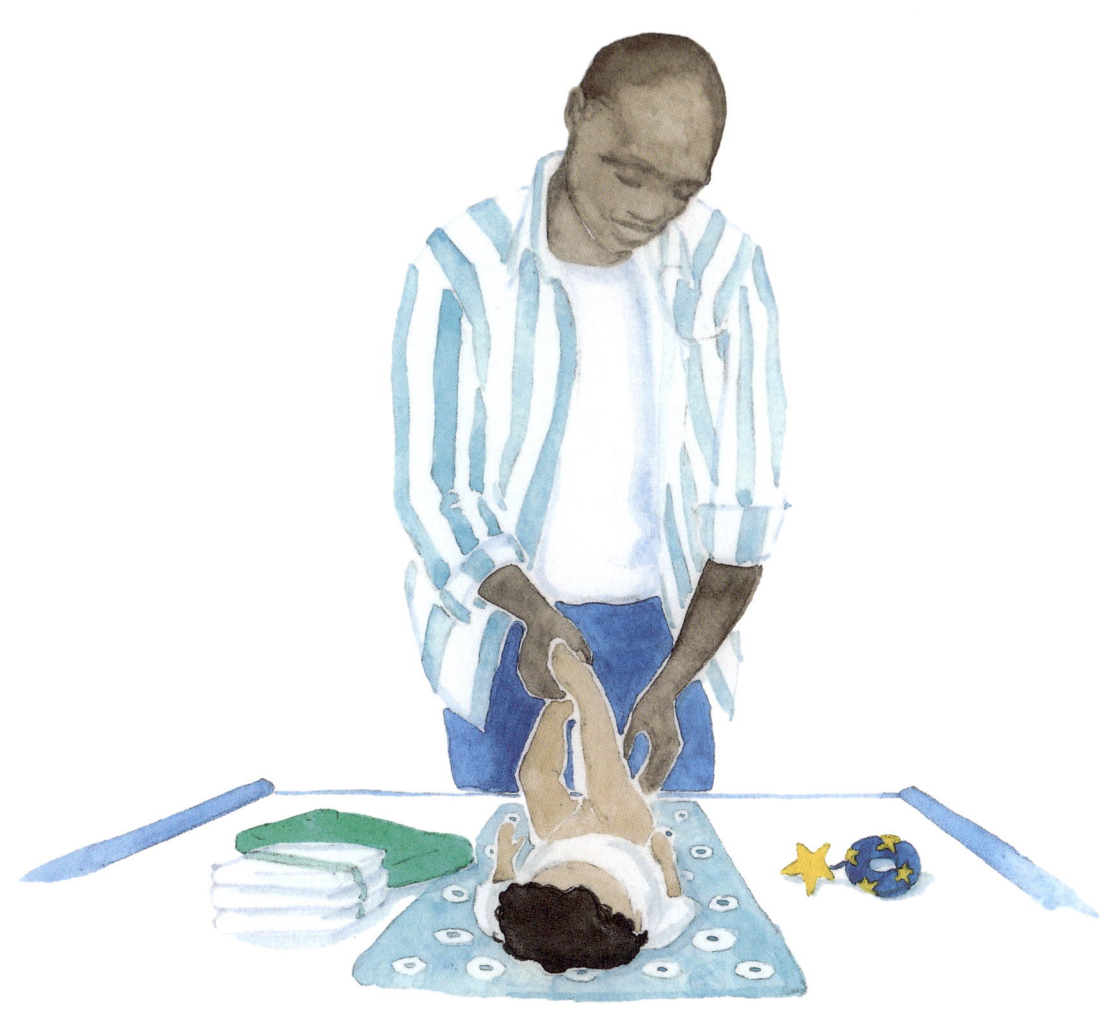

»Die Angst vor dem Windelwechseln ist bei jungen Vätern weit verbreitet, aber völlig absurd. Um ehrlich zu sein, ist es nicht viel anders, als sich den eigenen Hintern abzuwischen. Ich fand das Windelwechseln sogar überraschend schön. Ist es doch eines der wenigen praktischen Dinge, die man als Vater in den ersten Tagen tun kann, und man kommt dem Kind dadurch näher. Die Sache ist längst nicht so schrecklich wie erwartet, und Babykacka ist halb so wild … bis man auf feste Nahrung umstellt.«
BEN FOGLE

Sex nach der Geburt

Nach der Entbindung sollte man mit dem Sex mindestens 6 bis 8 Wochen warten. In den ersten Wochen löst sich Gewebe aus der Gebärmutter, weshalb Ihre Partnerin Blutungen hat. Auch danach sollten Sie sie nicht unter Druck setzen – sie wird Ihnen mitteilen, wenn sie bereit ist. Die ersten Male werden wohl keine Höhenflüge sein – Sie sind beide müde, und Ihre Partnerin hat in puncto Aussehen womöglich noch nicht das nötige Selbstwertgefühl. Keine Sorge: Die meisten Paare führen früher oder später wieder ein aktives Sexleben. Machen Sie sich allerdings Sorgen, reden Sie darüber und ermuntern Sie Ihre Partnerin, sich – falls nötig – professionelle Hilfe zu suchen.

Postnatale Depression

Viele halten es für ein äußerst seltenes Phänomen, doch tatsächlich sind bis zu 30 Prozent der Frauen von Formen postnataler Depression betroffen. Bleibt sie unbehandelt, kann sie sich im schlimmsten Fall über Jahre hinziehen – und dann kann man die ersten Lebensjahre der Kinder gar nicht richtig genießen. Daher ist es wirklich wichtig, dass man die Diagnose frühzeitig stellt.

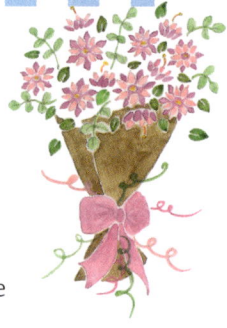

Bitte lesen Sie hierzu Seite 179, damit Sie eine ungefähre Vorstellung von den Symptomen haben. Behalten Sie außerdem im Hinterkopf, dass eines der Anzeichen das Leugnen der Depression vonseiten der Frau ist. Wenn Sie das Gefühl haben, Ihre Partnerin könnte betroffen sein, beobachten Sie sie, und wenden Sie sich notfalls an einen Arzt, die Hebamme oder ein Mitglied der Familie.

Allgemeine Tipps für Väter im ersten Jahr

- Keine Angst vor dem eigenen Baby – es mag sich zwar unheimlich zerbrechlich anfühlen, doch solange Sie gut aufpassen und wissen, wie man mit ihm umgeht, profitiert es von jeglichem Kontakt mit Ihnen als Vater. Je mehr Sie sich von Anfang an mit einbringen, desto leichter wird es später.

- Gehen Sie möglichst oft mit dem Baby raus, damit Ihre Partnerin Zeit hat, sich zu erholen. Unterwegs schlafen Babys meist am besten, daher sollte man schon früh mit Spaziergängen beginnen. Ihre Partnerin wird es Ihnen danken (erst recht, wenn Sie mit einem Strauß Blumen oder etwas zu essen zurückkommen). Die kleinsten Dinge heben die Stimmung einer erschöpften, emotional überforderten jungen Mutter.

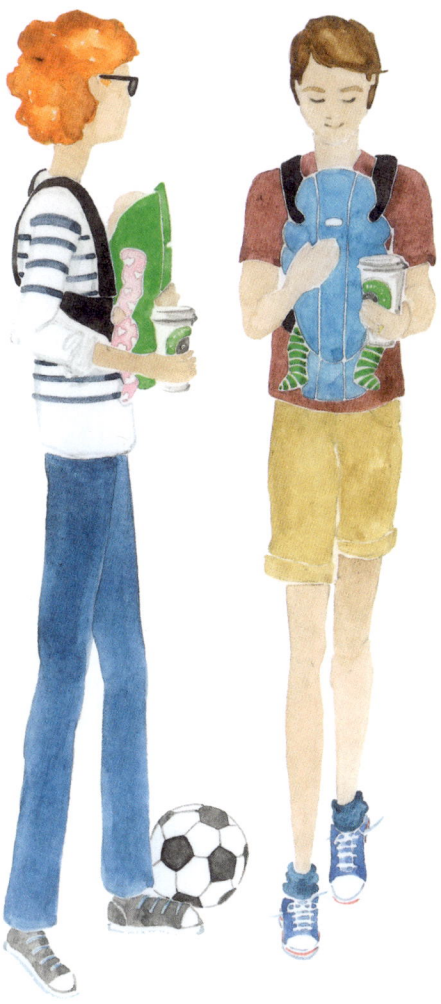

- Wenn Sie mit dem Baby rausgehen, kommen Sie zum vereinbarten Zeitpunkt nach Hause und nehmen Sie Ihr Handy mit. Es ist nichts Ungewöhnliches, dass frischgebackene Mütter panisch reagieren, wenn Sie nicht erreichbar sind.

- Wenn Sie wieder arbeiten gehen, bleiben Sie entspannt, wenn Sie beim Heimkommen mit Chaos, einem schreienden Baby und einer weinenden Partnerin konfrontiert werden. Sprechen Sie ihr nur weiter Mut zu und seien Sie ihr eine Stütze. Reden Sie darüber, ob Sie sich Hilfe ins Haus holen sollen. Die ersten Monate sind wirklich nicht einfach und zehren an den Reserven, aber bald bekommt man die Kurve.

- Vergessen Sie nicht, auch etwas für Ihre Zweierbeziehung zu tun. Sie dürfen nicht erwarten, dass das Baby als eine Art magischer Kleister fungiert, der Sie zusammenhält. Im Gegenteil, ein kleines Kind ist eine echte Herausforderung, so manche Beziehung wird auf die Probe gestellt. Organisieren Sie nach einigen Wochen ein nettes Abendessen nur für Sie beide, denn das Wichtigste für ein Kind ist eine starke Familie, die ihm Rückhalt bietet.

- Die Geburt eines Kindes ist zwar aufregend, aber Neugeborene schlafen ausgiebig und essen und weinen ansonsten, darüber hinaus passiert anfangs nicht viel. Doch die Mühe lohnt sich: Das erste Lächeln nach 6 bis 8 Wochen ist magisch, und dann beginnt die Zeit, da Ihr Baby richtig lacht und bewundernd zu Papa aufblickt!

68 Babys *Stuhlgang*

Über Windelinhalte reden wir im Rahmen unserer Kurse sehr viel – über Farbe, Geruch, Konsistenz und Regelmäßigkeit –, und wir können Ihnen versichern, dass dieses Thema schon bald Ihr Leben bestimmen wird.

Der Grund ist der, dass man anhand des Windelinhalts sehr gut sieht, ob das Neugeborene genügend trinkt. Idealerweise müssten unsere Brüste mit einer Anzeige ausgestattet sein, sodass wir immer wissen, wie viel Milch das Baby getrunken hat. Da dies nicht der Fall ist, muss man sich leider auf den Instinkt verlassen und danach gehen, wie voll die Brust sich noch anfühlt. Außerdem liefern die Gewichtszunahme des Kindes sowie eine Beobachtung dessen, was hinten wieder herauskommt, einen Anhaltspunkt. Der Stuhl eines wohlgenährten Babys verändert sich im Lauf der ersten 2 Lebenswochen ganz erheblich, die Farbveränderung ist ein wertvoller Hinweis darauf, dass es ausreichend trinkt. Ihre Hebamme wird etwas dazu wissen wollen, und auch wenn Sie das erste Mal beim Kinderarzt sind, fragt er Sie sehr wahrscheinlich nach der Farbe des Stuhls.

F&A

> *»Wie oft sollte mein Kind Stuhlgang haben?«*
> Die Häufigkeit des Babystuhlgangs ist für frischgebackene Mütter von immenser Bedeutung. Manchmal, nach Tagen ohne Ergebnis, fürchten Sie, es könnte zu einer üblen »Kackastrophe« kommen. Aber alles zwischen siebenmal am Tag und einmal in sieben Tagen wird bei Stillbabys als normal gewertet!
>
> Wenn Sie Angst haben, Ihr Kind könnte an Verstopfung leiden, sollte es viel trinken. Es besteht keine Veranlassung, ihm zusätzlich Wasser zu geben, die Milchmahlzeiten sollten ausreichen, um es optimal mit Flüssigkeit zu versorgen – es sei denn, es ist sehr heiß. Sie können allerdings versuchen, ihm ein wenig stark verdünnten Pflaumensaft in der Flasche zu verabreichen, und wenn gar nichts mehr hilft, tupfen Sie mit Wattestäbchen ein wenig Vaseline auf den After, das erleichtert den Stuhlgang.

Der Neugeborenenstuhl ist nicht fest wie bei Erwachsenen, sondern durch die Milch relativ flüssig, sodass es hin und wieder aus der Windel läuft. Ist er sehr hell oder fast weißlich, sollte man dringend zum Arzt, vor allem nach einer Gelbsucht.

TIPP
Sind Sie wegen Konsistenz, Farbe oder Geruch des Stuhls besorgt, zeigen Sie die Windel dem Arzt oder der Hebamme. Geben Sie sie dazu in einen Windelbeutel. Nein, man wird Sie nicht für verrückt erklären, versprochen!

Tag 1	Der erste Stuhl des Neugeborenen, das Mekonium oder Kindspech, ist schwarz, fast teerähnlich und schwer abzuwischen. Es riecht zwar nicht unangenehm, doch dauert es, bis man den Babypo sauber bekommt.
Tage 2 und 3	Nach und nach wird das Mekonium heller und erscheint schließlich grünlich gelb.
Tage 4 bis 6	Allmählich wird der Stuhl immer gelblicher. Der Po ist nun leichter zu säubern, und der Geruch bleibt relativ harmlos. Sonderbarerweise riecht Babystuhl fast schon angenehm – vielleicht ein Trick der Natur, um die Eltern ganz sanft an die Freuden des Windelwechselns heranzuführen (siehe Seite 181).
Tage 7 bis 10	Ungefähr ab dem 10. Tag sollte der Stuhl konstant eine senfgelbe Farbe aufweisen. Ist er immer noch leicht grünlich, gilt das als ein Hinweis darauf, dass das Baby nicht ausreichend trinkt. In diesem Fall sollten Sie darauf achten, dass es mehr abbekommt (siehe die Seiten 185 bis 192).

69

Der erste Ausflug
mit dem Baby

Der erste Ausflug mit dem Baby kann einem ganz schön Angst machen. Während man die erste Woche möglichst zu Hause bleiben sollte, um sich Ruhe und Erholung zu gönnen, kommt man irgendwann an den Punkt, an dem einem die Decke auf den Kopf fällt. Und das ist auch gut so. Trauen Sie sich vor die Tür, so schlimm wird es schon nicht! Viel eher drehen Sie durch, wenn Sie die ganze Zeit nur zu Hause herumsitzen.

Wenn man die Sachen für den ersten Ausflug zusammenpackt, kann es sich so anfühlen, als würde man sich auf eine sechsmonatige Reise vorbereiten. Etwas zu vergessen käme in den Augen der meisten Mütter einer mittleren Katastrophe gleich, denn mit Baby wollen sie für jede erdenkliche Situation gewappnet sein.

Packliste
- Wechselkleidung (Sie wissen schon – man muss immer auf eine »Kackastrophe« vorbereitet sein)
- Windeln
- Wundsalbe
- Windelbeutel (und zwar reichlich)
- Feuchttücher
- 2 Mullwindeln
- Desinfektionstücher
- Händedesinfektionsgel
- Schnuller (inklusive Ersatz)
- Wenn Sie nicht stillen: Flasche, Milchpulver, abgekochtes Wasser
- Wenn Sie stillen: Stillhütchen, Stillschal oder großes Tuch (falls Sie in der Öffentlichkeit stillen), saubere Stilleinlagen, Brustwarzensalbe (falls nötig)
- Lätzchen
- Babyschale oder Kinderwagen (oder beides)
- Wöchnerinnenvorlagen

Was Sie vermutlich nicht brauchen:
- Bettchen (kleine Babys schlafen wunderbar in Babyschale oder Kinderwagen)
- Erste-Hilfe-Handbuch
- Schühchen für das Baby (solange es nicht läuft, ist das nicht nötig)
- Spielsachen

> *»Wann immer ich jetzt ohne Baby aus dem Haus gehe, nehme ich die kleinste Tasche mit, die ich besitze – reinpassen müssen mein Handy, meine Schlüssel und das Portemonnaie. Nicht gleich einen ganzen Koffer mit herumschleppen zu müssen ist ein unbezahlbares Gefühl der Freiheit.« ALEX, KURSTEILNEHMERIN*

Es ist völlig normal, dass Mütter ängstlich sind, wenn sie zum ersten Mal mit dem Baby rausgehen. Oftmals sind es die Frauen, die zuvor beruflich erfolgreich waren und völlige Kontrolle über ihr Leben hatten. Jetzt stehen sie auf einmal vor dem Unbekannten und haben keine Ahnung, was sie bei einem Ausflug mit dem Kind beachten müssen. Der Gedanke, den Tag nicht exakt planen zu können, ruft bei vielen intelligenten, vernünftigen Frauen Panik hervor. Wenn es Ihnen auch so geht, bedenken Sie, dass Sie damit nicht allein sind.

Die darauffolgenden Ausflüge sind dann schon nicht mehr so stressig. Je älter das Baby wird, umso weniger schleppt man mit, und irgendwann kommt die Zeit, da schnappt man sich nur noch die Wickeltasche und steckt ein paar Snacks ein, bevor man mit dem Kleinen zur Tür rausgeht!

Top-Tipps für den stressfreien Ausflug
- Überlegen Sie sich vorab gut, was Sie brauchen werden.
- Nehmen Sie sich nicht zu viel vor. Ein kurzer, unkomplizierter Ausflug ist besser, als gleich den ganzen Tag unterwegs sein zu wollen.
- Planen Sie nicht zu viel ein. Ein »Programmpunkt« reicht. Ein Gang zur Post, ein Einkauf in einem Laden oder ein Kaffee mit einer Freundin – aber niemals alles auf einmal.
- Gehen Sie raus, sobald Ihr Baby getrunken hat und fürs Erste satt ist. Stillen oder füttern unterwegs sparen Sie sich lieber für einen späteren Ausflug auf.
- Entfernen Sie sich nicht zu weit von Ihrem Zuhause. Es ist tröstlich zu wissen, dass man es notfalls nicht weit hat.

Wann ist der beste Zeitpunkt für den ersten Ausflug?
Solange es kein Frühchen war und Sie selbst sich den Ausflug zutrauen, können Sie Ihr Baby auch schon nach der ersten Lebenswoche mit an die frische Luft nehmen. Die meisten Mütter sehen sich allerdings erst nach 2 Wochen dazu in der Lage. In den ersten 8 Wochen ist es ratsam, größere Menschenansammlungen zu meiden, das Baby könnte sich irgendwelche Krankheiten einfangen. Ebenso sollten Sie verhindern, dass zu viele Leute, vor allem Fremde, das Baby anfassen. Das Immunsystem Ihres Kindes ist zwar in der Lage, auch in diesem jungen Alter Infektionen abzuwehren, doch je jünger es ist, desto schlimmer verlaufen die Krankheiten, die es sich einfängt.

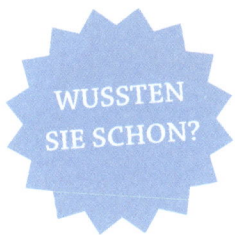

WUSSTEN SIE SCHON?

Das Immunsystem eines Babys ist erst mit 6 Monaten vollständig entwickelt. Bis zu diesem Zeitpunkt ist es durch die mütterlichen Antikörper geschützt, die über die Plazenta und später über die Muttermilch in seinen Körper gelangen.

Der erste Ausflug

»Ich war erstaunt, wie viele wohlwollende Fremde mein Kind streicheln wollten, wenn wir unterwegs waren. Ich hatte kein gutes Gefühl dabei, weil es noch so klein war, deswegen gewöhnte ich mir an, den Kinderwagen mit einem Tuch abzudecken. Auf diese Weise konnten die Leute das Baby nicht sehen und kamen daher auch nicht auf die Idee, es anzufassen. Problem gelöst!« *KARIMA, KURSTEILNEHMERIN*

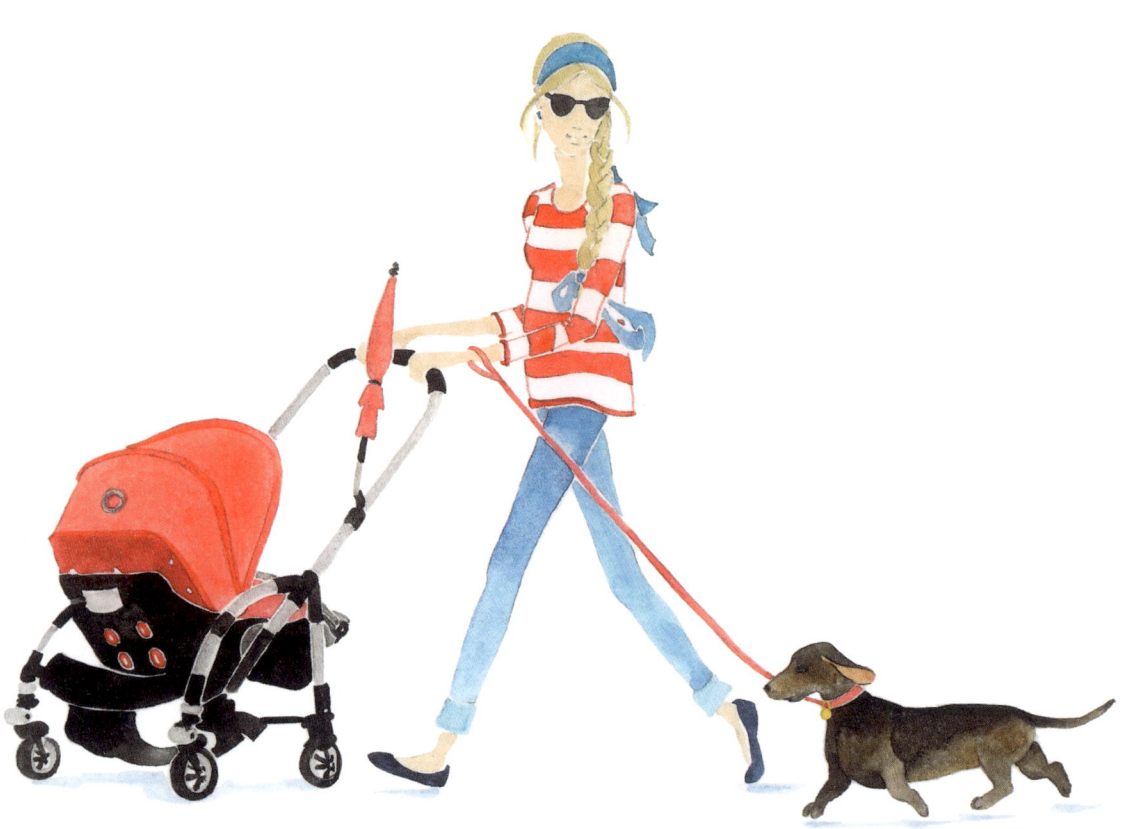

70 Babykleidung

Für das Baby einzukaufen ist einer der schöneren Aspekte der Schwangerschaft. Es gibt so viele wunderschöne Outfits mit niedlichen Schühchen und farblich passenden Söckchen, die einfach unwiderstehlich sind ... und absolut unpraktisch. Neugeborene hassen es, wenn man ihnen die Windel wechselt – sind dann beispielsweise auch noch winzige Schleifchen an Baby-Designerschuhen zu binden, tut man das genau ein Mal und nie wieder.

 ## Praktische Basisteile

Babystrampler: Nach ersten Erkundungen in Sachen Babymode besinnen die meisten Mütter sich auf das Altbekannte, nämlich die höchst praktischen Babystrampler. Idealerweise sind diese aus 100 Prozent Baumwolle und einfarbig, sodass man sie im Falle einer »Kackastrophe« heiß waschen und schleudern kann. Kaufen Sie am besten gleich Multipacks, und achten Sie darauf, dass sie Füße haben (Socken behält ein Baby nicht an, und wenn sie nicht gerade von alleine herunterrutschen, gehen sie in der Waschmaschine verloren) und im besten Fall auch Fäustlinge. Neugeborene haben lange Nägel, mit denen sie sich gern im Gesicht kratzen. Es ist nicht ganz einfach, die winzigen Nägel stets kurz zu halten (siehe Seite 184), daher kann es in den ersten Wochen ratsam sein, die Händchen in spezielle Kratzhandschuhe zu stecken. Bei manchen Stramplern sind diese bereits integriert.

Bei der Wahl der Strampler sollte man sich nicht mit Details am Kragen oder Ähnlichem aufhalten. Entscheidend ist, dass man sie leicht öffnen und wieder schließen kann. Es gibt welche mit komplizierten Verschlüssen am Rücken und kleinen Miniknöpfen, mit denen man beim Umziehen des Babys jedes Mal kämpfen muss. Wenn man bedenkt, dass dies unter Umständen gleich mehrmals in der Stunde nötig wird, ist der wichtigste Faktor, dass das Outfit sich leicht öffnen lässt. Eine Reihe von Druckknöpfen auf der Vorderseite ist idiotensicher.

Schlafanzug oder Nachthemd: Einige Mütter stecken ihr Kind nachts am liebsten in eine Art Nachthemd. Diese Babynachthemden sehen im Grunde aus wie Schlafanzüge, nur dass sie unten keine Beine zum Aufknöpfen, sondern eine elastische Öffnung haben. Das erleichtert das schnelle Windelwechseln in der Nacht.

Baby-Bodys: Je nach Jahreszeit benötigt man unterschiedliche Bodys – entweder langärmelige oder kurzärmelige. Diese trägt das Baby unter dem Strampler. Kaufen Sie solche mit Druckknöpfen im Schritt. Da Sie das Baby ständig hochheben, rutscht alles, was nicht unten befestigt ist, sofort hoch. Und das ist alles andere als gemütlich.

Strickjäckchen: Für die kälteren Tage lohnt es sich, ein paar Strickjäckchen zu haben. Diese sollten lieber dünn als zu dick sein.

Mützen: Sie sind unverzichtbar, wenn Sie mit dem Baby nach draußen gehen, es sei denn, es ist ausgesprochen heiß. Im Sommer reichen leichte Baumwollmützchen, im Winter dagegen sind solche aus Wolle besser.

Ganzkörper-Fleece: Für Winterbabys ist ein dicker Overall unverzichtbar, da man damit für draußen nicht immer gleich mehrere Schichten Kleidung braucht. Er sollte über Füßlinge, Handschuhe und eine Kapuze verfügen und den Außentemperaturen entsprechen.

Regeln beim Kauf von Babykleidung

Die Größenangaben können einen anfangs stark verwirren. Die meisten Neugeborenen haben Größe 50 oder 56, aus der sie aber innerhalb weniger Wochen herauswachsen. Deshalb lohnt es sich, auch schon die nächste Größe (62) parat zu haben. Es gibt auch Größen für Frühchen (38 und 44). Je nach Marke variieren die Größen stark, aber allgemein lässt sich wohl sagen: Je kleiner die Größe ausfällt, umso teurer die Marke. Am kleinsten fallen französische Produkte aus.

»Mein Mann hatte für unseren Sohn netterweise einen Winteroverall aus Toronto mitgebracht, wo es auch mal Temperaturen um die minus 30 geben kann. Doch obwohl wir den »kältesten Winter seit 20 Jahren« hatten, war es nie so kalt, dass unser Sohn ihn hätte tragen können. Am wichtigsten ist, dass man das Kind schnell hinein- und wieder herausbekommt.« *MARINA*

Achten Sie bitte darauf, dass Sie Ihr Kind nie zu warm anziehen. Leider beobachten wir so etwas sehr oft, dabei kann es für Neugeborene gefährlich werden, da sie ihre Körpertemperatur noch nicht so gut regulieren können. Drinnen sollten sie nie Mützchen tragen, und die ideale Zimmertemperatur liegt bei 18 Grad Celsius. Als Faustregel gilt: Babys sollten eine Schicht mehr tragen als man selbst. Im Zweifelsfall fühlen Sie im Nacken, so erhält man einen guten Eindruck davon, ob dem Baby zu warm oder zu kalt ist.

Babykleidung waschen

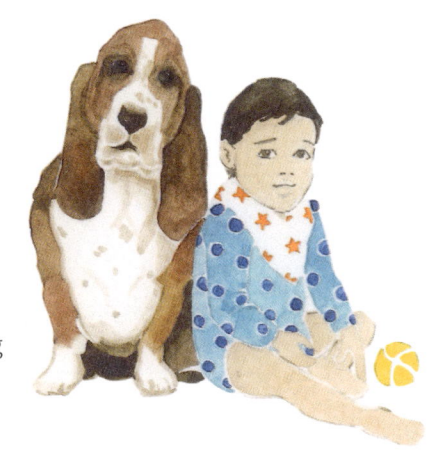

In Sachen Pflege der Babykleidung sollte man realistisch bleiben. Als Mutter steht man wirklich vor genügend Herausforderungen, da braucht man nicht auch noch Jäckchen und Bodys, die man nur von Hand waschen kann.

Oft fragen sich Mütter, welches Waschmittel sie für Babykleidung verwenden sollen. Wir raten, beim gewohnten Mittel zu bleiben, es sei denn, beim Baby zeigen sich Hautreizungen oder ein Ausschlag. Wichtig ist, dass die Kleidungsstücke gründlich gewaschen werden und dass alles, was mit Stuhl in Berührung gekommen ist, vor der Wäsche in einem antibakteriellen Mittel eingeweicht wird.

Tipp

Trotz modernster Windeltechnologie lässt sich nicht vermeiden, dass ab und an Stuhl austritt. Am besten bekommt man Flecken heraus, wenn man die Kleidung vor der Wäsche in kaltem Wasser und antibakteriellem Waschmittel einweicht und sie dann nicht allzu heiß, dafür aber länger wäscht. Dies funktioniert in der Regel bei allen Arten von Flecken. Bei zu heißem Wasser wird Schmutz quasi zementiert und geht nie wieder raus.

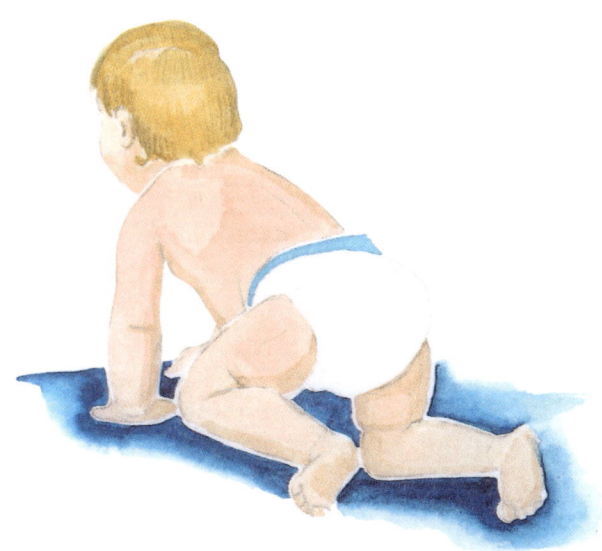

71
Sie und Ihr Baby
nach 6 Wochen

Die 6. Woche ist der erste große Meilenstein im Leben Ihres Kindes. Es ist nun viel länger wach und nimmt seine Umgebung mit Interesse wahr. Es fängt an, über Blicke, Geräusche und Gesichtsausdrücke mit Ihnen zu kommunizieren. Das erste Lächeln ernten Sie um diese Zeit herum, und ehe Sie sich's versehen, kräht es und gluckst und interagiert auf liebevolle Weise mit Ihnen.

Reden Sie mit dem Baby, so viel Sie können. Auch wenn es die Worte noch nicht versteht, lernt es so die grundlegenden Merkmale von Kommunikation. Außerdem ist es gut für die Beziehung zwischen Ihnen und dem Kind, wenn Sie es von Beginn an wie eine kleine Persönlichkeit behandeln und nicht wie ein ahnungsloses Baby.

Doch auch für Sie selbst ist die 6. Woche der erste große Meilenstein, da die meisten Mütter sich von jetzt an wieder fühlen wie ein ganzer Mensch. Vermutlich haben Sie mittlerweile eine gewisse Routine entwickelt und verstehen das Baby immer besser. Manche Mütter haben das Glück, nun mehr Schlaf zu bekommen, da einige Babys nachts bereits sechs bis sieben Stunden am Stück schlafen (der Großteil schafft maximal vier). Selbst Frauen, deren Babys wunderbar schlafen, spüren nach wie vor den Schlafmangel, doch von jetzt an geht es aufwärts. Das Stillen oder Füttern von Milchnahrung hat sich eingespielt, und Sie trauen es sich mittlerweile zu, dies auch unterwegs zu tun. Im Idealfall genießen Sie bereits wieder ein gewisses Sozialleben zusammen mit Ihrem Baby, treffen sich mit Freunden, die ebenfalls Kinder haben, und machen schöne Ausflüge.

 ## Anstehende Untersuchungen
6 Wochen nach der Geburt werden sowohl Sie als auch Ihr Kind ärztlich untersucht. Für die dritte Untersuchung des Kindes benötigen Sie das Untersuchungsheft (das man Ihnen normalerweise bereits in der Klinik aushändigt, da hier die ersten Untersuchungen stattfinden). Nutzen Sie die Gelegenheit, beim Kinderarzt alles anzusprechen, was Ihnen Sorgen bereitet, seien es Koliken, Reflux, Ausschläge, das Ess- oder Schlafverhalten.

Die U3:
- Der Kinderarzt misst Körpergewicht, Körperlänge und Kopfumfang.
- Das Baby wird von Kopf bis Fuß untersucht, inklusive Fontanellen, Augen, Ohren, Mund, Herz und Lunge, innere Organe, Genitalien, Hüfte (um Fehlstellungen zu diagnostizieren) und Reflexe.

- Der Arzt erkundigt sich nach der Entwicklung des Babys, dem Essverhalten, dem Schlafmuster sowie der Verdauung. Außerdem spricht er mit Ihnen über Impfungen, die ab der 8. Woche durchgeführt werden können (siehe Seite 241).

Nachuntersuchung beim Frauenarzt:

Bei dieser Untersuchung geht es allein um Sie. Der Arzt wird sich erkundigen, wie die Geburt verlaufen ist und wie gut Sie sich erholt haben. Er wird auch wissen wollen, wie Sie emotional mit dem Mutterdasein klarkommen, um eine postnatale Depression frühzeitig zu erkennen. Außerdem werden die folgenden Untersuchungen durchgeführt:

- Der Blutdruck wird gemessen und eine Urinprobe abgegeben, möglicherweise wiegt man Sie auch und gibt Ihnen Ratschläge, wie Sie langsam wieder mit Sport beginnen können.
- Man tastet Ihren Bauch ab, um zu sehen, ob die Gebärmutter sich ordnungsgemäß zurückgebildet hat (zu Originalgröße, wie ein Apfel). Man erkundigt sich, ob Blutungen aufgetreten sind und untersucht Sie vaginal.
- Hatten Sie einen Kaiserschnitt, wird man sich auch Ihre Narbe ansehen.
- Wurden Sie im Intimbereich genäht, werden diese Stellen überprüft, wobei sich die Nähte mittlerweile aufgelöst haben sollten.
- Die meisten Frauenärzte erkundigen sich nach dem Stillen.
- Man wird Sie fragen, ob Sie bereits wieder Sex hatten, und mit Ihnen über Verhütung sprechen. (Denken Sie daran, Stillen ist keine zuverlässige Verhütungsmethode – Sie können schon kurz nach der Geburt wieder schwanger werden.) Wenn Sie sich für eine Spirale entscheiden, kann man Ihnen diese jetzt anpassen.
- Auch die Krebsvorsorge kann im Rahmen dieses Termins stattfinden. In diesem Fall wird der Arzt einen Abstrich machen.

F&A

»Ist Inkontinenz nach einer Geburt normal – und geht das vorüber?«
Nach einer Geburt ist es nichts Ungewöhnliches, an leichter Inkontinenz zu leiden, daher pochen wir auch ständig darauf, dass Sie Ihre Beckenbodenübungen machen. Wenn Sie sich brav daran gehalten haben (siehe Seite 44), sollte der Beckenboden mittlerweile wieder so gekräftigt sein, dass nichts mehr ausläuft – falls doch, sollten Sie darüber mit Ihrem Frauenarzt reden. Er überweist Sie notfalls an einen speziellen Physiotherapeuten, der bei diesem Problem Abhilfe schaffen kann. Die Sache sollte Ihnen auf keinen Fall peinlich sein; wenn Sie etwas unternehmen, kann es nur besser werden. Vergessen Sie nicht, dass sich eine leichte Inkontinenz normalerweise schnell wieder einrenken lässt.

Sex

An Sex denken die meisten frischgebackenen Mütter nach der Geburt ihres Kindes erst einmal nicht. Man ist nicht nur erschöpft, sondern hat oft auch kein besonders gutes Verhältnis zu seinem Körper. Einige Frauen haben zudem Angst, es könnte wehtun, insbesondere nach einer vaginalen Entbindung. Um die 6. Woche herum kann man aber durchaus wieder an Sex denken. Auch wenn Sie sich bereit fühlen, wird das erste Mal noch nicht die erhofften Höhenflüge bringen, doch sollte es nicht mit Schmerzen verbunden sein. Und mit der Zeit bekommen Sie auch wieder Spaß daran.

»Nachdem mein Kind geboren war, war Sex das Letzte, wonach mir der Sinn stand. Allerdings machte ich mir auch Sorgen, dass es zum Problem werden könnte, wenn wir zu lange damit warteten. Angesichts meiner triefenden Brüste und dem wabbeligen Bauch war es letzten Endes eher witzig statt leidenschaftlich, doch danach wurde es schnell besser … und jetzt bin ich wieder schwanger.«
JENNY, KURSTEILNEHMERIN

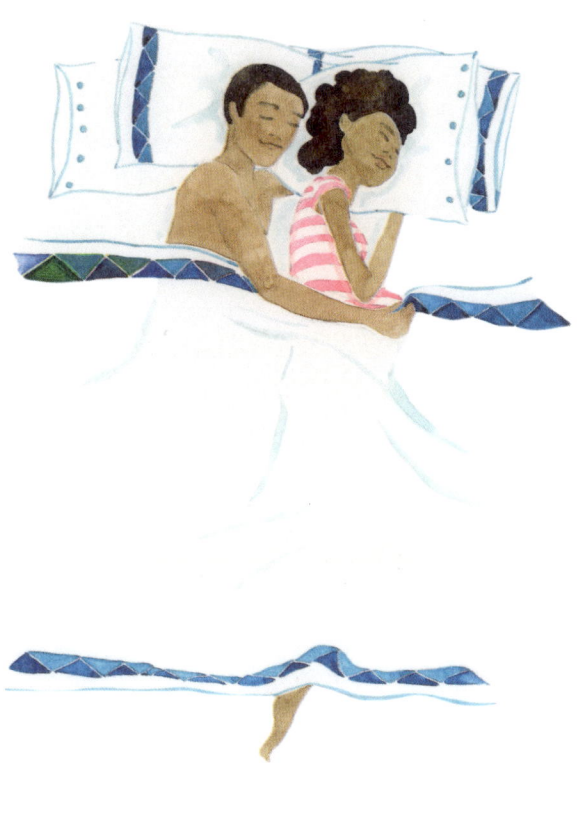

Verhütungsmöglichkeiten nach der Geburt

Minipille (östrogenfrei): Diese Pille kann man getrost auch nehmen, während man noch stillt. Sie ist sehr zuverlässig, doch ist das Zeitfenster, in dem man sie nehmen muss, enger als bei den üblichen Kombipräparaten.

Spirale: Sich eine Spirale anpassen zu lassen, bevor man ein Kind zur Welt gebracht hat, empfinden die meisten als schmerzhaft, nach einer Geburt hingegen bezeichnen viele den Vorgang als völlig schmerzfrei. Für sie ist die Spirale die ideale Form der Verhütung. Wenn man sich dann überlegt, doch noch mal ein Kind zu bekommen, lässt sie sich schnell entfernen, man ist theoretisch sofort wieder fruchtbar.

- **Die Kupferspirale (IUD):** Sie erschwert die Überlebensbedingungen für Spermien und Eier, außerdem verhindert sie, dass sich ein befruchtetes Ei in der Gebärmutterschleimhaut einnistet. Sie kommt völlig ohne Hormone aus, kann aber zu stärkeren und schmerzhafteren Perioden führen.
- **Die Hormonspirale (IUS):** Sie gibt geringe Mengen an Hormonen direkt in die Gebärmutter ab. Verhütend wirkt sie, indem sie den Spermien die Passage durch den Gebärmutterhals erschwert und die Gebärmutterwand so verändert, dass sich kein befruchtetes Ei einnistet. Sie ist sehr beliebt bei Frauen nach der Geburt eines Kindes, da die Monatsblutungen leichter werden und oft sogar ganz aufhören.

Barrieremethoden (Kondom/Femidom): Solange Sie sie nicht vergessen und richtig anwenden, sind sie als Verhütungsmittel recht zuverlässig.

Natürliche Methoden: Einige Frauen ziehen es vor, auf Anzeichen ihres Körpers zu achten, die auf einen Eisprung hindeuten. Diese Methode ist allerdings nur bedingt zuverlässig, denn um die Temperatur jeden Tag um die gleiche Zeit zu messen, muss man schon sehr gut organisiert sein.

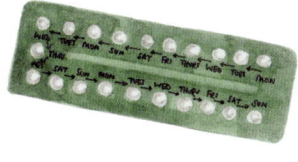 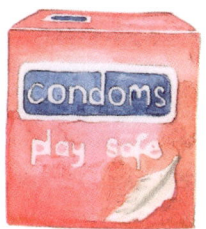

72 Babys Schlaf in den *ersten Monaten*

In den ersten Lebensmonaten tun Babys nicht viel mehr als schlafen und Milch trinken. Wie Sie schon bald feststellen werden, wird der Schlaf zum alles beherrschenden Thema. Hat ein Baby gut geschlafen, ist es zufrieden. Außerdem trinkt es besser. Erstaunlicherweise schlafen Babys, die tagsüber ordentlich geschlafen haben, in der Regel auch nachts besser.

In den ersten Lebenstagen sollten Sie rund um die Uhr bei Ihrem Kind sein – tagsüber im ganzen Haus und auch nachts im Schlafzimmer. Es bietet sich an, es in einem Babykörbchen oder Stubenwagen schlafen zu lassen, da diese leicht sind und bequem bewegt werden können. Sobald Babys Schlaf immer mehr durch Licht oder Lärm gestört zu werden scheint, sollte man sich überlegen, ob man das Kind in seinem eigenen Zimmer schlafen legt. Ist das allerdings außer Hörweite, sollte man sich zwingend ein Babyphone zulegen.

 ## Pucken

Die meisten Babys lieben es, gepuckt zu werden. Sie haben 9 Monate auf engem Raum in der Gebärmutter verbracht, da gibt es ihnen Sicherheit, zu einem kleinen Bündel verpackt zu werden. Zudem kommen Babys mit dem sogenannten Moro-Reflex auf die Welt. Dieser sorgt dafür, dass sie die Arme seitlich hochreißen, oft etwa 30 Minuten nachdem sie eingeschlafen sind, und davon aufwachen. Das Pucken verhindert dies.

Wie man ein Baby puckt

Dazu eignet sich jedes größere Tuch, sofern es nicht zu dick (zu warm) ist, es luftdurchlässig ist und sich ganz leicht dehnen lässt

- Legen Sie das Tuch auf den Boden und falten Sie die obere Ecke nach unten.
- Platzieren Sie die Schultern des Babys knapp unterhalb des so entstandenen neuen Tuchendes.
- Ziehen Sie nun eine Seite fest über den einen Arm und stecken Sie das Tuch auf der anderen Seite unter dem Körper fest.
- Klappen Sie das untere Ende nach oben.
- Schlingen Sie die verbliebene Seite um das Baby herum und stecken Sie das Tuch unter dem Körper des Babys fest.
- Das Tuch sollte eng an den Armen anliegen, nach unten hin allerdings etwas lockerer sein, sodass die Beine sich beugen und nach außen biegen können, quasi in Froschhaltung.

Die meisten Eltern pucken ihr Baby zu locker, sodass es sich herauswindet und dann aufwacht, sobald die Arme frei sind. Solange das Material des Stoffes dehnbar ist, läuft man kaum Gefahr, das Kind zu fest einzuwickeln.

F&A

»Bekommt mein Kind vom Pucken Hüftprobleme?«
Es gibt Studien, die bringen traditionelles Pucken (mit eng gebundenen Beinen) mit Hüftdysplasie in Verbindung. Pucken gilt aber als sicher, solange der Stoff unten locker genug ist, dass das Baby die Beinchen anziehen und nach außen biegen kann, in Froschstellung, wie oben beschrieben.

 ## Wie man das Baby zum Schlafen bringt
Babys werden gerne in den Schlaf gewiegt, und in den ersten Lebenswochen gibt es normalerweise auch keine Probleme damit. Wenn das Kind allerdings 4 bis 6 Wochen alt ist, sollte es lernen, von alleine einzuschlafen. Versuchen Sie es wach in sein Bettchen zu legen, damit es sich daran gewöhnt. Manche Babys lassen sich durch Musik oder andere Hintergrundgeräusche beruhigen, ohne dass man selbst im Zimmer ist. Was Sie auf lange Sicht vermeiden sollten, ist, das Kind zum Einschlafen an etwas zu gewöhnen, das nur Sie ihm bieten können.

 ## Schnuller
Sie werden gern als das ultimative Übel betrachtet, insbesondere von älteren Generationen. Wir sehen das allerdings so, dass ein Schnuller, der nur zum Einschlafen verwendet wird, tatsächlich

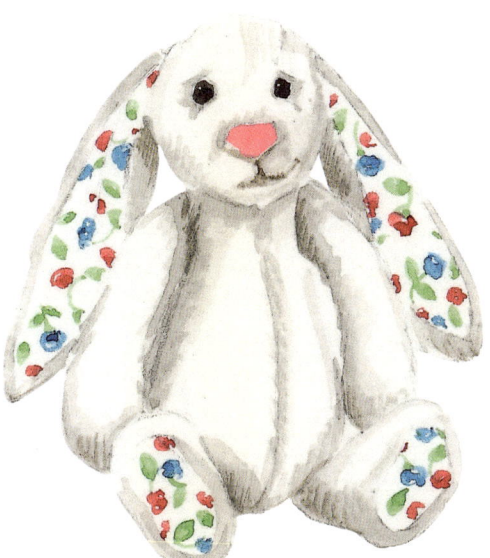

beruhigend wirken kann. Sie sollten aber um jeden Preis verhindern, dass das Kind auch noch mit zwei Jahren ständig mit dem Schnuller im Mund herumläuft.

Bei Einsatz eines Schnullers beachten Sie bitte Folgendes:
- Bringen Sie einen Schnuller mit in die Klinik – viele frischgebackene Eltern beruhigen ihr Baby mit dem kleinen Finger im Mund. Da ist es doch einfacher (und hygienischer), den Schnuller zu verwenden.
- Achten Sie darauf, dass Sie den Schnuller wirklich nur zum Einschlafen anbieten. Dann hat das »Schnullern« keinerlei Auswirkungen auf die Sprachentwicklung oder die Stellung der Zähne.

Babys wachen gern auf, sobald der Schnuller rausfällt, weshalb Eltern nachts oft bis zu 20-mal aufstehen müssen, um ihn wieder reinzustecken. Das ist für Mutter und Kind gleichermaßen lästig, und wenn es so weit kommt, sollte man den Schnuller sofort verbannen.

 ## Schnullerentwöhnung

Dies sollte man entweder schon vor dem 6. Monat in Angriff nehmen, oder mit zwei, drei Jahren – sobald man vernünftig mit den Kleinen reden kann. Dazwischen ist es eher schwer, weil die Kinder zu jung sind, um es zu verstehen.

- Befördern Sie sofort jedes einzelne Exemplar im Haus in den Müll. Wenn Sie die Schnuller nämlich nur in der Schublade verschwinden lassen, ist es schlichtweg zu verlockend, dem Kind nachzugeben.
- Seien Sie auf kleinere Heulkrämpfe gefasst, doch bleiben Sie standhaft. Diese Phase vergeht schnell. Viele unserer Kursteilnehmerinnen erwarten, dass die eiskalte Entwöhnung die Hölle wird, stellen dann aber überrascht fest, dass das Kind doch relativ rasch vergisst.
- Geben Sie nicht nach – sonst waren alle Mühen umsonst.

 ## Regeln zur Vermeidung des plötzlichen Kindstods

Der plötzliche Kindstod ist die größte Angst aller jungen Eltern, und natürlich unternimmt man alles, um ihn zu verhindern. Zum Glück kommt er heute nicht mehr allzu oft vor, und solange Sie sich an gewisse Grundregeln halten, müssen Sie sich auch keine Sorgen machen.

Mithilfe der folgenden Richtlinien lässt sich das Risiko nach heutigem Wissensstand reduzieren:

- Legen Sie das Baby zum Schlafen immer auf den Rücken. Seit Anfang der 1990er-Jahre diese Empfehlung ausgesprochen wurde, hat sich die Zahl der Todesfälle um mehr als 50 Prozent reduziert.
- Lassen Sie nicht zu, dass in Ihrem Heim geraucht wird. Rauchen während der Schwangerschaft erhöht das Risiko um 40 Prozent, in der Gegenwart des Kindes sogar um 80 Prozent. Wenn ein Familienmitglied sich sträubt, zum Rauchen nach draußen zu gehen, scheuen Sie sich nicht, auf diese Statistiken hinzuweisen.
- Das Baby darf niemals überhitzen. Besser zu kühl als zu warm.
- Lassen Sie Ihr Baby nicht direkt neben sich im Bett schlafen. Stattdessen sollten Sie sich ein Bettchen besorgen, das man an Ihres heranschieben kann. So hat das Baby sein eigenes kleines Reich und ist zugleich geschützt.
- Schlafen Sie nicht auf Sofa oder Sessel ein, während Sie Ihr Baby im Arm haben.
- Legen Sie das Baby im Bettchen oder im Korb möglichst weit nach unten, sodass es sich nur nach oben bewegen kann statt nach unten.

- Stillen schützt. Wir wissen zwar immer noch nicht genau, warum, aber Studien haben ergeben, dass Stillbabys ein weit geringeres Risiko für den plötzlichen Kindstod haben.
- Sobald das Baby nicht mehr gepuckt wird, ist ein Schlafsack eine gute Alternative. Decken sind zu gefährlich, weil Babys sich im Schlaf viel bewegen und sie sich übers Gesicht ziehen oder darunterrutschen könnten.

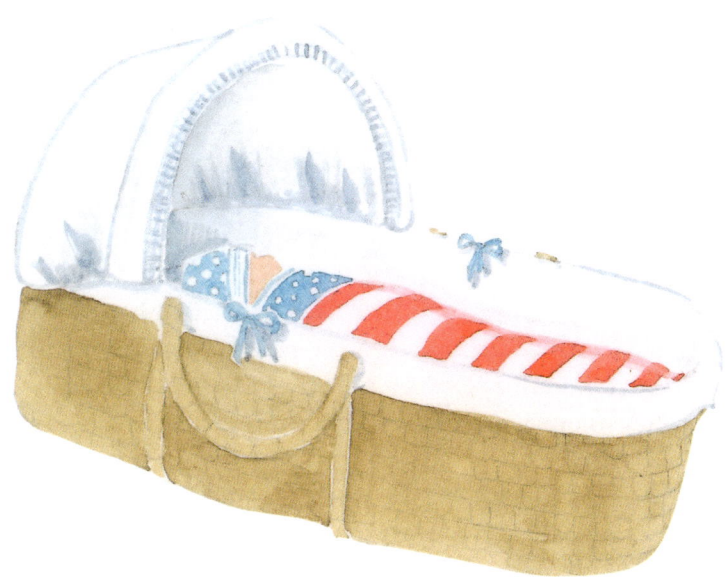

»Meine Mutter war felsenfest davon überzeugt, es wäre absolut sicher für mein Kind, wenn ich es auf dem Bauch schlafen lasse. Schließlich hat sie es so bei uns gehandhabt, und wir haben auch alle überlebt. Mir hat es sehr geholfen, im Kurs darüber zu sprechen. So hatte ich wenigstens überzeugende statistische Beweise parat.«
LOUISA, KURSTEILNEHMERIN

73 Mamas *Schlaf*

Früher hat man Schlaf für selbstverständlich genommen, doch sobald man Kinder hat, ist jede Minute kostbar. Der Schlüssel zu einem entspannten Dasein als Mutter liegt darin, selbst möglichst viel zu schlafen. Falls nötig, müssen Sie eben Ihre Einstellung zum Thema Schlafen ändern. Kontinuierlicher Schlafmangel wirkt sich negativ auf die Stimmung, das geistige Wohl und die Leistungsfähigkeit aus. Sie sind dann müde, leicht reizbar und nicht fähig, mit den Herausforderungen des Mutterdaseins klarzukommen.

 Schlafregeln für Mütter

1. Bis Ihr Baby nachts durchschläft, sollten Sie es sich zur Gewohnheit machen, tagsüber ein Stündchen zu schlafen. So schöpfen Sie wieder Kraft, um die Zeit mit Ihrem Baby genießen zu können.
2. Mütter schieben gern Dinge auf, da ist es ein Leichtes, sich von Hausarbeiten ablenken zu lassen und erst um Mitternacht schlafen zu gehen. Stellen Sie sich abends den Wecker, um sicherzugehen, dass Sie frühzeitig ins Bett kommen!
3. Schlaf hat oberste Priorität. Wenn Arbeiten im Haus liegen bleiben, dann ist es eben so. Ihr Job als Mutter hat Vorrang, und den können Sie nur zuverlässig erledigen, wenn Sie einigermaßen ausgeschlafen sind.

Wenn die Gelegenheiten zum Ausruhen rar werden, sollten Sie den wenigen Schlaf, den Sie bekommen, optimal nutzen. Mütter werden häufig von ihren Babys geweckt, und dann brauchen sie meist eine Weile, bis sie wieder einschlafen können. Effizienter Schlaf erleichtert einem das Leben. Wenn man es also schafft, gleich wieder einzuschlafen, statt sich stundenlang herumzuwälzen, kommt man besser klar.

Sehen Sie sich die Liste mit Vorschlägen zum Schlaf in der Schwangerschaft auf Seite 85 f. noch einmal an. Diese Techniken sind jetzt nicht weniger hilfreich. Versuchen Sie es mit den Methoden, die Sie auch in der Schwangerschaft erfolgreich angewendet haben, doch scheuen Sie sich nicht, Neues auszuprobieren – vielleicht können Sie jetzt aus ganz anderen Gründen nicht schlafen. Gehen Sie sicher, dass Sie auch beim Einsatz von Musik oder anderen Hintergrundgeräuschen Ihr Baby immer noch hören können.

»Jede Mutter wird bestätigen, dass das Schlimmste der Schlafmangel ist. Nicht umsonst ist Schlafentzug eine bewährte Foltermethode. Nach einer besonders üblen Nacht sollte man allerdings nicht unnötig Energien auf die Frage verschwenden, wie man den Tag überstehen soll. Denn tatsächlich kommt man mit weit weniger Schlaf aus, als man denkt. Diese Erkenntnis kam mir nach der Geburt meines zweiten Kindes. In der Nacht vor der Taufe meines Neffen hatte Iona nicht eine Sekunde geschlafen, sie schlief erst um 6:30 Uhr ein – 15 Minuten, bevor ihr Bruder aufwachte. Völlig neben der Spur kippten mein Mann und ich uns eine gefährliche Menge Kaffee rein und fuhren los. Wir hatten keinen Schimmer, wie wir den Tag überleben sollten, zumal wir uns ja auch um die Kinder kümmern mussten. Doch am Ende hatten wir total viel Spaß! Es war einer dieser selten schönen Sommertage, Iona schlief selig, während Ludo im Garten spielte. Ein Gläschen Wein in der Hand genossen wir interessante Gespräche, die erste kleine Flucht aus dem ewigen ›Zwei Kinder unter zwei‹-Trott. Vergessen Sie daher nie, dass die Angst vor der Müdigkeit oft schlimmer ist als die Realität, und akzeptieren Sie es einfach, wie es ist.« *MARINA*

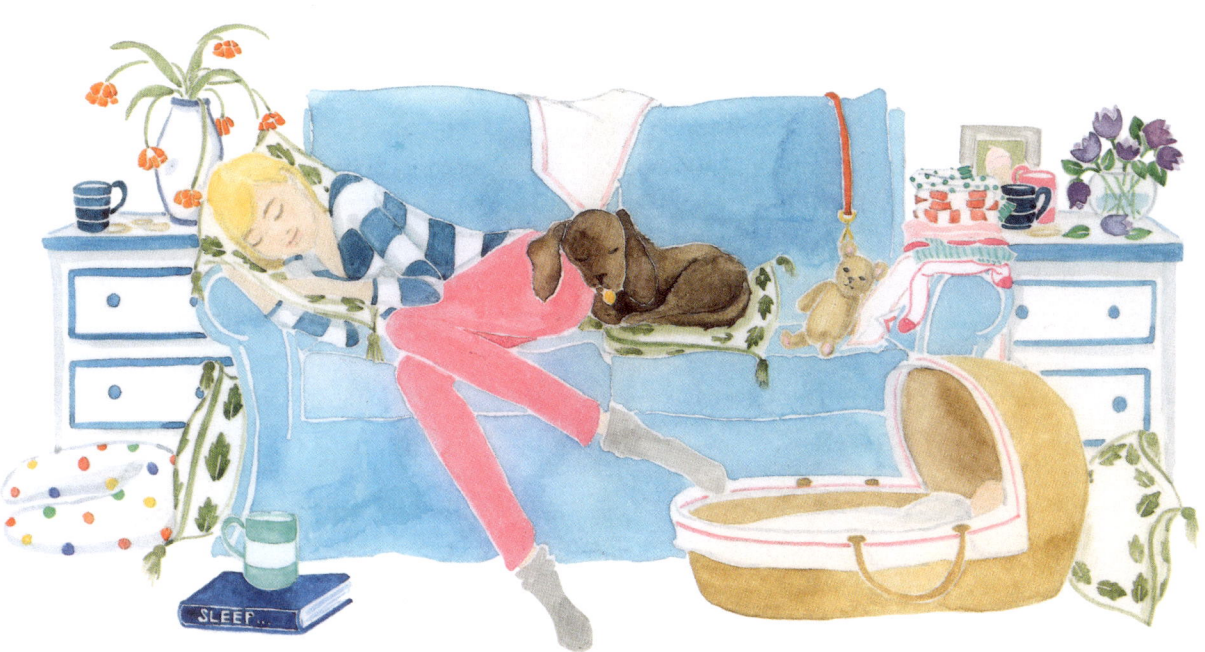

74 Sport nach der *Geburt*

 Direkt nach der Geburt

Am wichtigsten nach der Geburt sind Beckenbodenübungen. Im Grunde handelt es sich um dieselben Übungen wie während der Schwangerschaft (siehe Seite 44). Anfangs werden Sie das Gefühl haben, dass sich dort unten nicht allzu viel tut, aber geben Sie bitte nicht auf, schon bald werden Sie den Unterschied spüren!

Auch die Bauchmuskulatur zu stärken ist nach der Geburt eines Kindes unverzichtbar. Gegen Ende der Schwangerschaft strecken sich die geraden Hauptmuskelstränge vorne am Bauch und teilen sich oft in der Mitte (bekannt als Rektusdiastase). Dies ist zwar völlig normal, doch ist es wichtig, dass man sie nach der Geburt ganz langsam wieder trainiert und stärkt. Die Bauchmuskeln sind überaus wichtig, weil sie den Rücken und das Becken stützen, und je schwerer das Baby wird, desto mehr werden Sie sie brauchen, um sich angemessen um Ihr Kind kümmern zu können.

Sit-ups richten anfangs nur Schaden an, doch sollten Sie versuchen, den Bauch und die Beckenbodenmuskeln ganz leicht anzuspannen (also ein- beziehungsweise hochzuziehen), wann immer Sie etwas heben, sich bücken oder sich über die Wickelkommode beugen. Nachdem Sie das ein paar Tage gemacht haben, geht es Ihnen in Fleisch und Blut über. Ihr Körper wird es Ihnen danken, wenn Sie es fortan automatisch machen, ohne lange darüber nachzudenken.

> »Nach meiner ersten Schwangerschaft wäre mir nie in den Sinn gekommen, meine Bauchmuskeln zu stärken. Das musste ich bei meiner zweiten Schwangerschaft ziemlich büßen, denn da hatte ich die ganze Zeit über Rückenschmerzen. Nachdem mein zweites Kind geboren war, versuchte ich möglichst daran zu denken, meine Bauchmuskeln einzuziehen, doch es gab so viel zu tun, dass ich es öfter mal vergaß. Dann riet mir mein Physiotherapeut dazu, einfach ein zu enges Top zu tragen, wenn ich allein zu Hause war. Das funktionierte perfekt und brachte mich unbewusst jedes Mal dazu, die geschwächten Muskeln anzuspannen.« *MARINA*

Ein Spaziergang ist eine tolle Möglichkeit, um den Körper langsam an ein regelmäßiges Herz-Kreislauf-Training heranzuführen, und er lässt sich wunderbar auch mit Kind machen. Legen Sie aber nicht gleich einen zweistündigen Gewaltmarsch hin, sondern steigern Sie sich allmählich.

Die Teilnehmerinnen unserer Kurse erkundigen sich oft, wie wirksam Korsette oder Bauchbänder sind, um nach der Geburt wieder etwas mehr Taille zu bekommen. Die Idee dahinter ist, dass sie die geschwächten Bauchmuskeln stützen und verhindern, dass der Bauch sich ausbeult oder überlastet wird, insbesondere bei Tätigkeiten wie schwerem Heben, Niesen oder Aufsetzen. Doch um wieder seine alte Taille und einen flachen Bauch zu bekommen, muss man die Bauchmuskulatur darüber hinaus auch stärken. Wenn man also ein Korsett benutzt in Kombination mit sanften Kräftigungsübungen, ist das ausgezeichnet. Allein auf das Korsett zu setzen bringt nichts.

Tipp
Extreme sportliche Betätigung kann sich negativ auf die Milchmenge auswirken.

⭐ 6 Wochen nach der Geburt

Ganz gleich, ob natürliche Geburt oder Kaiserschnitt, mit dem Sport sollten Sie warten, bis Sie grünes Licht vom Frauenarzt bekommen. Halten Sie sich unbedingt daran, so verlockend der Cross-Trainer Ihnen auch erscheinen mag. Die Zeit vergeht relativ schnell, und wenn Sie zu früh anfangen, laufen Sie ernsthaft Gefahr, sich größeren Schaden zuzuziehen.

Auch wenn Sie schließlich das Einverständnis des Arztes haben, sollten Sie es langsam angehen. Jetzt ist gewiss nicht der richtige Zeitpunkt für einen 10-Kilometer-Lauf. Fangen Sie mit leichten, sanften Übungen an, die die Bauchmuskulatur stärken (zum Beispiel mit speziellen Pilatesübungen oder postnatalen Yogakursen), und steigern Sie sich nach und nach, bis Sie wieder im gleichen Maße Sport treiben wie vor der Schwangerschaft.

Es ist nichts Ungewöhnliches, anfangs hin und wieder Urin zu verlieren, wenn man Sport treibt, vor allem beim Laufen. Sind Sie davon betroffen oder machen Sie sich Sorgen, dass der Spalt zwischen den Bauchmuskelsträngen sich nicht zurückbildet, suchen Sie einen darauf spezialisierten Physiotherapeuten auf. Auf keinen Fall sollten Sie so etwas ignorieren, die Beschwerden könnten schlimmer werden.

75 Das Leben mit Zwillingen
oder Mehrlingen

Zwillinge oder Mehrlinge zur Welt zu bringen ist wundervoll, doch viele Frauen schreckt auch die Vorstellung, gleich zwei Babys versorgen zu müssen. Was immer man Ihnen auch erzählen mag, es ist wahrlich eine Herausforderung, sich um Zwillinge zu kümmern, vor allem in den ersten Lebensmonaten. Alles kommt im Doppelpack. Doppelt so oft füttern und Windeln wechseln, doppelt so viel Geschrei und möglicherweise auch doppelt so viel Schlafmangel und Gefühlschaos. Aber vergessen Sie nicht, Sie bekommen auch doppelt so oft ein Lächeln geschenkt, doppelt so viele Umarmungen, erste Schritte und doppelte Freude. Und nicht zuletzt haben Ihre Babys im Zwilling einen Freund fürs Leben und immer einen Spielkameraden.

 ## Routine

Jede Zwillingsmama wird Ihnen bestätigen, dass es alles entscheidend ist, beiden Kindern dieselbe Trink- und Schlafroutine anzugewöhnen. Es ist nicht einfach, zwei Babys zur gleichen Zeit zu füttern, aber es ist machbar, und je früher man das hinbekommt, desto besser. Wenn man sie nämlich zu verschiedenen Zeiten füttert, hat man für sonst nichts mehr Zeit, und die Laune sinkt.

Es gibt kein Erfolgsrezept, wie man mit Zwillingen umgeht, und im Grunde kann man die gleiche sanfte, flexible Routine anwenden wie bei Einzelkindern auch. Entscheidend ist nur, dass sie sich angewöhnen, zur selben Zeit zu trinken und zu schlafen. In der Regel lernen Babys schnell, sich vom Geschrei des anderen nicht stören zu lassen. Wenn eines Ihrer Kinder jedoch einen leichten Schlaf hat und Sie dennoch wollen, dass beide in einem Zimmer schlafen, können Hintergrundgeräusche hilfreich sein.

 ## Füttern

- Wenn man Zwillinge füttert, sollte man viele Kissen parat legen. Es gibt alle möglichen Spezialkissen zu kaufen, doch ganz gewöhnliche tun genauso ihren Dienst. Legen Sie sich unter jeden Arm ein Kissen und verwenden Sie den Rückengriff (auch Football-Griff genannt). So können Sie beide Babys gleichzeitig stillen. Die Flasche können Sie ihnen geben, indem Sie die Kinder in die Armbeugen nehmen und sie jeweils mit der gegenüberliegenden Hand füttern. Oder Sie nehmen eines in die Wiegehaltung und legen sich das andere auf die angezogenen Knie.
- Sobald die Kinder größer sind, können Sie sie nebeneinander in Wippen sitzend füttern. Sie sollten die Babys leicht mit einem Arm herausheben können, falls eines von ihnen sein Bäuerchen machen muss. Klingt kompliziert, ist aber machbar.

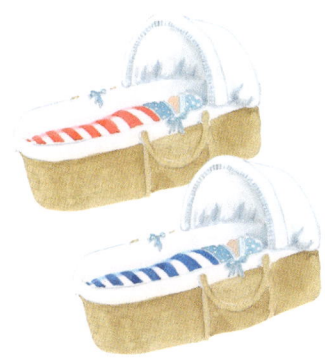

- Gesunde Neugeborene von durchschnittlicher Statur bauchen etwa alle 3 bis 4 Stunden eine Mahlzeit. Zwillinge kommen in der Regel etwas kleiner zur Welt und brauchen daher eher alle 3 Stunden etwas. Wenn sie nicht von selbst aufwachen, sollte man sie nach dieser Zeitspanne wecken.

- Denken Sie bei gestillten Zwillingen schon früh daran, auch die Flasche mit abgepumpter Milch anzubieten. Es ist wichtig, dass sich die Kinder daran gewöhnen; zum einen, damit man sich die Verantwortung des Fütterns mit dem Partner teilen kann, zum anderen aber auch, um flexibler zu sein, wenn mal nicht genügend Milch da ist und man zufüttern muss.

- Wenn Sie nicht genügend Milch produzieren, um beide Kinder satt zu kriegen, sollten Sie nach den Mahlzeiten zusätzlich abpumpen; das regt die Produktion an. Da es zeitaufwändig und anstrengend ist, sollten Sie sich eine elektrische Doppelpumpe besorgen, wie man sie in den Kliniken hat. Außerdem benötigen Sie einen speziellen BH oder ein Bustier für freihändiges Abpumpen (z. B. von Medela). Das ist unschön, aber so sind Sie fit für Multitasking.

- Wir alle wissen, wie gut Stillen für Babys ist, aber gleich zwei Kinder mit genügend Milch zu versorgen ist nicht ganz einfach. Wenn Sie feststellen, dass es ohne Zufüttern nicht geht, grämen Sie sich nicht deswegen. Man ist als Zwillingsmama schon genug gefordert, da sollte man nicht auch noch Schuldgefühle entwickeln wegen etwas, auf das man keinen Einfluss hat.

- Wenn Sie vorhaben, Ihre Zwillinge zu stillen, sollten Sie noch mehr auf eine gesunde und ausreichende Ernährung achten. Sie werden staunen, welche Mengen Sie verdrücken können.

Wie man mit dem doppelten Geschrei fertigwird

Mütter von Zwillingen müssen sich an das Geschrei ihrer Babys gewöhnen. Nicht weil sie Rabenmütter wären, sondern weil man oft so mit einem der beiden beschäftigt ist, dass das andere sich vernachlässigt fühlt. Keine Mutter hört es gern, wenn ihr Kind weint, doch vergessen Sie nicht, dass es ihm erst einmal nicht schadet, und Sie kümmern sich ja, sobald es Ihnen möglich ist. Bei harmloseren Ursachen hat das Baby vielleicht schon wieder aufgehört, wenn Sie zu ihm gehen.

Schlaf

Zwillinge legt man am besten zusammen in ein Bettchen, das wirkt beruhigend auf sie. Doch sobald sie anfangen, nach etwas zu greifen (also auch nach dem Zwilling), ist es an der Zeit, jedem sein eigenes Reich zu geben. Legen Sie sie zunächst nur etwas weiter auseinander, das erleichtert den Übergang. Es gibt keine endgültige Regel, was den Zeitpunkt betrifft, aber die meisten Eltern führen das um die 12. Woche ein.

Schlaf ist unentbehrlich für Ihre Genesung im Wochenbett, daher sollten Sie unbedingt schlafen, wenn Ihre Zwillinge es tun. Kümmern Sie sich nicht um die Dinge, die erledigt werden müssten – Schlaf sollte auf Ihrer Prioritätenliste ganz oben stehen (siehe auch Seite 230). Sobald Ihre Babys eingeschlafen sind oder jemand anderer Sie entlastet, sollten Sie das Telefon ausstellen und sich ins Bett legen.

Unterstützung

- Holen Sie sich Hilfe, wann immer es geht. Versuchen Sie Ihren Partner weitestgehend einzubinden, und zwar von Anfang an. Den meisten frischgebackenen Vätern mangelt es an Selbstvertrauen, und sie sorgen sich, sie könnten sich nicht angemessen um die Kinder kümmern. Reden Sie Ihrem Partner das unbedingt aus! Je früher er sicher ist im Umgang mit den Babys, desto besser kann er helfen. Natürlich hat man bei Zwillingen sowieso kaum eine andere Wahl, weil es nur funktioniert, wenn auch der Vater vom ersten Tag an mit anpackt.
- Bringen Sie auch Ihrem Partner bei, beide Kinder gleichzeitig zu füttern, dann können Sie wertvollen Schlaf nachholen, während er die hungrigen Mäulchen stopft.
- Nehmen Sie jede Hilfe an, die man Ihnen anbietet – ob von Ihrer Mutter, den Schwiegereltern, Freunden oder Nachbarn –, und wenn es nur zwischendurch für 1 Stunde ist. Wenn beispielsweise jemand die Kinder spazieren fährt, können Sie die Zeit mit Ihrem Partner verbringen oder sie anderweitig nutzen. Babystress kann eine Paarbeziehung ziemlich belasten, umso mehr gilt das bei Zwillingen. Eine gesunde, starke Beziehung ist das Beste, das Sie Ihren Kindern schenken können.
- Die meisten Zwillingsmütter sind sich darin einig, dass die Hilfe von anderen Zwillingsmüttern von unschätzbarem Wert ist. Daher lohnt es sich, sich einer Gruppe anzuschließen, sobald die Kinder auf der Welt sind. Suchen Sie im Internet nach Treffen in Ihrer Nähe.

Baden

Zwillinge zu baden ist nicht ganz einfach, man benötigt hierbei zwingend Hilfe. Selbst wenn man Badewannensitze verwendet, ist es nicht sicher, sie ganz allein zu baden. Das funktioniert erst, wenn die Kinder von allein sitzen. Wenn Sie keine Hilfe haben, müssen Sie ein Baby nach dem anderen baden.

Entspannung

Das Leben als Zwillingsmama ist stressig, doch gestresst kommt man als Mutter wiederum kaum klar. Versuchen Sie sich daher immer wieder einmal Zeit zu nehmen für etwas, das Sie entspannt. Auch nach der Geburt können Techniken aus der Hypnotherapie und andere Entspannungsmethoden hilfreich sein. Ebenso gut wirkt Yoga oder Meditieren. Falls das alles nichts für Sie ist, sollten Sie wenigstens spazieren gehen, sich einen Film ansehen oder ein wenig kochen – was auch immer Sie entspannt, ist auf längere Sicht gut.

Machen Sie sich keine Sorgen, Sie könnten Ihrer Rolle als Mutter nicht, gerecht werden, und versuchen Sie bloß nicht, perfekt zu sein. Perfektion ist für alle Eltern, ob sie nun Zwillinge haben oder nur ein Kind, ein Ding der Unmöglichkeit – gut zu sein muss reichen. Letzten Endes zählt allein, dass Sie Spaß haben und eine liebevolle, fruchtbare Beziehung zu Ihren Kindern aufbauen.

Ja, zwei Babys sind eine Herausforderung, doch wie das bei Herausforderungen nun mal so ist, ist das Aufziehen von Zwillingen auch eine unendlich lohnende Erfahrung.

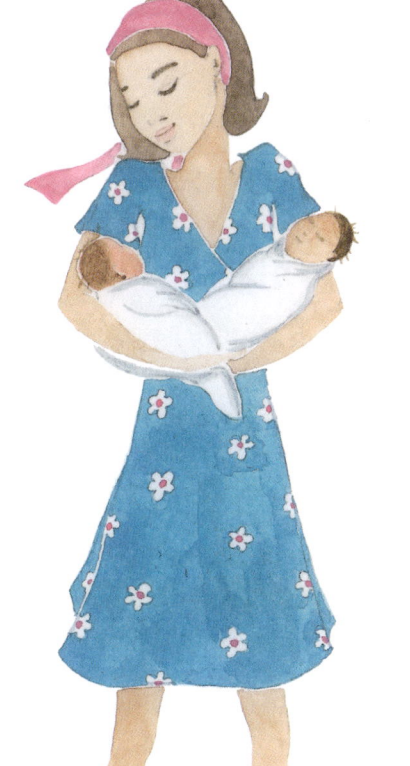

> »Weil Zwillinge von Anfang an lernen müssen, alles zu teilen und sich in Geduld zu üben, entwickeln sie sich häufig zu recht entspannten Charakteren. Wenn sie dann erst einmal miteinander interagieren, wird alles leichter, da sie sich gegenseitig unterhalten. Es gibt nichts Schöneres, als Zwillingen dabei zuzusehen, wie sie miteinander kichern!« MARY, KURSTEILNEHMERIN

76

Wann Sie oder Ihr Baby
zum Arzt sollten

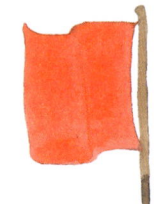

Als Mutter (oder Vater) entwickelt man so etwas wie einen »elterlichen Instinkt«. Vermutlich ist Ihnen gar nicht klar, dass Sie ihn besitzen, bis Sie ihn das erste Mal brauchen. Er ist wirklich erstaunlich stark und sollte nicht ignoriert werden. Ärzte sind dahingehend ausgebildet, Eltern ernst zu nehmen, selbst wenn diese nicht genau sagen können, was los ist. Kein guter Arzt wird Sie kritisieren, wenn Sie einmal unnötigerweise mit dem Kind zu ihm kommen, nur weil Sie das Gefühl hatten, ihm könnte etwas fehlen.

Wir können uns an dieser Stelle nicht mit allen denkbaren Notfällen beschäftigen und raten allen frischgebackenen Eltern dringend dazu, einen Erste-Hilfe-Kurs für Babys und Kleinkinder zu besuchen, um auf den Notfall vorbereitet zu sein.

Regel Nummer eins aber lautet immer: Verlassen Sie sich auf Ihren Instinkt.

Wann Sie mit Ihrem Baby einen Arzt aufsuchen sollten
- Erhöhte Temperatur oder Fieber (bei Neugeborenen über 37,5 °C)
- Verschlechterung bei Gelbsucht, vor allem wenn der Stuhl heller und der Urin dunkler erscheint
- Ausschlag und Unwohlsein. Meist handelt es sich um harmlose Hautirritationen. Fühlt das Baby sich darüber hinaus ganz offensichtlich nicht gut, sollten Sie mit ihm einen Arzt aufsuchen.
- Atembeschwerden jeglicher Art
- Blutungen, egal wo
- Andauerndes Erbrechen und Durchfall. Möglicherweise leidet das Kind an einem Magen-Darm-Virus, daher sollte man ärztlichen Rat einholen, weil Babys schnell dehydrieren.
- Schwallartiges Erbrechen
- Wenn das Weinen sich verändert, zum Beispiel schwächer wird (Sie werden den Unterschied merken, sobald Sie Ihr Kind ein Weilchen kennen)
- Anhaltende Unruhe und ständiges Weinen, insbesondere in Kombination mit Fieber
- Wenn es schwach und schlaff wirkt oder sehr müde scheint, nicht aufwacht für die Mahlzeiten und schlecht trinkt, wenn man es dazu aufweckt
- Zuckungen oder Krämpfe und alles, was danach aussieht

Wann Sie selbst zum Arzt sollten

Es gibt gewisse medizinische Komplikationen, die in den ersten Tagen und Wochen auftreten können. Suchen Sie einen Arzt auf, sobald Sie folgende Symptome haben:

- Fieber oder Schmerzen in Bauch oder Rücken
- Kurzatmigkeit oder Schmerzen in der Brust
- Viele größere Klumpen im Wochenfluss
- Einseitig geschwollenes Bein
- Brustentzündung (siehe folgender Kasten)
- Veränderter Wochenfluss, z. B. unangenehmer Geruch
- Stimmungsschwankungen (siehe Seite 179 und 210)
- Rötung um eine Kaiserschnittnarbe herum (Infektionsgefahr)
- Dauerhafte Schmerzen beim Sex
- Sich verschlimmernde Unterleibsschmerzen

Brustentzündung (Mastitis)

Es handelt sich hierbei um eine Infektion des Brustgewebes, die durch Bakterien oder durch Milchstau hervorgerufen wird. Eine von zehn Frauen ist in den ersten 3 Monaten des Stillens davon betroffen. Im Frühstadium ist das Gewebe um die Brust nur recht empfindlich, bei einer ausgewachsenen Brustentzündung wird es unter Umständen sehr schmerzhaft.

Zum Glück gibt es bestimmte Anzeichen einer solchen Infektion, bleiben Sie daher unbedingt wachsam. Bei frühzeitiger Behandlung lässt sich eine heftigere Entzündung verhindern.

Anzeichen sind:
- Empfindliche und gerötete Bereiche an der Brust
- Kleine Knötchen
- Verhärtete Stellen in der Brust

Zum Arzt gehen

Sobald eines dieser Anzeichen auftritt, sollten Sie …

- weiter ganz normal beidseitig stillen.
- darauf achten, dass das Baby richtig andockt.
- verhärtete Bereiche, in denen sich die Milch gestaut hat, sanft massieren. Streichen Sie in Richtung Brustwarze, sodass die verstopften Milchdrüsen wieder frei werden.
- die Brüste von oben massieren, wenn Sie unter der Dusche stehen. So werden Blockaden gelöst, und das heiße Wasser lindert Schmerzen.
- reichlich Wasser trinken.
- lockere Kleidung tragen und einen gut sitzenden Still-BH (ohne Stützdrähte).
- Schmerzmittel nehmen (in der Klinik erhalten Sie nach der Geburt ausschließlich Präparate, die auch für stillende Mütter geeignet sind).

Suchen Sie so schnell wie möglich einen Arzt auf, wenn Sie trotz dieser Maßnahmen eine Verschlechterung feststellen oder eines der folgenden Symptome auftritt:

- Vermehrte Rötungen auf der Haut, die heiß und empfindlich sind
- Sich vergrößernde weiche Knoten oder Verhärtungen unter der Haut
- Austretendes Brustwarzensekret, manchmal auch blutig
- Brennende Schmerzen in der Brust, entweder anhaltend oder nur beim Stillen

Bei einer heftigen Brustentzündung fühlt man sich sehr schlecht – ähnlich wie bei einer Grippe mit hohem Fieber, Gliederschmerzen und Antriebslosigkeit. Damit es gar nicht erst so weit kommt, sollten Sie mit einem Arztbesuch nicht allzu lange warten. Eine Brustentzündung lässt sich in der Regel recht einfach mit Antibiotika behandeln. Dies wirkt sich nicht aufs Stillen aus.

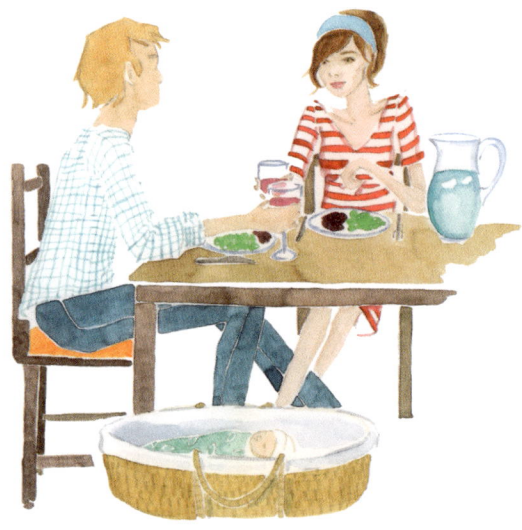

Wir sind schwanger!

77 Impfungen

Durch Schutzimpfungen konnte bereits das Leben von Millionen Kindern gerettet werden. Weil es in der heutigen Impfpraxis weltweit so gut wie nie zu schwerwiegenden negativen Konsequenzen kommt, ist sich die medizinische Fachwelt darin einig, dass sie weitestgehend sicher ist. Tatsächlich darf es als unverantwortlich gelten, wenn sich jemand dagegen entscheidet, sein Kind impfen zu lassen. Impfungen schützen vor Krankheiten, die ein Kind im schlimmsten Fall töten oder ihm zumindest ernsthaften Schaden zufügen könnten. Außerdem verhindern sie die Ausbreitung dieser Krankheiten unter den Schwächsten. Fängt sich ein Kind eine Krankheit ein, gegen die man es hätte impfen lassen können, kommt es selbst vielleicht glimpflich davon, kann sie aber an kleinere, noch ungeimpfte Babys oder an Leute weitergeben, die nicht geimpft werden können.

 ## Welche Impfungen braucht mein Kind?

Welche Impfungen zu welchem Zeitpunkt angeraten sind, erklärt Ihnen der Kinderarzt. Schon bei seinem ersten Besuch bekommt der neue Erdenbürger einen gelben Impfpass ausgestellt, in dem Buch über sämtliche Impfungen geführt wird. Da es immer wieder zu Änderungen bei den Impfempfehlungen kommen kann, wollen wir sie an dieser Stelle nicht aufführen. Bei Fragen wenden Sie sich an den Kinderarzt, er ist Ihre erste Adresse in puncto Babygesundheit.

Neben den Standardimpfungen wie Polio oder Pneumokokken, die auf der Empfehlung der ständigen Impfkommission des Robert-Koch-Instituts basieren, gibt es noch verschiedene sogenannte Indikationsimpfungen, die sich nur in bestimmten Fällen empfehlen, zum Beispiel bei Reisen. Erkundigen Sie sich vorab bei Ihrer Krankenkasse, ob die Kosten hierfür übernommen werden. Auch bei den Empfehlungen für Reiseimpfungen kommt es je nach Land laufend zu Änderungen. Daher informieren Sie sich bitte direkt auf der Seite des Robert-Koch-Instituts (www.rki.de).

Impfmythen und die Realität

Es hat keinerlei Vorteil, statt der empfohlenen Kombinationsimpfstoffe Einzelpräparate zu verabreichen, im Gegenteil: Je mehr Spritzen ein Kind bekommen
muss, umso mehr Stress hat es auch. Aus diesem Grund packen Mediziner so
viele Einzelpräparate in eine Impfung, wie es praktikabel und sicher ist.

Im Jahr 1998 stellte ein Arzt die Behauptung auf, der MMR-Impfstoff (eine
Impfkombination gegen Masern, Mumps und Röteln) stehe in Zusammenhang
mit Fällen von Autismus. Diese Studie konnte allerdings im Nachhinein mehrfach
widerlegt werden, zahlreiche Untersuchungen haben ergeben, dass es keinerlei
Hinweise hierfür gibt. Die britische Ärztekammer entzog dem verantwortlichen
Arzt sogar seine Zulassung, er trägt die Verantwortung für eine ganze Reihe von
Todesfällen und dauerhaft geschädigten Kindern, weil viele Eltern seinetwegen
verunsichert waren und nicht mehr impfen wollten.

Impfungen belasten das Immunsystem eines Kindes nicht. Von dem Tag seiner
Geburt an ist ein Baby den verschiedensten Bakterien und Viren ausgesetzt,
gegen die sein Immunsystem ankämpfen muss, und es kommt wunderbar klar
damit. Um dies zu verdeutlichen: Erhielte ein Kind elf Impfungen gleichzeitig,
bräuchte es dazu nur ein Tausendstel seines Immunsystems.

> »Ich persönlich halte das Impfen für überaus wichtig, auch wenn es für mich als
> Ärztin das ist, was ich am wenigsten gern tue. Ich hasse es, wenn die Kleinen
> weinen. Allerdings habe ich festgestellt, dass sie oft keinen Mucks von sich geben,
> wenn sie gefüttert werden, während ich die Spritze setze. Und auch wenn sie
> durch eine Rassel oder ein anderes Spielzeug abgelenkt werden, haben sie das
> Piksen in Sekundenschnelle vergessen.« *CHIARA*

Impftipps

- Verlassen Sie sich nicht darauf, dass der Kinderarzt Sie an ausstehende Impfungen erinnert; am besten tragen Sie sich die Termine im Kalender ein.
- Planen Sie die Impfung zu einem geeigneten Zeitpunkt ein und berücksichtigen Sie, dass das Kind bis zu 48 Stunden danach quengelig oder etwas angeschlagen sein kann. Wählen Sie daher einen Tag, an dem Sie mit zusätzlicher Unterstützung rechnen können und nach dem nichts Größeres, etwa eine Taufe oder Reise, ansteht.
- Vergessen Sie nicht, den gelben Impfpass mitzubringen, den man Ihnen sehr wahrscheinlich bei Ihrem ersten Besuch ausgehändigt hat. Er ist wichtig, damit die Impfungen dokumentiert werden.
- Es ist völlig normal, dass das Kind nach der Impfung unruhig, reizbar und quengelig ist, bisweilen tritt auch leichtes Fieber auf. Die Einstichstelle kann gerötet sein und schmerzen. Schwerwiegende Reaktionen auf Impfungen sind dagegen äußerst selten. Im Zweifelsfall fragen Sie den Kinderarzt, ob Sie Ihrem Baby bei Fieber ein Medikament geben sollten.
- Vielleicht beruhigt es Sie, dass so eine kleine Spritze nicht besonders schmerzhaft ist für ein Baby – sein Schreien ist viel eher ein Ausdruck des Protests oder des Erschreckens. Sehr wahrscheinlich ist das Ganze für die Mutter weit schlimmer!

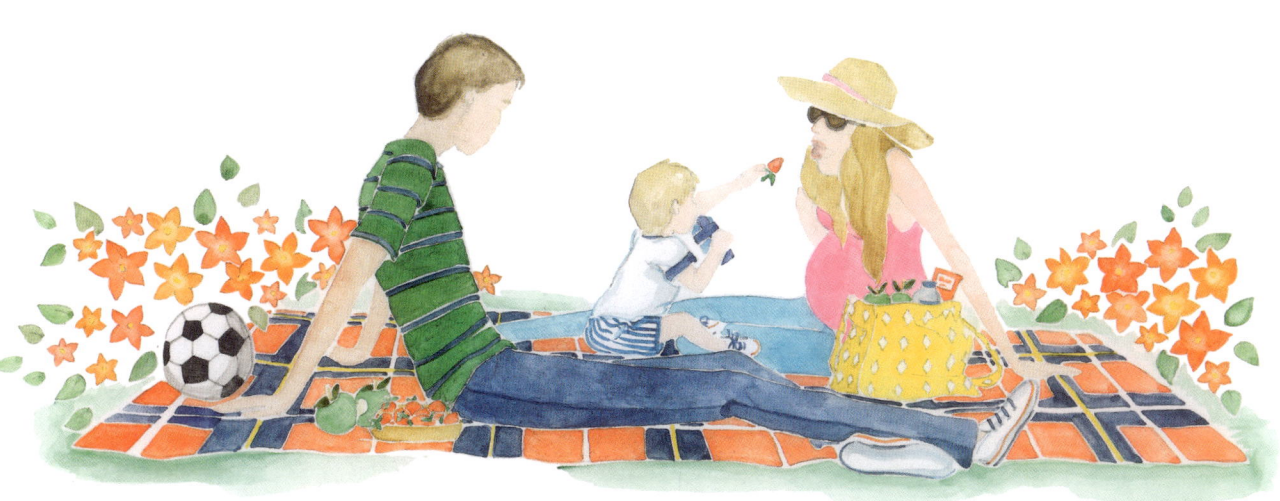

Glossar

Äußere Wendung *siehe* Wendung, äußere

Aktive Geburtsphase Jener Teil der Eröffnungsphase, bei dem der Muttermund sich von 4 auf bis zu 10 Zentimeter öffnet und die Wehen regelmäßig im Abstand von 3 bis 5 Minuten kommen. Spätestens jetzt sollte man in die Klinik oder die Hebamme zu sich rufen.

Akupunktur Alternative Heilmethode, bei der Nadeln in die Haut gestochen werden, um Schmerzen zu lindern und um verschiedene körperliche und psychische Krankheitsbilder zu behandeln. Ursprünglich aus China stammend wird Akupunktur heute weltweit praktiziert.

Amnionflüssigkeit *siehe* Fruchtwasser

Amniozentese *siehe* Fruchtwasseruntersuchung

Anämie Von einer Anämie, also einer Blutarmut, spricht man, wenn die Hämoglobin-Konzentration zu gering ist, sodass das Blut den Körper nicht ausreichend mit Sauerstoff versorgt.

Anästhetikum (allgemein) Mittel, welches einen Zustand kontrollierter Bewusstlosigkeit hervorruft, sodass ein Patient sich während einer OP nicht bewegt und keinerlei Schmerz verspürt.

Anästhetikum (lokal) Medikament, das für völlige Schmerzfreiheit in einer bestimmten Körperregion sorgt, während man bei vollem Bewusstsein ist.

Anlegen Man legt das Baby zum Stillen an der Brust an, indem man dafür sorgt, dass sein Mund den Warzenhof komplett umschließt und die Brustwarze in Richtung Gaumen weist.

Apgar-Test Ein einfacher, schmerzfreier und sehr effektiver Test, den Hebammen und Ärzte anwenden, um den Gesundheitszustand eines Neugeborenen zu beurteilen.

Ausgetragene Schwangerschaft Ab der 37. Woche spricht man davon, dass das Kind »ausgetragen« ist. Kommt ein Baby ab diesem Zeitpunkt zur Welt, gilt es nicht mehr als Frühchen.

Austreibungsphase Dritte Phase der Geburt, bei der die Mutter das Kind herauspresst.

Babyblues Ein Phänomen, das in den ersten Tagen nach der Geburt auftreten kann. In dieser Phase sind viele Frauen weinerlich und deprimiert. Im Gegensatz zur postnatalen Depression vergeht der Babyblues aber nach wenigen Tagen wieder.

Beckenbodenmuskulatur Diese Muskeln ziehen sich vom Schambein aus bis zum Steißbein. Sie sind schlaufenähnlich geformt und stützen die inneren Organe des Beckens (Gebärmutter, Vagina, Darm und Blase). Sie entspannen sich in dem Moment, da die Blase sich zusammenzieht, um Urin abzulassen.

Beckenendlage Bei dieser regelwidrigen Kindslage »sitzt« der Fötus in der Gebärmutter, bei der Geburt ginge also nicht der Kopf voran, sondern das Becken. Die Steißlage ist dabei die häufigste Form, hier sind beide Beinchen hochgezogen.

Beleghebamme Eine Hebamme, die selbständig arbeitet und neben ihrer Schwangerenbetreuung zugleich an einer Geburtsklinik tätig ist. Eine Beleghebamme kann einer Frau also nicht nur während der Schwangerschaft und danach beistehen, sondern auf Wunsch auch die Geburt in der Klinik betreuen – durch das in diesem Fall bereits bestehende Vertrauensverhältnis ein großer Vorteil.

Blasensprengung Methode der Geburtseinleitung, bei der die Fruchtblase zum Platzen gebracht wird, indem die Hebamme ein kleines Loch hineinsticht oder -ritzt.

Blasensprung Wenn die Fruchtblase mit Einsetzen oder während der Wehen platzt.

Blasensprung, vorzeitiger Wenn die Fruchtblase vor Einsetzen der Wehen platzt. Die Vorgehensweise ist dann abhängig vom Stadium der Schwangerschaft.

Braxton-Hicks-Kontraktionen Bezeichnung für Vorwehen, bei denen der Bauch der werdenden Mutter in Vorbereitung auf die Geburt zwischendurch hart wird. Vorwehen werden oft mit echten Wehen verwechselt, tragen aber lediglich zur Reifung der Gebärmutter bei.

Cervix *siehe* Gebärmutterhals

Chloasma *siehe* Schwangerschaftsmaske

Chorionzottenbiopsie Test in der Pränataldiagnostik, um chromosomal bedingte Besonderheiten auszuschließen. Hierzu wird eine Gewebeprobe aus den Chorionzotten entnommen, die ein Bestandteil der Plazenta sind. Der Test wird nur durchgeführt, wenn sich beim Screening Hinweise auf Fehlbildungen ergeben haben oder wenn die Risikoeinschätzung hinsichtlich bestimmter Krankheiten für den Fötus hoch ist. Der Test wird in der Regel vor der 14. Schwangerschaftswoche durchgeführt.

Damm (Perineum) Region zwischen der hinteren Scheidenwand und dem After.

Dammmassage Kann das Risiko eines Dammrisses bei der Geburt reduzieren und macht einen Dammschnitt möglicherweise unnötig. Beginnen sollte man damit 3 bis 5 Wochen vor der Entbindung.

Dammschnitt (Episiotomie) Bei dieser Methode aus der Geburtshilfe wird die Dammregion von der Scheide her ein wenig eingeschnitten, um die Entbindung zu erleichtern und einen Dammriss zu verhindern.

Dehnungsstreifen Schmale Risse, die auf der Haut auftreten, wenn diese sich während der Schwangerschaft dehnt. Sie sind anfangs oft rot oder violett, ehe sie zu silbrig-weißen Linien verblassen.

Distickstoffmonoxid *siehe* Lachgas

Doppler Ultraschallgerät, mit dessen Hilfe sich kindliche Herztöne abhören lassen.

Doula Eine Frau, die einer frischgebackenen Mutter in allen Belangen helfend zur Seite steht.

Down-Syndrom Genetisch bedingtes Krankheitsbild mit typischen körperlichen Merkmalen, das zu Lernschwierigkeiten und Organschäden führen kann.

Durchschneiden Der Moment, wenn der Kopf des Babys den Geburtskanal passiert und der Scheitel an der Vaginalöffnung sichtbar wird.

Einleitung der Geburt Künstliche Auslösung der Geburt durch folgende Methoden: Eipollösung; Verabreichung von Prostaglandinen in Form einer Tablette, eines Pessars oder eines Vaginalgels; Blasensprengung; Verabreichung von Oxytocin über den Venentropf.

Eipollösung Methode der Geburtseinleitung, bei der die Hebamme den Muttermund in dem Versuch massiert, die Eihäute (äußere Hülle der Fruchtblase) vom Rand der Gebärmutter zu lösen.

Eklampsie Lebensbedrohliche Erkrankung, die während der Schwangerschaft auftreten und zu Krämpfen und Bewusstseinsverlust führen kann.

Embryo Dieser Begriff bezeichnet das Baby im Mutterleib vom Zeitpunkt der Befruchtung bis zur 9. Schwangerschaftswoche.

Entbindung, instrumentelle Wenn ein Baby mittels Geburtszange oder Saugglocke geholt wird.

Episiotomie *siehe* Dammschnitt

Eröffnungsphase Erste Phase der Geburt, bei der sich der Muttermund allmählich zu öffnen beginnt.

Extrauterine Schwangerschaft Hierbei nistet sich der Embryo außerhalb der Gebärmutter ein, sodass er nicht überlebensfähig ist. Um die werdende Mutter nicht zu gefährden, ist eine rasche Behandlung nötig.

Fehlbildungs-Screening Ultraschalluntersuchung um die 20. Schwangerschaftswoche herum, bei der überprüft wird, wie der Fötus und seine Organe sich entwickeln.

Fehlgeburt Beendigung der Schwangerschaft durch Absterben und/oder Ausstoßung einer unter 500 g wiegenden Frucht. Ist der Fötus schwerer als 500 g, spricht man von einer Totgeburt.

Fetaler Distress Signale während Schwangerschaft oder Geburt, die auf einen Gefahrenzustand des Kindes hindeuten. Diese können sein: fehlende Kindsbewegungen oder Mekonium im Fruchtwasser nach dem Blasensprung.

Fötus Bezeichnung für das Baby im Mutterleib ab der 9. Woche seiner Entwicklung. Erst ab der 24. Woche spricht man von einem Baby.

Folsäure Studien haben gezeigt, dass die Einnahme von Folsäure zur Vorbereitung auf eine Schwangerschaft sowie in den ersten 12 Wochen nach der Empfängnis (bis zu dem Zeitpunkt also, da sich die Wirbelsäule des Embryos ausgebildet hat), das Risiko von Fehlbildungen an der Wirbelsäule erheblich reduziert.

Fontanellen Weiche Stellen am Kopf des Babys, wo die Schädelknochen noch nicht verwachsen sind.

Forceps *siehe* Geburtszange

Fruchtblase Mit Fruchtwasser gefüllte Hülle, in der der Fötus heranwächst.

Fruchtwasser (Amnionflüssigkeit) Jene Flüssigkeit, in der der Fötus in der Gebärmutter schwimmt.

Fruchtwasseruntersuchung (Amniozentese) Test auf chromosomale Defekte wie Down-Syndrom. Sie wird nur dann empfohlen, wenn das Risiko, dass das Kind eine ernsthafte Krankheit oder Fehlbildung aufweist, als sehr hoch eingestuft wird. Die Untersuchung wird in der Regel zwischen der 15. und 20. Schwangerschaftswoche durchgeführt.

Frühchen Baby, das vor der 37. Woche geboren wird.

Gebärmutter (Uterus) Organ des weiblichen Fortpflanzungssystems, in dem sich die befruchteten Eizellen nach der Zeugung einnisten und bis zur Geburt heranreifen.

Gebärmutterhals (Zervix/Cervix) Schmale, langgezogene Passage am unteren Ende der Gebärmutter.

Geburtseinleitung *siehe* Einleitung der Geburt

Geburtshaus *siehe* Geburtszentrum

Geburtskanal Weg vom Gebärmutterhals über Muttermund und Vagina bis zur Vulva, den der Fötus bei der Geburt passiert.

Geburtsphasen Die Geburt unterteilt sich in vier Phasen: Eröffnungsphase, Übergangsphase, Austreibungsphase und Nachgeburtsphase. Streng genommen ist die Übergangsphase noch zur Eröffnungsphase zu zählen, weshalb oft auch von den drei Geburtsphasen die Rede ist.

Geburtsplan Ein handschriftliches Dokument, in dem die werdende Mutter ihre Wünsche für den Ablauf der Geburt und für die Zeit danach äußert.

Geburtsstillstand Von einem Stillstand spricht man, wenn die Geburt nicht mehr entsprechend voranschreitet. In diesem Fall wird meist zu einer instrumentellen Geburt (Geburtszange oder Saugglocke) oder einem Kaiserschnitt geraten.

Geburtszange (Forceps) Glattes Metallinstrument, das an eine große Grillzange erinnert. Es wird zur instrumentellen Entbindung eingesetzt, indem der Arzt den Kopf des Babys damit umfasst.

Geburtszentrum, Geburtshaus oder Hebammenpraxis Eine von Hebammen geleitete Einrichtung, die ohne die medizinischen Gegebenheiten eines Krankenhauses auskommt. Einige Hebammenzentren sind direkt an eine Klinik angeschlossen.

Gelbsucht Durch die Einlagerung von Bilirubin nehmen die Haut und das Weiß der Augen eine gelbliche Färbung an.

Gendefekt Zu einer Fehlbildung aufgrund einer Mutation kommt es bei fehlerhafter Zellteilung. Dies kann zu einer Chromosomenmutation wie beispielsweise dem Down-Syndrom führen.

Glückshaube Hiervon ist die Rede, wenn das Kind mit der Fruchtblase über Kopf oder Gesicht geboren wird.

Hämorrhoiden Schmerzhafte und manchmal juckende geschwollene Venen am After, die oft während einer Schwangerschaft auftreten. Sie sollten nach der Geburt binnen weniger Wochen verschwinden.

Hausgeburt Sie bietet den Vorteil, dass die Gebärende erheblich entspannter ist, was den Geburtsprozess erleichtern kann. Nachteil ist, dass man ins Krankenhaus verlegt werden muss, sobald medizinische Hilfe nötig wird.

hCG (humanes Choriongonadotropin) Dieses Hormon wird ausschließlich während der Schwangerschaft produziert und sorgt für deren Erhalt.

Hebammenpraxis *siehe* Geburtszentrum

Herzfrequenz des Kindes Diese wird mittels Doppler-Ultraschall in der Schwangerschaft immer wieder überprüft und während der Geburt dauerhaft gemessen, falls ein medizinischer Eingriff nötig wird.

Hinterhauptslage, hintere Auch »Sternengucker« genannt. Die Wirbelsäule des Babys liegt in Richtung der mütterlichen Wirbelsäule.

Humanes Choriongonadotropin *siehe* hCG

Hyperemesis gravidarum Besonders schwere Form der morgendlichen Schwangerschaftsübelkeit. Die Schwangere kann praktisch nichts mehr bei sich behalten.

Hypnobirthing Technik der Selbsthypnose, die für Entspannung während der Geburt sorgt. Sie senkt auf natürliche Weise den Adrenalinspiegel im Körper, sodass das Oxytocin, die Prostaglandine und Endorphine die Muskeln entspannen und so den Geburtsprozess erleichtern.

Inkontinenz Nach der Geburt tritt häufig Inkontinenz, also Blasenschwäche, auf, die durch Beckenbodenübungen verhindert oder beseitigt werden kann.

Instrumentelle Entbindung *siehe* Entbindung, instrumentelle

Käseschmiere (Vernix caseosa) Dicke weißliche Substanz, die das Baby im Fruchtwasser der Gebärmutter schützt.

Kaiserschnitt Methode der Entbindung mittels Operation durch einen Schnitt in den Unterleib der Mutter.

Katheter Flexibles Röhrchen, das durch eine schmale Öffnung in Körperorgane eingeführt wird, insbesondere in die Blase, um Flüssigkeit abfließen zu lassen.

Kindspech (Mekonium) Grünlich dunkle, klebrige Substanz, die den ersten Stuhl des Neugeborenen bildet. Es besteht aus abgestorbenen Schleimhautzellen des kindlichen Darms, der Galle sowie abgestorbenen Hautzellen und Überresten des Lanugohaars.

Kolostrum Vormilch oder Erstmilch von dicklicher Konsistenz und süßlichem Geschmack, die der eigentlichen Muttermilch vorausgeht und das Neugeborene optimal mit Nährstoffen und Antikörpern versorgt.

Kontraktionen *siehe* Wehen

Krampfadern Geschwollene und verdickte Venen, in der Regel blau oder dunkelviolett verfärbt, die besonders während einer Schwangerschaft auftreten können.

Lachgas Trivialname für Distickstoffmonoxid, das im Gemisch mit Sauerstoff zur Schmerzlinderung während der Wehen inhaliert wird.

Lanugo Feine Härchen, die den Körper des Fötus im Mutterleib bedecken.

Linea alba Meist unsichtbare Bindegewebsnaht, die sich etwa vom Bauchnabel bis hinunter zum Schambein zieht.

Linea nigra Dunkle Verfärbung der Linea alba während der Schwangerschaft. Nach der Geburt verliert sie ihre dunkle Färbung nach und nach wieder.

Lochien *siehe* Wochenfluss

Mastitis Entzündung des Brustgewebes, meist ausgelöst durch Bakterien oder angestaute Milch.

Mekonium *siehe* Kindspech

Morbus haemorrhagicus neonatorum *siehe* Vitamin-K-Mangel

Morgendliche Übelkeit *siehe* Übelkeit, morgendliche

Moro-Reflex Angeborener Reflex beim Neugeborenen, der dafür sorgt, dass es die Arme seitlich hochreißt, sobald z. B. ein plötzliches Geräusch auftritt.

Moxibustion Wird im Rahmen der Akupunktur, aber ohne den Einsatz von Nadeln durchgeführt. Ziel ist es, ein Baby in Beckenendlage zum Wenden zu bringen.

Nabelschnur Über sie ist der Fötus mit der Mutter verbunden. Sauerstoff und Nährstoffe werden vom mütterlichen Blutkreislauf über die Plazenta in den kindlichen Blutkreislauf transportiert. Die Durchschnittslänge beträgt 50 Zentimeter.

Nachgeburt Plazenta, Eihäute und Nabelschnurreste werden nach der Geburt des Babys vom Körper der Frau abgestoßen.

Nachgeburtsphase Vierte Phase der Geburt, bei der die Plazenta abgestoßen wird.

Nachwehen Verursacht durch Kontraktionen der Gebärmutter, die sich allmählich auf Normalgröße zurückbildet. Die Schmerzen ähneln Periodenschmerzen, wobei sie gelegentlich auch heftiger sein können. Es dauert mehrere Wochen, bis die

Gebärmutter wieder ihre ursprüngliche Größe erreicht hat.

Nackentransparenzmessung Auch Nackenfaltenmessung genannt. Sie kann im Rahmen der ersten großen Ultraschalluntersuchung um die 12. Woche herum durchgeführt werden. Eine Kombination aus Ultraschall und Bluttest gibt Auskunft darüber, wie hoch das Risiko einer Fehlbildung beim Fötus einzuschätzen ist. Außerdem wird überprüft, ob der Fötus sich altersgerecht entwickelt.

Neugeborenengelbsucht *siehe* Gelbsucht

Pädiatrie Fachbegriff für die Kinderheilkunde.

PDA *siehe* Periduralanästhesie

Periduralanästhesie (PDA) Methode zur Schmerzlinderung, bei der ein Lokalanästhetikum in den Rückenmarkskanal injiziert wird.

Perineum *siehe* Damm

Pethidin Opiat, das während der Wehen zur Schmerzlinderung verabreicht wird.

Placenta praevia Dieser Begriff bezeichnet eine Fehllage der Plazenta in der Nähe des Gebärmutterhalses oder direkt über dem Geburtskanal, sodass dieser verdeckt ist.

Plazenta Auch Mutterkuchen genanntes Organ, das sich während der Schwangerschaft an der Innenwand der Gebärmutter bildet und den Säugling über die Nabelschnur mit Nährstoffen und Sauerstoff versorgt.

Plazenta-Insuffizienz Wenn die Plazenta gegen Ende der Schwangerschaft nicht mehr optimal funktioniert, spricht man von einer veralteten Plazenta. In diesem Fall wird die Geburt normalerweise vorzeitig eingeleitet.

Postnatal Sich auf die Zeit nach der Geburt beziehend.

Postnatale Depression Eine Form der Depression, die Frauen nach der Geburt eines Kindes überkommen kann. Sie ereilt junge Mütter oft in den ersten 6 Wochen nach der Entbindung, macht sich aber bisweilen auch erst nach Monaten bemerkbar. Unbehandelt kann sie zu einem dauerhaften Problem werden.

Präeklampsie Eine gefährliche Erkrankung während der Schwangerschaft, die sich durch hohen Blutdruck und Protein im Urin bemerkbar macht.

Pränatal Auf die Schwangerschaft und die Zeit vor der Geburt bezogen.

Rektusdiastase Auseinanderstehen der geraden Bauchmuskeln infolge einer Schwangerschaft.

Relaxin Ungefähr ab der 8. Schwangerschaftswoche setzt der Körper das Hormon Relaxin frei, welches Muskeln, Gelenke und Bänder weich werden lässt, sodass der mütterliche Körper Raum schaffen kann für das Baby.

Saugglocke Kleine runde Pumpe, die als Hilfsmittel bei der Entbindung eingesetzt wird. Sie wird am Kopf des Kindes angesetzt, dann wird ein Vakuum erzeugt und vorsichtig gezogen.

Scheitel-Steiß-Länge (SSL) Längenmaß des Fötus im Mutterleib, das Rückschlüsse auf seine Entwicklung zulässt.

Schwangerschaftsmaske (Chloasma) Eine Pigmentstörung im Gesicht von Schwangeren, bei der sehr viel Melanin in die Haut eingelagert wird. Nach der Geburt verschwinden diese Flecken normalerweise von allein wieder.

Steißlage *siehe* Beckenendlage

Stillen Ernährung des Babys an der Brust der Mutter.

TENS-Gerät Entsendet kleine elektrische Impulse zur Schmerzerleichterung während der Geburt.

Trimenon/Trimester Eine Schwangerschaft dauert 40 Wochen und wird in drei Abschnitte – die Trimena oder Trimester –, also gut 3 mal 3 Monate unterteilt.

Übelkeit, morgendliche Gefühl des Unwohlseins, mit oder ohne Erbrechen, das in den ersten Schwangerschaftswochen häufig auftritt. In der Regel ist es zwischen der 4. und der 12. Woche am schlimmsten.

Übergangsphase Dritte Phase der Geburt, die nur kurz andauert, dafür aber bei vielen Gebärenden das Gefühl auslöst, keine Kraft mehr zu haben. Sie stellt den Übergang zur Austreibungsphase dar.

Ultraschallgerät Gerät, das mittels Schallwellen ein Bild des Fötus im Mutterleib auf einen Monitor überträgt.

Uterus *siehe* Gebärmutter

Vagina Etwa 8 Zentimeter langer Schlauch, der vom Gebärmutterhals (Zervix) zur Vulva führt.

Vaginale Geburt Natürliche Geburt eines Babys über die Vagina.

Verhütung (postnatal) Mögliche Methoden sind Minipille (östrogenfrei) zum Einsatz während der Stillzeit; östrogenfreie Implantate oder Injektionen; Kupferspirale (IUD); Hormonspirale (IUS); Barrieremethoden (Kondom/Femidom).

Vernix caseosa *siehe* Käseschmiere

Vitamin-K-Mangel (Morbus haemorrhagicus neonatorum) Mangelerscheinung, die beim Neugeborenen zu Blutungen führen kann. Durch Gabe von Vitamin K kann dieser Erkrankung vorgebeugt werden.

Vorzeitiger Blasensprung *siehe* Blasensprung, vorzeitiger

Vulva Äußerer, sichtbarer Teil der weiblichen Geschlechtsorgane, bestehend aus der Öffnung der Vagina, den inneren und äußeren Schamlippen (Labien) und der Klitoris.

Wassergeburt Hierbei verbringt die Gebärende die Endphase der Geburt in der Gebärwanne, wobei das Kind im Wasser oder außerhalb geboren werden kann.

Wehen Kontraktionen der Gebärmuttermuskulatur während der Geburt, durch die der Muttermund geöffnet und das Baby nach draußen befördert wird.

Wendung, äußere Bei dieser Methode aus der Geburtshilfe wird versucht, das Baby im Mutterleib von außen zu drehen, um es in eine optimale Geburtsposition zu bringen.

Wochenfluss (Lochien) Vaginale Absonderung von Wundsekret aus der Gebärmutter nach der Geburt. Hält ungefähr 6 Wochen an.

Zervix *siehe* Gebärmutterhals

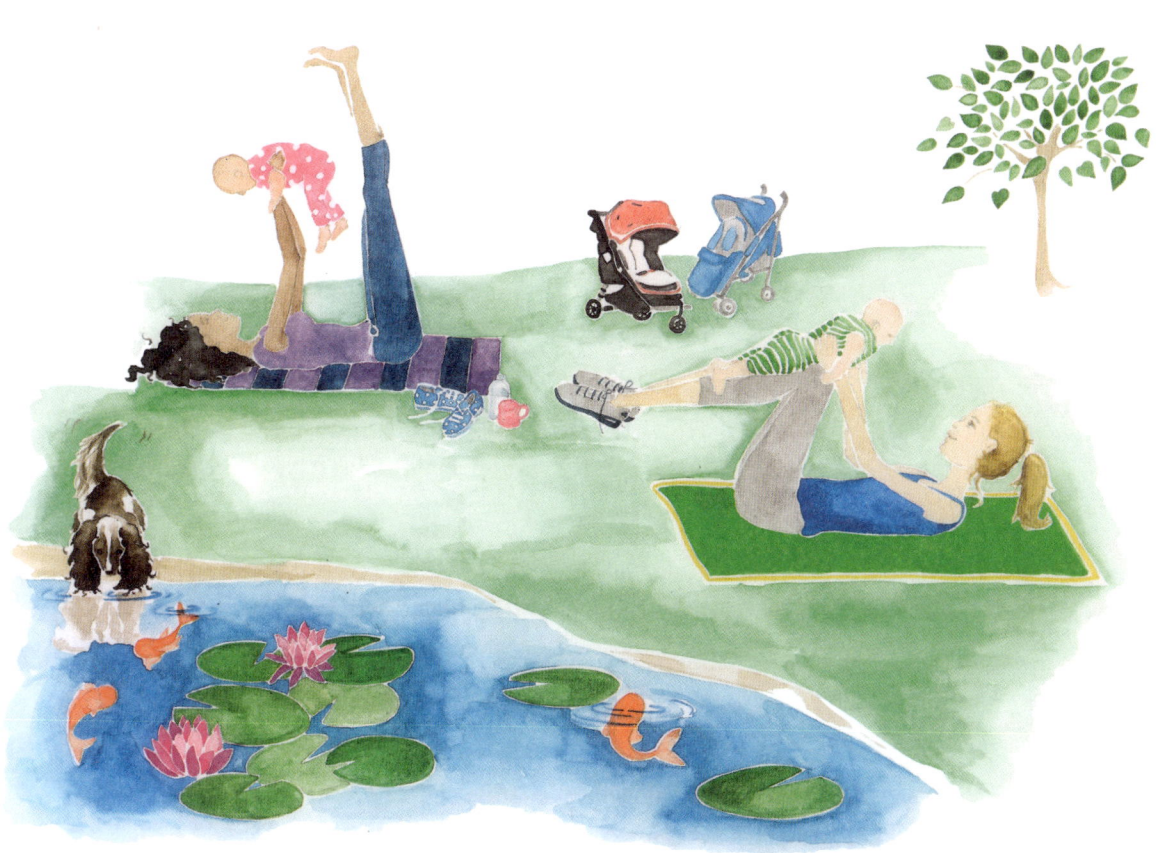

Stichwortverzeichnis

Wir sind schwanger!

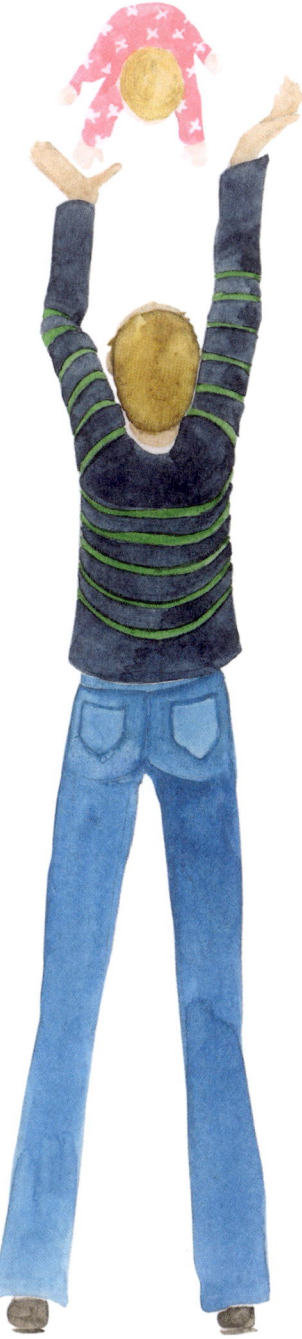

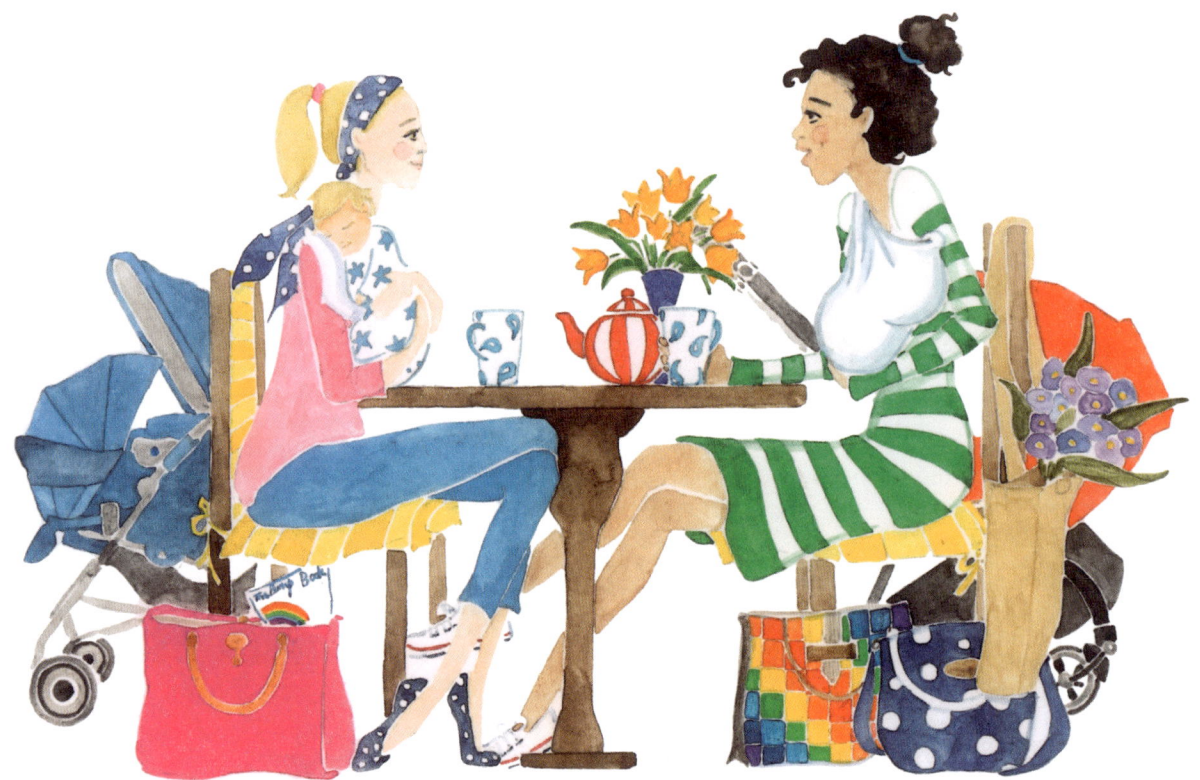

Wir sind schwanger!

Über die Autorinnen

Die Idee zu dem Kursangebot *The Bump Class* kam den Schwestern Dr. Chiara Hunt und Marina Fogle an einem feuchtkalten Neujahrstag. Da sie selbst erlebt hatten, welche Auswirkungen eine schlechte Vorbereitung, verbreitete Mythen, Vorurteile und Ängste auf Schwangere und junge Mütter haben können, gelangten Chiara und Marina zu der Überzeugung, dass ein Geburtsvorbereitungskurs der Renner wäre, der von engagierten und erfahrenen Profis geleitet wird und auf absoluter Ehrlichkeit basiert. Der erste Kurs fand im Frühjahr 2013 statt und war ein durchschlagender Erfolg. *The Bump Class* erfreut sich immer größerer Beliebtheit, jedes Jahr absolvieren Hunderte von Frauen den Kurs und sind dankbar, dass sie hier die bestmögliche Vorbereitung auf die Geburt ihrer Kinder bekommen. www.thebumpclass.com

Marina Fogle ist mit dem Abenteurer Ben Fogle verheiratet. Die beiden haben zwei Kinder, Ludo und Iona, und trotz tragischer Umstände (ihr Sohn Willem kam 2014 tot zur Welt) ist Marina heute eine der größten Befürworterinnen der Mutterschaft. Wenn sie sich neben ihrer Lehrtätigkeit bei *The Bump Class* nicht gerade um ihre zwei Kinder und zwei Hunde kümmert, schreibt sie für *The Telegraph* über Schwangerschaft und Muttersein. Marina lebt mit ihrer Familie in West London.

Dr. Chiara Hunt ist Ärztin mit eigener Praxis und stellte nach ihrer Tätigkeit in verschiedenen englischen Krankenhäusern schnell fest, dass ihr Interesse vor allem dem Wohl von Familien galt. Nachdem sie selbst Mutter – von Otto und Ivy – geworden war, festigte sich Chiaras Entschluss, sich fortan um Schwangere und Frauen nach der Niederkunft sowie deren Babys zu kümmern. Neben der Arbeit in ihrer Praxis in London unterrichtet sie in den *Bump-Class*-Kursen. Mit ihren beiden Kindern und ihrem Mann lebt sie in London.

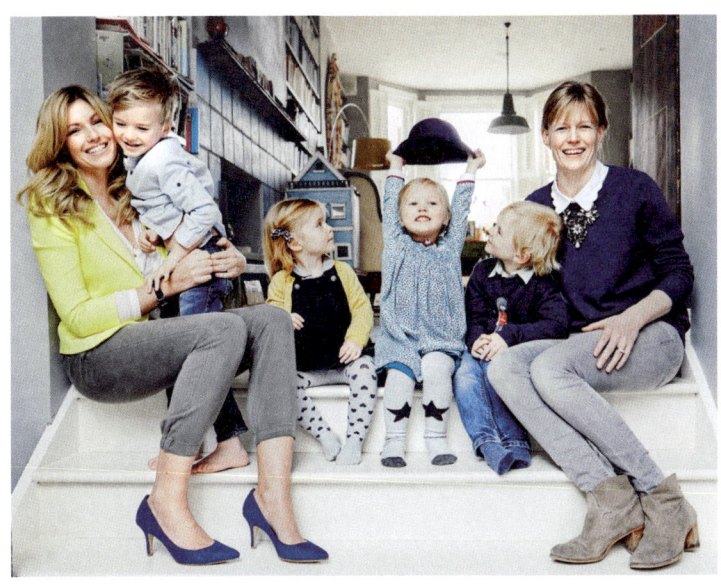

Danksagung

Dieses Buch war ein wahres Herzensprojekt für uns, doch ist es nicht allein unser Verdienst. Man sagt, hinter jedem erfolgreichen Mann steht eine starke Frau – in unserem Fall war es ein Team von Experten, ohne die wir es nicht geschafft hätten.

Unser Dank gilt daher all den Spezialisten, die diesem Buch die gebührende Seriosität verliehen haben. Dies war uns von Anfang an ein großes Anliegen.

Danke an Lorin Lakasing, unsere Expertin in Sachen Geburtshilfe. Sie schenkte uns ihre wertvolle Zeit, obwohl sie sich um eine eigene Familie sowie um zahlreiche Risikoschwangere zu kümmern hatte.

Danke auch an Kinderarzt Yiannis Ioannou, der uns mit seinem unvergleichlichen Expertenwissen, seinem Witz und seinem Sachverstand unterstützt hat.

Dank an Camilla Lawrence, Physiotherapeutin für Frauen und zentrales Mitglied unseres Teams, und das von Beginn an. Danke für deine Tipps. Ohne dich wären unsere Beckenbodenmuskeln nicht das, was sie sind!

Dank an Liz Noonan und Elidh Parslow, Hebammen unseres Vertrauens. Ihr habt nicht nur für unsere eigenen Schwangerschaften und bei der Geburt unserer Kinder eine entscheidende Rolle gespielt, eure praktischen Ratschläge und die faszinierenden Anekdoten, die ihr in jahrelanger beruflicher Erfahrung sammeln durftet, waren von unschätzbarem Wert für unsere Kurse sowie die Kapitel zur Geburt.

Danke auch Geraldine Miskin, deren behutsamer, aber offener und sachverständiger Ansatz in Sachen Stillen unzähligen Teilnehmerinnen unserer Kurse geholfen hat. Ihr Buch ist eine wertvolle Ergänzung zu dem unsrigen.

Danke unseren Agentinnen Charlotte Robertson und Rosemary Scoular bei United Agents, dafür, dass sie an uns und dieses Buch geglaubt haben und uns das nötige Selbstvertrauen gaben, dieses Werk zu schreiben.

Danke an das Team bei Ebury, insbesondere Lizzy Gray und Louise McKeever, für ihre Geduld, ihre beharrlichen Ermunterungen und ihren Blick fürs Detail.

Dank an unsere Nannys Chloe und Paulya, die unverzichtbar sind für uns arbeitende Mütter. Danke, dass ihr euch so liebevoll um unsere Kinder gekümmert habt. Zu wissen, dass die eigenen Kinder glücklich und gut aufgehoben sind, hat uns geholfen, dieses Projekt zu stemmen. Wir werden euch auf ewig dankbar sein.

Unser Dank gilt auch all jenen jungen Frauen, denen wir in unseren Kursen begegnet sind, für ihr Vertrauen in uns, für die Offenheit und die Begeisterung, die jeden einzelnen Kurs zu etwas Besonderem machten. Danke, dass ihr eure Erfahrungen mit uns geteilt habt. Es war uns ein wahres Vergnügen und wir fühlen uns geehrt, dass wir an euren Schwangerschaften und an der Geburt eurer Kinder teilhaben durften. Eine von euch hat uns Folgendes geschrieben, und es rührt uns nach wie vor zu Tränen: »Ihr wart mir beide eine große Inspiration während des Kurses … in gewisser Hinsicht sind das alles eure Babys.«

Danke unseren Eltern, dafür, dass sie uns dazu ermuntert haben, die *Bump-Class*-Kurse ins Leben zu rufen, und dafür, dass sie die besten Großeltern der Welt sind. Mummy, du hast uns in den ersten Tagen, da wir vom Schlafmangel ganz vernebelt waren, versichert, dass es nichts Besseres gibt auf der Welt, als Mutter zu sein … Damals waren wir nicht unbedingt überzeugt, aber du hattest (wie immer) recht.

Danke unserer Schwester Olivia, die uns in Zeiten, da wir so müde waren, dass wir uns kaum auf den Beinen halten konnten, mit ihrer Energie und ihrem Humor wiederaufgebaut hat. Außerdem danken wir dir für dein literarisches Fachwissen und deine Kontakte und Ratschläge, als uns der Gedanke zu diesem Buch kam. Wir freuen uns darauf, dich in einem unserer Kurse zu begrüßen …

Und nicht zuletzt danken wir unseren Männern, Rupert und Ben, ohne die der oft holprige Weg des Elternseins nicht halb so viel Spaß machen würde. Danke, dass ihr so wundervolle Ehemänner und witzige, engagierte und tatkräftige Väter seid. Allein die Freude, die ihr beide aus unseren Kindern schöpft, spornt uns an.